谦斋四大经典简释

秦伯未　著
孙其新　编

中国中医药出版社
·北　京·

图书在版编目（CIP）数据

谦斋四大经典简释 / 秦伯未著；孙其新编 . —北京：中国中医药出版社，2015.10

ISBN 978-7-5132-2698-1

Ⅰ . ①谦… Ⅱ . ①秦… ②孙… Ⅲ . ①中医学－临床医学－经验－中国－现代 Ⅳ . ① R249.49

中国版本图书馆 CIP 数据核字（2015）第 172066 号

中国中医药出版社出版

北京市朝阳区北三环东路 28 号易亨大厦 16 层

邮政编码 100013

传真 010 64405750

三河市双峰印刷装订有限公司印刷

各地新华书店经销

*

开本 880×1230 1/32 印张 11.75 字数 233 千字

2015 年 10 月第 1 版 2015 年 10 月第 1 次印刷

书号 ISBN 978-7-5132-2698-1

*

定价 35.00 元

网址 www.cptcm.com

社长热线 010 64405720

购书热线 010 64065415 010 64065413

微信服务号 zgzyycbs

书店网址 csln.net/qksd/

官方微博 http：//e.weibo.com/cptcm

淘宝天猫网址 http：//zgzyycbs.tmall.com

内容提要

本书为整理近代名医秦伯未的四部经典著作而成，包括《秦氏内经学》《伤寒俯视图》《金匮要略简释》《温病一得》。《秦氏内经学》是将《内经》有关条文列为生理学、解剖学、诊断学、治疗学、方剂学、杂病学6篇，并做了详尽说明。《伤寒俯视图》易学易背，为学习《伤寒论》的入门向导。《金匮要略简释》根据《金匮要略方论》原书所列的病类分为痉病、湿病、暍病、疟疾、历节病、虚劳病、妇科病等30余种，作者按照原文分门别类列举证治，并加以简明扼要的解释，此外还依据个人的治疗经验，列出对各病的治疗方法及所用方药。《温病一得》中介绍了温病的一般治疗规律，并有对温病若干问题的分析。

前　言

秦伯未先生毕生致力于中医经典著作的研究，尤其对《内经》《伤寒论》《金匮要略》及“温病”用功最深，其著作现四合而一为《谦斋四大经典简释》。

19世纪30年代前后，有不少人抱着机械唯物论和形而上学的观点，疯狂地指责中医不科学，尤其把《内经》理论作为攻击的主要目标，秦伯未先生对此据理力斥。他认为自欧美、日本传入的西洋医学生理学“大半视人体为机械式。局部分析，固属明确，而言作用，实失统系。盖彼从解剖大体观察，故觉一脏自有一脏之作用，而不知从统系上精密研究，则各脏之作用，实有互相牵制维扶之妙。得此旨者，惟《内经》而已。盖视西医之缕析条分，似有逊色，而大气盘旋，发皇周匝，则固过之无不及也。学者能明乎此，方知中西医立足不同”(《内经生理学》，民国25年出版)。他一语道出了关键在于中医、西医的立足点不同。正由于实践基础不同，认识途径不同，思想方法不同，理论体系不同，于是形成了中西医各自的特色。他的这种观点至七八十年之后的今天看来，仍是正确的。于此也可见他对《内经》理论领会之深刻。

《秦氏内经学》初版于1936年，由上海中医书局出版，是秦老20世纪30年代在上海中医专门学校和中国医学院教授

《内经》时编写的讲义。为适应初学中医的学生便于接受和理解《内经》，他吸取西医教学课程的特点，将《内经》有关条支分列为生理学、解剖学、诊断学、治疗学、方剂学、杂病学6篇。择必要之条文，作详尽之发明，使学生易于理解和掌握，能够用于实践。将《内经》之学按现代医学知识分类厘定，堪称创举。秦老离开学校5年之后，该校仍以此书作为《内经》教学课本，足见《秦氏内经学》之实用价值。

谦斋早年给弟子讲学，有门人以“《伤寒论》错综变化，殊难领悟”为由，请秦师给以指点，其便出示了《伤寒俯视图》。该文节自日人浅田惟常《伤寒辨要》，经谦斋之大手笔润色，以鸟瞰式叙述，作为全书之缩影，真可谓入门之向导也。该文千言之作，一气呵成，易学易背。

谦斋《金匮要略简释》分期刊载于中医杂志，后修订相继出版、再版单行本。

谦斋《温病一得》以1957年在上海中医学院教学讲稿为初稿，1963年在北京中医学院对讲稿做了进一步完善，提出了温病的四个时期。

凡学习秦老著作的人，均感到秦老之学识博大精深。中医理论或临证中一些难解之词、难懂之题，经秦老讲解，如庖丁解牛，迎刃而解，颇得“知其要者，一言而终”之趣。

孙其新

2015年7月1日

时年六十八

章序

——《秦氏内经学·序》

《秦氏内经学》若干卷，吾师伯未主讲中医专门学校、中国医学院《内经》时所著讲义也。其取约，其所含者广；其文浅，其发挥者详。学子日受提命，无不洞明奥窍，奉为《内经》宗师，以得讲解为幸也。夫昔者张隐庵讲学于白鹿洞，穷《素问》《灵枢》之秘，参天人之理，得其心传者为高士宗，著《素问直解》，即接隐庵讲席。今吾师之盛，何亚于隐庵？鹤年愧非士宗，竟踵吾师之后，掌教于医学院，忽忽二岁矣。见短虑浅，不能著述发挥，捧吾师之书，为教授之用，不烦训诂，读者自得。盖编制完善，适合教材，实数年来心血之结晶，不同拉杂成文者也。今之人曰:《内经》非黄帝之书，后人伪托黄帝以行世，其言阴阳运气，荒诞不可训。要知其议论之精，摭采之富，非后人所能及。而先哲获其片段，每成一代名家。譬之众流奔放，此其大源。群峦起伏，此其主峰。故读《内经》而观百氏，可以洞明家数，否则舍本逐末，徒见事倍功半而已。因请付梓，以广流传，并志数言借为绍介。

中华民国二十四年一月受业如皋章鹤年序

陈序

——《秦氏内经学·序》

《黄帝内经》之伪书，吾今不辩。特其言多深意，其法多可施，相传为医家所必读，而确有研究之价值，则信受奉行，不必以真伪定存废也。考《汉书·艺文志》，有《黄帝内经》《扁鹊内经》《白氏内经》等。大抵上古言内景者俱称内，可垂为法者俱称经。托黄帝、扁鹊、白氏之名以神其说。故其言非一，其词多美，而《黄帝内经》其尤著者也。秦师伯未，研究独深，历掌中医专门学校、中国医学院教务，为《内经》名教授，并自纂讲义，以期适用，采词简要，而发挥特详。学子得之，无索然枯涩之态。故虽辞职近五载，而校中仍奉为教本。今因及门之请，略加修正，付诸梨枣，名曰《秦氏内经学》，此固《内经》之新著，亦吾秦氏同门之圭臬也。秦师曾以科学之方法，辑《内经类证》；以考据之学问，作《读内经记》；以精密之探讨，成《内经病机十九条之研究》。时贤张山雷君赞扬甚力。倘能汇而观之，则《内经》之学，尤见博大，进步之速，胜于习诵张马等注矣。

中华民国二十五年八月受业陈中权谨序

唐序

——《秦氏内经学·序》

秦师伯未，以天赋之才，探《素问》《灵枢》之秘，著内经学若干卷，去糟粕，撷精华，阐幽微，抉古奥，做有条有例之归纳，应承先启后之巨任。曩曾传诸医林，医林庋诸宝笈。今以讲授学子，学子奉为宗师，思义自愧才拙，而恩沐独深。每生阙疑，不惮叩问，乍聆师教，如睹青天。更于内经学中反覆检讨，若有所获，获者何？《内经》之真义，即吾师注释之独见处也。方剂学中，论方剂制度，独以药力之单行并行而定奇偶，以视历来注者泥于一三五二四六之品数单骈，以神其妙用，而实际一无所补者，其愚智为何如？病理学中，论疾病机要，独以诸厥固泄为下焦发病，诸痿喘呕为上焦发病，以视张景岳之咬定下属于肾，上隶于肺，其圆通滞着，则又何如？偶尔记忆，率书如此。孟氏有言，夫道若大路然，岂难知哉？此治吾道者之大路也欤！

中华民国二十七年九月受业南汇唐思义拜序

引 言

——《金匮要略简释·序》

《伤寒论》和《金匮要略》都是张仲景的著作。本人认为学习张仲景的《伤寒论》，主要是学习他的辨证论治方法。懂得了基本法则，不但全部《伤寒论》容易会通，阅读其他医书也容易迎刃而解。《伤寒论》最可宝贵的地方就在于此。《金匮要略》叙述40多种杂病，比较分散，没有系统可寻。但其辨证论治的诊疗规律还是一致的，并且有不少方剂见于《伤寒论》，因此更可以看到《伤寒论》方剂的灵活运用。《伤寒论》和《金匮要略》虽然是两部书，但由于一治外感病，一治杂病，故仍保持密切联系。

《金匮要略》里叙述的内科、外科和妇科等疾患，在应用上显然是不够的。通过历代医家的不断研究，充实了很多内容，这些补充材料散见在各家集子里。我们钻研《金匮要略》的时候，要理解它的实质和精神，同时也要看到发展的一面，不能仅仅在一证一方上用功夫，正如研究《伤寒论》应该和后世温病学说结合一样。只有这样，才能扩大《金匮要略》的证治范围，且在无形中消除经方派和时方派的不正确观点，这是一方面。另一方面，张仲景接受了《内经》的理论指导，我们学习《内经知要》之后，必须时常加以回顾。《内经》不是纯理论性的，它有事实的根据，再通过《金匮要略》的临床实践，正好体会中医学术怎样从实践到理论，从理论再到实践。有些人非议中医只有经验无理论，有些中医自己还硬把《内经》和《伤寒论》《金匮要略》分割成两个系统，这是不正确的看法。

《金匮要略》的注释过去有50多家，多数是采取逐条笺注形式。本文就我个人最近温习体会所得，并结合20年前教授及门弟子的经验，仅就疾病方面予以分类，并穿插浅陋的逐条注释。由于是在公余时间写出的，并缺乏参考资料，当然是极不充分而且极其浅陋的。

《金匮要略》里有不少条文难于理解，并且有些是怀疑传写错误的。我认为钻研经典，固然必须重视经典，但亦不妨提出疑问，通过大家讨论来做出决定，对于整理工作是有好处的。因此，在本文里提出了我的一些看法，还介绍了同道们的一些不同意见。这些看法和意见，当然是主观的不成熟的，但含有抛砖引玉的意见。希望各抒心得，予以指教。前人说“旧学商量皆邃密，新知培养转深沉”，这是我的愿望了。

本文曾分期刊载于中医杂志，兹应读者要求，重加修订，出版单行本。但是缺点还是存在的，希望读者提出意见，俾得做进一步的修定。

秦伯未

1957年9月

目 录

秦氏内经学

【编按】《秦氏内经学》，笔者于1982年见过，约25万字，赭石色封皮，藏于“北京中医药大学图书馆”“中国中医科学院图书馆（东直门）”。

《内经》生理学

上海秦伯未著　昆山陈中权校订

【概论】生理学者，研究人体生活现象之学问也。人体有违反生理原则时，则为疾病，故生理为研究医学之基础。中国自清咸丰至光绪甲午间，欧美新学说东渐。通行之生理学，为全体新论、全体阐微、全体通考等。自甲午以迄今日，日本新学说输入，斋田氏、高桥氏之生理学流传坊肆，然大半视人体为机械式。局部分析，固属明确，而言其作用，实失统系。盖彼从解剖大体观察，故觉一脏自有一脏之作用，而不知从统系上精密研究，则各脏之作用，实有互相牵制维扶之妙。得此旨者，惟《内经》而已。盖视西医之缕析条分，似有逊色。而大气盘旋，发皇周匝，则固过之，无不及也。学者能明乎此，方知中西医立足之不同，亦方许读《内经生理学》。

一、十二官

【语译】心者，君主之官（心为人身之大主，知觉运动无不属之。故百体皆为之臣，而独称君主），神明出焉（《本经》曰：心藏神，神即心火，肾阴济之，而光明朗润，建中立极，内以统辖诸脏腑，外则及于五官四肢，使握使步使听使嗅）。肺者，相傅之官（血液出入心脏，实以肺为之机。肺一呼则心二跃，一吸亦二跃。每一跃送回血入于肺，肺能使空气与血中浊气相交换，复入于心，循环不息，故称相傅，谓有辅助心君之力也），治节出焉（肺主气而行营卫，气调则营卫之行不失常度。况肺有清气以保护心火，能治之不使太过、节之不使不足。心君体泰自然，百体合从矣）。肝者，将军之官（肝能制造胆汁，胆汁入胃化谷，有疏土之功，故称将军，譬之开拓疆地也），谋虑出焉（肝之脉，上巅入脑中。肝之系，贯膈连心包。脑与心有神经系相通，即与肝相通。合脑力与心神，所以主谋虑也）。脾者，谏议之官（脾主中宫，为胃行其津液，故称谏议，譬其忠直也），智周出焉（《千金方》云：心有所忆谓之意，意之所存谓之志，因志存变谓之思，因思远慕谓之虑，因虑处物谓之智。脾以孤脏而灌溉四旁，此智周之所名）。肾者，作强之官（肾主骨，骨藏髓，髓生于肾精，髓足则骨强，故称作强，谓作用因之强也），伎巧出焉（人之才力均出于脑，脑为髓海。《本经》云：肾生精，精生髓，是脑髓属肾精。精足则髓足，髓足则脑充，才智精力因而俱盛，技巧亦因而生矣）。膻中者（心外被包以薄膜，名心包络，亦名膻中），臣使之官（代君行令，故称臣使。《本经》谓心烦、心痛、心憺憺大动，是病脉所主者，即指包络而言。盖心不受邪，包络代之。若一入脏，死不治矣），喜乐出焉（心主血，包络主脉。血脉和利，则神志安定而喜乐生也）。胆者，中正之官（人之勇怯由于胆。胆汁丰足则勇，胆汁缺乏则怯。有刚柔互济之用，故称中正也），决断出焉（《本经》曰：十二脏皆取决于胆。盖有勇气斯有决断也）。胃者，仓廪之官（水谷入口，藏之于胃，故称仓廪），五味出焉（五谷备具五味，各全其所喜，一入胃中，化为汁液，从脾而散出，达脏腑也）。小肠者，受盛之官（小肠上接于胃，胃中腐熟之物传入小肠，故曰受盛），化物出焉（泌别清浊，化物，皆由此而出，亦消化器中重要部也）。大肠者，传道之官（人之生命力有三，即呼吸力、消化力、排泄力。大肠之排泄渣秽糟粕，赖是以下，故曰传道也），变化出焉（小肠中物至此，精汁尽化变为糟粕而出矣）。膀胱者，州都之官（人饮之水，以膀胱为归宿，故曰州都，言其为水所汇潴处也），津液藏焉（人生津液，胥原于膀胱。水之清者，化气上腾，即为津液。水之浊者，排泄于外是为溺。若但以膀胱为排尿器，而不知津液所生者，知一不知二也），气化则能出矣（此承上而言，津液之出必借气化也）。三焦者（即人身之油膜），决渎之官（人饮之水，由三焦而下膀胱。三焦主气，气化则水行通快，故称决渎），水道出焉（三焦主行水，是水道之所出也。张景岳谓：上焦不治则水泛高原，中焦不治则水留中脘，下焦不治则水乱二便。三焦气治则脉络通而水道利是也)。

【秦按】此章论脏腑之作用也。名曰官者，谓上下相使，彼此相济，各司其事，不容失职也。至于“脏”，本作“藏”，谓藏精神气血也。“腑”本作“府”，亦作腑，谓附于脏也。脏有五，即心、肝、脾、肺、肾。腑有六，即胆、胃、大肠、小肠、三焦、膀胱也。征诸生理解剖，心、肝、肺为循环器。以血之循环，由心脏上下房至总回管，入肺脉管；次由左右二肺叶至总脉管，入肝脉管，进肝回管出肝回管。上行头部微血管，再行肢体微血管。前者为肺循环，亦曰小循环。后者为全体循环，亦曰大循环。肺又为呼吸器，因肺叶中间树一器管也，与中说实相类。惟脾脏则西医所不知，及发见脾中液汁，遂称为甜肉。日医更造一“膵”字补之，则又丐《内经》之余沥也。六腑之传化，有直接、间接、助理之分。如大肠、膀胱为直接之输泻。小肠、三焦为间接之输泻。胆为助理之传化。胃则兼以上三者之作用。然大肠、小肠亦有蠕动之本能，亦可云助理。西医无六腑之说，以胆、胃为消化器，膀胱为泌尿器，肠不分大小。三焦无是名，属诸淋巴管与肋膜。论其分析，确有理由，而言其作用，实失系统。《本经》曰：五脏者，藏精气而不泻，故满而不能实；六腑者，传化物而不藏，故实而不能满。其学说之精到，较诸西医之生理解剖，可称要言不繁。盖六腑与五脏，有相维相系之功，有翕辟辘轳之妙。徒知各个作用，而不明系统系；虽知病之将成，不知病之所起，安得称为精湛耶！

二、脏腑相合

【语译】心合小肠（心为脏，小肠为腑。心生之血，全倚小肠化水谷精汁而上奉，是心与小肠合而成功，故相合），小肠者，受盛之府（承受胃中水谷也）。肺合大肠（肺为脏，大肠为腑。大肠能导肺中之气，使不上逆，是肺与大肠合而成功，故相合），大肠者，传道之府（糟粕由肠排泄也）。肝合胆（肝为脏，胆为腑。胆汁主化水谷，其生全赖于肝，是肝和胆合而成功，故相合），胆者，中精之府（别府所盛之物皆浊，而胆中所藏之汁独清，故曰中精）。脾合胃（脾为脏，胃为腑。胃之纳谷，全仗脾之消化，是脾与胃合而成功，故相合），胃者，五谷之府（水谷皆入于胃也）。肾合膀胱（肾为脏，膀胱为腑。膀胱气化，全由肾间之真阳，即命门之真火，是肾与膀胱合而成功，故相合），膀胱者，津液之府也（气化以生津液也）。少阳属肾，肾上连肺，故将两脏（少阳，三焦也。两肾之间为焦原，三焦从此发生，更由肾而上连于肺。肺为水之上流，肾承水之下流。自上而下，皆少阳联属，是一腑而独率二脏也）。三焦者，中渎之府，水道出焉（如川如渎，水之所出也），属膀胱（膀胱受三焦之水为津液，液为溺，故更属之。可见肺、肾、膀胱、三焦之关系也），是孤之府也（三焦功效独大，无可与匹，故较他腑夐绝而称孤。孤，君主自称之词，意谓五脏以心为君，六腑以三焦为主）。是六腑之所与合者。

【秦按】此章论脏腑之合而成功也。有脏以为体，即有腑以为用。脏之气行于腑，腑之精输于脏。二者相合，其功始著。《本经》所谓阴阳表里相输应也。考之《本经》又云：心手少阴脉起于心中，出属心系，下膈络小肠。小肠手太阳脉，入缺盆属心，下膈抵胃属小肠。肺手太阴脉，起于中焦，下络大肠，还循胃口，上膈属肺。大肠手阳明脉，入缺盆，络肺，下膈属大肠。肝足厥阴脉，挟胃，属肝，络胆。胆足少阳脉，贯膈，络肝，属胆。脾足太阴脉，入腹，属脾，络胃。胃足阳明脉，下膈，属胃，络脾。肾足少阴脉，贯脊，属肾，络膀胱。膀胱足太阳脉，入循膂，络肾，属膀胱。则其间气化，固自相通，不仅以功用相合也。

三、五脏所属

【**语译**】在天为风（春令阳升，鼓动大气，是生风气），在地为木（本天无形之风气，生地有形之木），在体为筋（肝脏连及周身之膜，由膜而连及周身之筋。如抽搐瘛疭，每由肝不养筋），在脏为肝（肝秉风木之气而生，故肝木宜达。知此则知肝之气化），在色为苍（苍，木之色也。如搏击瘀停，色必现青），在声为呼（肝气善郁，郁则怒而叫呼也），在变动为握（屈伸运动皆筋所主。如肝热则缩挛，肝寒则拘急），在窍为目（肝脉交巅入脑，由脑而通于目。如肝阳上扰，则头晕目暗），在味为酸（《书·洪范》云：木曰曲直，曲直作酸。酸为木之本味，如菜入坛腌则酸，凡药如乌梅等皆入肝）。

在天为热（夏令离火用事，是生热气），在地为火（本天无形之热气，生地有形之火），在体为脉（心生血，血行脉中。如血虚则脉小，血实则脉大），在脏为心（心秉热火之气而生，故心火宜明，知此则知心之气化），在色为赤（赤，火之色也。如赤斑麻疹皆由热毒），在声为笑（心为喜乐所出，乐则笑也），在变动为忧（心君宜安，逆则忧郁。心虚则恐，心惧则惊），在窍为舌（心脉从肺系以上于舌。如重舌、舌菌，皆心火太甚），在味为苦（《书·洪范》云：火曰炎上，炎上作苦。苦为火之本味，物经火煅味皆焦苦。凡药如黄连等皆入心）。

在天为湿（长夏之令，阴阳交会，是生湿气），在地为土（本天无形之湿气，生地有形之土），在体为肉（脾主肌肉，灌溉气血以营养。如脾不健则体日渐瘦削），在脏为脾（脾乘湿土之气而生，故湿土宜疏。知此乃知脾之气化），在色为黄（黄土之色也。如湿热、寒湿壅脾，则发黄疸），在声为歌（脾主思，思而得之则发为歌也），在变动为哕（哕有声而不唾物，脾气之逆满也。与噫嗳略同，非痰即湿所致），在窍为口（口通中焦而主纳谷。谷先入胃，为脾之腑，如脾病则不思饮食），在味为甘（《书·洪范》云：土曰稼穑，稼穑作甘，甘为土之本味。如五谷得土气最厚，味皆甘淡。凡药如甘草等皆入脾）。

在天为燥（秋令肃杀，草木焦枯，是生燥气），在地为金（本天无形之燥气，生地有形之金），在体为皮毛（肺津输布皮毛而后润泽。如肺热者，皮毛憔悴），在脏为肺（肺禀金燥之气而生，故肺金宜散。知此则知肺之气化），在色为白（白，金之色也。如肺痨之病，面色惨白），在声为哭（哭为商声，肺主悲哀也），在变动为欬（肺主气而贵清肃，逆则为欬。凡咳嗽之病，皆由肺气不降），在窍为鼻（气管总统于肺而上通于鼻，以主呼吸。如肺热痰阻，则鼻煽喘息），在味为辛（《书·洪范》云：金曰从革。从革作辛，为金之本味。凡药如薄荷等皆入肺）。

在天为寒（冬令阳气内敛，阴气交互，是生寒气），在地为水（本天无形之寒气，生地有形之水），在体为骨（肾主藏精，化髓生骨。如小儿髓不足者，头骨不合；老人肾虚者，骨为痿弱），在脏为肾（肾禀寒水之气而生，故肾水宜滋。知此则知肾之气化），在色为黑（黑，水之色也。如水泛土衰，面黑而惨淡。水枯肾竭，色黑若烟煤），在声为呻（呻，伸也。肾气在下，故声欲太息而伸出之），在变动为栗（肾中含阳，阳虚则寒，如老人阳衰，往往寒战也），在窍为耳（肾主脑髓，耳通于脑也。如肾虚则脑转而耳鸣），在味为咸（《书·洪范》云：水曰润下，润下作咸。咸，水之本味，如煎水则成盐。凡药如苁蓉等皆入肾）。

【秦按】此章论五脏气化之相属也。《本经》云：天地者，万物之上下也。万物吸天之气，食地之味，以生以长，人亦何独不然。此《本经》之言，所以每与天地相参也。若云天气通于鼻，地气通于嗌，风气通于肝，雷气通于心，谷气通于脾，雨气通于肾者，以譬气之入也，有摄收机能。云六经为川，肠胃为海，九窍为水注之气者，以譬气之出也，有排泄作用。盖借天地以证人，非泥天地以断生理也。然则人秉五行而成五脏，凡秉五行之气而生者，皆可以类相属。唐容川所谓“推其类，可尽天地之物；知所属，可明形气所归”，而病之原委，药之宜忌，从可识矣。

四、五脏主时

【语译】肝心肺肾各有主时，脾独无主（五脏分主四时，则肝属东方而主春，心属南方而主夏，肺属西方而主秋，肾属北方而主冬。然时惟四而脏则五，故脾脏无所主也）。脾者，土也，治中央（土主蓄养万物，脾主化生气血以灌溉四旁，故属之土而位居中央）。常以四时长四脏，各十八日寄治，不独主于时也（四脏受脾灌溉，是脾胃四脏之长也。故即于四季寄治十八日，即在辰戌丑未四季月未十八日为脾之主时）。脾脏者，常着胃土之精也（脾附胃土，水谷之精微由脾脏之气运行也）。土者，生万物而法天地，故上下至头足不得主时也（脾营周身，无异天地之生育万物。故上至头、下至足，经脉之循行，莫不资生于脾，无所不周，虽欲主时不可得也）。

【秦按】此章论脾不主时之原因也。土为万物之原，脾为脏腑之本。《本经》云：人无胃气曰逆，逆者死。脉无胃气亦死。胃气者，水谷之精，而脾化之者也。故脏腑无脾，则索寞而萎，犹之草木无土，虽雨旸时若而不能生长。即土以喻脾，而脾之重要愈显。此《本经》之深意，亦李东垣之所重脾胃也。西医初不知脾为何用，既而发明脏液，称为甜肉汁。日医乃造一“膵”字，或曰胰腺，是以遗却一脏。今考先医以膵与脾为同一作用，因重脾而忽膵。膵脏横亘肠胃中间。以其富于膵液，极助消化。此种膵液，无色无臭，透明而甜。大肠蠕动，全赖此液。然先医虽不知其作用，亦未遗其名。其名惟何，即所谓脾之大络也。因接近于脾，而遂以其功用附为脾之功用，此实先医之失。特较之西医知解剖而不知系统，因此知病状而不识治疗，则尤胜十倍焉。因述孤脏而附记于此。俾之论膵之作用，中先于西；明膵之重要，西密于中，而医学自有进化之量也。

五、奇恒之府

【语译】脑、髓、骨、脉、胆、女子胞（脑为肾精所生，精足则入脊化髓，上循而为脑髓。在骨内，由脑散走诸骨而成，骨为髓所生。脉为血之道路，而统于心。胆藏苦汁，而附于肝。女子胞，当大肠前、膀胱后，为血气交会化精而胎之所），六者存于阴而象于地，存而不泻（六者之所藏，皆阴精血液，而又似地之赖以生化，当密藏而不可虚泄者也），名曰奇恒之府（非脏非腑，而实功侔脏腑，故称之为腑，而曰奇恒，言异于脏腑也。胆本属府，而亦名奇恒者，以中藏精汁，不似别腑之输泻也）。胃、大肠、小肠、三焦、膀胱（胆为奇恒，故六腑仅五），五者受五脏浊气，泻而不藏（五者，皆为消化器、排泄器，传化糟粕，当输泻而不可留者也），名曰传化之府（综其功能，惟传道化物，故即以传化名之）。五脏者，藏经气而不泻也，故满而不能实（五脏但受水谷之精而藏之，以营养四肢百骸，故不可输泻，不泻则精气充足而满也）。六腑者，传化物而不藏，故实而不满也（六腑，但受糟粕而传导，故不可藏蓄，藏蓄则浊气充斥而实矣。此概言脏腑之分别也）。

【秦按】此章论脏腑之外，复有奇恒之府也。六者虽藏精气，自立一府，而内实与五脏相属。如脑、髓、骨、胞属之肾，脉属之心，胆属之肝。故有一呈衰弱之象，仍当求之与脏也。若夫胞宫，男女俱有之，在女子名子宫，在男子名精室。特女子之胞厚而大，中空可验。男子之胞扁薄而不易见耳。唐容川论之綦详，可以索玩。或曰奇者，寄也；恒者，缏也。奇与偶对，恒与暂对，与《本经》所称奇恒之病不同。奇恒之病，乃指奇异之病，异于寻常。奇恒之府，乃指无与为偶，环缏不变，则又一说也。

六、四　海

【语译】人有四海（海为聚水之所，而流注江河。以譬人身髓、血、气与水谷之所聚所注也），有髓海（指脑言）、有气海（指膻中言）、有血海（指冲脉言）、有水谷之海（指胃言）。脑为髓海（肾藏精，精生髓。肾系贯脊，髓即由脊而上循入脑，由脑而散诸骨空。故《本经》云：髓海有余则轻劲多力，不足则脑转、耳鸣、胫酸、眩晕、懈怠安卧，是脑为髓之所聚也），膻中为气海（膻中即胸中也。胸藏大气，出于肺，循喉咙，不使外力压肺，得以鼓动而主周身之气。故《本经》云：气海有余者，气满胸中；不足则气少不足以言。是膻中为气之所聚也），冲脉为十二经之海（胃化精微，上归于肺。奉心火之化，则色赤为血。既化成血，则由冲脉导引而下行，以入胞宫。即聚胞宫则化精化血，达于周身，渗灌溪谷。故《本经》云：血海有余，则常想其身大；不足，则常想其身小。是冲脉为血之所聚也），胃为水谷之海（人受气于水谷，水谷入口，藏于胃，以养五脏气。故《本经》云：水谷之海有余则腹痛，不足则饥不受谷食。是胃为水谷之所聚也）。

【秦按】此章论四海之所主也。《本经》云：膻中为心主之宫城，是指心包络言。此言气海，则又指肺而言。以膻为胸前大膈膜，包络与肺俱在胸中，俱可以膻中名也。至若《本经》有“胃为五脏六腑之海，冲亦为五脏六腑之海”之文，则胃与冲脉皆为十二经之海，将何以辨之？故特分水谷之海与血海二者。水谷之海者，言水谷盛贮于此，营卫由之而化生也。血海者，言诸经赖之灌注。精血在此而蓄藏也。况《本经》又云：阳明者，五脏六腑之海，主润宗筋。宗筋，主束骨而利机关也。冲脉者，经脉之海也，主渗灌溪谷，与阳明合于宗筋。阴阳总宗筋之会，会于气街，而阳明为之长。盖阳明为多血多气之海，故主润筋利关。冲脉为精血所聚之经，故主渗灌溪谷。二经并称，诚有非他经所可比也。

七、脏腑阴阳

【语译】夫生之本，本于阴阳（凡人未生之前，男女媾精而成胎孕。既生之后，鼻息呼吸得天之阳以养气，饮食五味得地之阴以养血，是未生、既生皆赖阴阳二气耳）。阴中有阴，阳中有阳（阴阳二气变化无穷，阴中有阴阳，阳中复有阴阳，岐伯所谓“可百可千”也）。言人之阴阳，则外为阳，内为阴（浑而论之，在外者，皮肉筋骨皆属阳，在内者，五脏六腑皆属阴，此以表里言）。言人身之阴阳，则背为阳，腹为阴（分而论之，背象天，覆为阳，故督脉统之而太阳经全司之；腹象地，载为阴，故任脉统之而太阴经全司之，此以前后言）。言人身脏腑中阴阳，则脏者为阴，腑者为阳（仅就脏腑论之：五脏主藏而不泻，为阴；六腑主化而不藏，为阳。而此言内为阴，而阴中更有阴阳）。故背为阳，阳中之阳心也，阳中之阴肺也（细就脏而论之：心肺俱居膈上，连近于背，故为背之二阳脏。然心象日而阳光普照，则为阳中之阳；肺象天而玄不自明，则为阳中之阴。此申阳中有阴者如此）。腹为阴，阴中之阴肾也，阴中之阳肝也，阴中之至阴脾也（肾、肝、脾居于膈下，连近于腹，故为腹之三阴脏。然肾属水而得阴气，则为阴中之阴；肝属木而得升气，则为阴中之阳；脾属土，而体象地，则为阴中之至阴。此申阴中有阳如此）。

【秦按】此章论脏腑之有阴阳也。天地秉阴阳而化生五运六气，人身秉阴阳而生成五脏六腑。阴阳实为天地之本，人身之根也。广言之，凡内外可以阴阳言，左右亦可以阴阳言。脏腑可以阴阳言，气血亦可以阴阳言。背腹可以阴阳言，头足亦可以阴阳言。《内经》盖以阴阳二字，代表一切立于对待地位之事物者也。因五脏之分阴阳，于是治疗方面，可得一标准。大抵心为阳脏，故心脏本病偏于热，治宜苦寒。肺为阳中之阴脏，故肺脏本病亦偏于热，治宜凉润，而有时宜辛。肾为阴脏，故肾脏本病偏于寒，治宜温化。肝为阴中之阳脏，故肝脏本病亦偏于寒，治宜温降，而有时宜清。若脾为阴中之阴脏，则其本病绝对偏于寒，而治宜辛温。惟遇外感六气，则仍以治外为主。然因其本性之不同，外邪久中，亦往往随之而化，是又不可不辨。今人每攻诋阴阳，不知阴阳实足区别万物之性。故徒知五脏之形，而不知五脏之性，不足与语医。徒知阴阳之名，而不知阴阳之用，更不足与语《内经》。试更浅言《伤寒论》，仲景以三阳三阴为提纲亦然。外感先伤于太阳，全身之卫阳，行使外卫之职，起而抵抗，则发热恶寒；既而阳明，但热无寒；少阳寒热往来。是三阳在外热病居多，故以发热恶寒属于阳。阳经不解，传入三阴，则太阴腹满自利，少阴蜷卧欲寐，厥阴气上厥逆。是三阴在内，寒证居多，故以无热恶寒属于阴。然则所谓三阳三阴经发病者，亦不过表其性而已。故能知脏腑十二经之性，推阐变化，思过半矣。

八、脏腑受气

【语译】食气入胃，散精于肝，淫气于筋（谷入于胃，化生精微，助木气上达而散注于肝。肝行其属，而浸灌于筋）。食气入胃，浊气归心，淫精于脉，脉气流经（精微助君火运行，而归布于心。心行其属，而浸灌于脉，更由脉而流注于经）。气归于肺，肺朝百脉，输精于皮毛（经脉流通，必由于气。气主于肺，是谓百脉之朝会。肺行其属，则输布于皮毛）。毛脉合精，行气于腑（肺主皮毛，心主血脉。心肺受精则聚于腑，腑者气聚之腑，即气海也）。腑精神明，留于四脏，气归于权衡（神明指变化言，谓气聚膻中，则出为呼吸，行于经隧，留之四脏，而若权衡之平矣）。饮入于胃，游溢精气，上输于脾（水饮之精气，则游溢而先布于脾）。脾气散精，上归于肺（脾主地而上升，则传散于肺）。通调水道，下输膀胱（肺主天而下降，肺气运行则三焦利、水道通，而水精得下输膀胱）。水精四布，五经并行（膀胱之水得阳化气而上腾四布，则五脏六腑皆以濡养）。

【秦按】此章论脏腑受气之原委也。《本经》云：受谷者浊，受气者清。盖一主化血，一主化气。阴阳不同，输布各异，故分食入、饮入二途。兹考饮食消化之原理，人之于饮食，唇以摄收之，齿以咀嚼之，舌以转掉之，使之往复周回；然后咽入，过胃脘入胃，脾以磨之，肝以疏之，而后蒸化腐熟，由胃之津门泄出水分；其汁由幽门传入小肠，《内经》所谓小肠为受盛之官也；至小肠之阑门，又分泌津液，其水分皆由三焦传肾及膀胱，由溺孔而出，《内经》所谓三焦为决渎之官也；是时谷已成糟粕，传入大肠，《内经》所谓大肠为传导之官也；至直肠则结为粪，由肛门而出。此《内经》之说也。洎西人新理出，谓食物入口中，先由唾腺分泌唾液，通食道而入于胃中。又从胃壁分泌胃液，进至肠中。由膵脏分泌膵液，由肝脏分泌胆汁，由肠壁分泌肠液，由体内各部特别机能，皆消化食物。盖食物入口，第一经口内咀嚼，与唾液混合而咽下之。第二食物至胃，则胃液消化之。第三至肠，则胆液、膵液等溶解之。第四胃肠吸收滋养分，送入血管，循环于全身。第五至肛门，则排泄渣滓。本文只言五脏受气，而略消化作用，因特申述之。

九、精气津液血脉

【语译】两精相搏，合而成形（两精，谓阴阳之精。阳施阴受，而后孕育也），常先身生是为精（因精而成形，是精先身生也）。上焦开发（上焦，胸中也。中藏宗气，亦名真气），宣五谷味（宣，布散也），熏肤，充身泽毛，若雾露之溉，是为气（《本经》云：水受气于谷，谷入于胃，以传与肺，五脏六腑皆以受气，故肺气开发，则能熏于肤、充于身、泽于毛，若雾露之滋润而溉养也）。腠理发泄，汗出溱溱，是为津（腠理者，肌肉之纹理，卫气所游行。汗，即津之泄。《本经》云：阳加于阴谓之汗。阴即指津，故热盛阴涸者，身壮热而无汗，津内竭也）。谷入气满，淖泽注于骨（水谷之精气充足，则濡润骨骼）。骨属屈伸泄泽，补益脑髓，皮肤润泽，是谓液（骨骼举动屈伸，则经脉流行，而泄其泽，脑髓、肢肤皆受灌溉。液即津之属。津为液之清者，液为津之浊者）。中焦受气取汁，变化而赤，是谓血（胃中谷食既化为汁，上奉于心，经心火鼓铸之力，由黄白而渐变为赤）。壅遏营气，令无所避，是谓脉（营指血言。血犹江河堤崩，则洪水泛滥，故必有以约束，使循环而无所避匿。脉即血管，《本经》所谓“脉者，血之府也”）。

【秦按】此章论精气、津液、血脉之所生也。数者，俱为后天水谷之所化，营养灌溉，无时可脱，赖以奉生而周于性命者是也。故精脱者，耳聋；气脱者，目不明；津脱者，腠理开，汗大泄；液脱者，骨属屈伸不利，脑髓消，胫酸，耳数鸣；血脱者，色白，其脉空虚。不入死途，即为损门，可不宝哉。

又按:《内经》“精”字，有广义、狭义两种。如曰：人始生，先成精，精成而脑髓生；又曰：两神相搏，合而成形，常先身生，是谓精；又：故生之来谓之精，精伤则骨酸痿厥，精时自下；又曰：无令精出。此皆狭义之精，即构成睾丸之白色黏液也。如曰：营卫者，精气也；又曰：热者邪气也，汗者精气也；又曰：五脏六腑之精气，皆上注于目；又曰：精华日脱，邪气乃并。此皆广义之精，乃营养身躯之一切精华也。后人不明其义，于是见“冬藏于精，春不病温”，亦以为狭义之精，而不知与上文“冬不按跻，春不病温”之义正同。遂致治疗多悖谬，不可不辨也。再《内经》曰：营卫者，精气也。血者，神气也。血之与气异名同类，故夺血者无汗，夺汗者无血，此则又为津血同源说之祖。盖亡血，有吐、衄、便、溺四大证。亡津，亦有呕、利、消、汗四大证。吐血出于贲门，与呕吐同。衄血，名为红汗，与汗出同。便血出于魄门，与下利同。溺血出于胞中，与下消同。两相比较，性质均相类。况手阳明主津，足阳明主血。津血同经，本相连带。如霍乱吐泻不见血，然津液尽而血亦尽，故保津即所以保血，而养血即可以生津。后世遂有治病以存津液为急务之训，不知本自《内经》也。

《内经》解剖学

上海秦伯未著述　昆山陈中权校订

【**概论**】解剖学者，研究人体之构造，为医学之基础也。考《灵枢·经水》曰：夫八尺之士，皮肉在此，外可度量切循而得之，其死可解剖而视之。吾国解剖之言，始见于此。《汉书·王莽传》：莽诛翟义之党，使太医尚方，与巧屠共刳剥之，量度五脏。以竹筵导其脉，知所终始，云可以治病。《文献通考》载"五脏存真图"。赵与时《宾退录》云：广西戮欧希范及其党，凡二日割五十有六腹，宜州推官灵简皆详视之，为图以传于世。晁公武《郡斋读书志》载"存真图"一卷。崇宁间，泗州刑贼于市，郡守李夷行遣医并画工往视。抉膜摘膏肓，曲折图之，尽得纤悉。校以古书，无少异者。张杲《医说》云：无为军张济善用针，得诀于异人，能亲解人而视其经络，则无不精。因岁饥疾，人相食。凡视一百七十人，以行针，无不立验。《赤水玄珠》载何一阳说云：余先年精力时，以医从师南征，历剖贼腹，考验脏腑。心大长于豕心，而平顶不尖。大小肠与豕无异，惟小肠上多红花纹，膀胱是真脬之室，余皆如《难经》所云。

古人辨脏腑经络，取之实验如此。此吾国解剖学之滥觞也。兹收《内经》之解剖学摘录于后，其间最精者，为十二正经及奇经八脉。盖为吾人临床之指南，实非西医所能知其妙用。愿熟玩之。

一、十二经

【语译】肺手太阴之脉，起于中焦（十二经脉所属，肺为手太阴经也。中焦当胃中脘，右脐上四寸之分。手之三阴，从脏走手，故手太阴脉发于此。后凡手三阴经，皆自内而出也），下络大肠（络，联络也。当任脉水分穴之分，肺脉络于大肠，以肺与大肠为表里也），还循胃口（还，复也。循，巡环也），上膈属肺（人有膈膜，居心肺之下，前齐鸠尾，后齐十二椎，周围相着，所以遮隔浊气不使上蒸心肺也）。从肺系横出腋下（肺系，喉咙也。喉以通气，下达于肺。膊之下，胁之上，曰腋。腋，即中府之旁），下循臑天府（膊之内侧，上至腋，下至肘，嫩软白肉曰臑。天府，侠白之次也），行少阴心主之前（少阴，心经也，心主手厥阴经也。手之三阴，太阴在前，厥阴在中，少阴在后也）。下肘中，循臂内（膊臂之交曰肘，穴名尺泽。肘以下为臂。内，内侧也，行孔最、列缺、经渠之次），上骨下廉（骨，掌后高骨也。下廉，骨后侧也），入寸口（寸口，关前动脉也，即太渊穴处），上鱼，循鱼际（手腕之前大节本节之间，其肥肉隆起形如鱼者，统谓之鱼。寸口之前，鱼之后，曰鱼际穴），出大指之端（端，指尖也，即少商穴。本经终于此）。其支者，从腕后直出次指内廉，出其端（支者，如木之有枝。此言正经之外复有旁通之络也。掌之交曰腕。此本经别络，从腕后上侧列缺穴直出次指之端，交商阳穴，而接乎手阳明经也）。

大肠手阳明之脉，起于大指次指之端（大指次指，即食指，其端穴名商阳。手之三阳，从手走头，故手阳明脉发于此。凡后手三阳经皆然），循指上廉，出合谷两骨之间（上廉，上侧也。凡经脉，阳行于外，阴行于内，诸经皆同。循指上廉，二间、三间也。合谷，穴名。两骨，即食指后歧骨间也，俗名虎口），上入两筋之中（腕中上侧两筋陷中，阳溪穴也），循臂上廉，入肘外廉（循阳溪等穴以上曲池也），上臑外前廉，上肩出髃骨之前廉（上臑，行肘髎、五里、臂臑也。肩端骨罅为髃骨，以上肩髃巨骨也），上出于柱骨之会上（肩背之上，颈项之根，为天柱骨。六阳皆会于督脉之大椎是为会上），下入缺盆，络肺，下膈，属大肠（自大椎而前入足阳明之缺盆，络于肺中，复下膈，当脐旁天枢之分，属于大肠，与肺相为表里也）。其支者，从缺盆上颈贯颊。入下齿中（头茎为颈，耳下曲处为颊。颈中之穴，天鼎、扶突也）。还出挟口，交人中，左之右，右之左，上挟鼻孔（人中，即督脉之水沟穴。由人中而左右互交，上挟鼻孔者，自禾髎以交于迎香也。本经终于此。乃自山根交承泣穴，而接乎足阳明经也）。

胃足阳明之脉，起于鼻，交頞中（頞，鼻茎也，亦曰山根。交頞，其脉左右交互也。足之三阳，从头走足，故足阳明脉发于此。凡后足三阳经皆然也），旁纳太阳之脉（纳，入也。足太阳起于目内眦睛明穴，与頞相近。阳明由此下行，故入之也），下循鼻外，入上齿中（鼻外，即承泣、四白、巨髎之分）。还出挟口，环唇，下交承浆（承浆，任脉穴）。却循颐后下廉，出大迎（腮下为颔，颔中为颐。由地仓以下大迎也），循颊车，上耳前，过客主人，循发际至额颅（颊车，本经穴，在耳下。上耳前，下关也。客主人，足少阳经穴，在耳前，循发际以上头维，至额颅会于督脉之神庭。额颅，发际前也）。其支者，从大迎前下人迎，循喉咙，入缺盆，下膈，属胃，络脾（人迎、缺盆，俱本经穴）。其直者，从缺盆下乳内廉（直者，直下而外行也。从缺盆下行气户等穴，以至乳中、乳根也），下挟脐（天枢等穴也），入气街中（自外陵等穴下入气街，即气冲也。在毛际两旁，鼠鼷上一寸）。其支者，起于胃口，下循腹里，下至气街中而合（循腹里，过足少阴肓俞之外。此即上文支者之脉，由胃下行，而与直者复合于气街之中也）。以下髀关，抵伏兔，下膝髌中，下循胫外廉，下足跗，入中趾内间（髀，股也。抵，至也。髀关、伏兔，皆膝上穴名，自此由阴市诸穴以下。膝盖曰膑，骨曰胫，足面曰跗，行犊鼻、巨虚、冲阳等穴之次，乃循内庭入中趾内间，而出厉兑。本经止于此）。其支者，下廉三寸，而别下中趾之外间。其支者，别跗上，入大趾间，出其端（下廉三寸，即丰隆穴。是为阳明别络，故下入中趾外间。又其支者，自跗上冲阳穴次，别行入大趾间，斜出足厥阴行间之次，循大趾，出其端，而接乎足太阴经也）。

脾足太阴之脉，起于大趾之端（起于足大趾之端隐白穴。足之三阴，从足走腹，故足太阴脉发于此。凡后足三阴经皆然），循趾内侧白肉际，过核骨后，上内踝前廉（循白肉际行大都、太白等穴。核骨，即大趾本节后内侧圆骨也），上腨内，循胫骨后，交出厥阴之前（腨，足肚也，名腓肠。本经自漏谷上行，交出厥阴之前，即地机、阴陵泉也）。上膝股内前廉（股，大腿也，一曰髀内为股，当血海、箕门之次），入腹，属脾，络胃（自冲门穴入腹内行也）。上膈挟咽，连舌本，散舌下。其支者，复从胃别上膈，注心中（足太阴外行者，由腹之四行上府舍、腹结等穴，散于胸中，而止于大包。其内行而支者，自胃脘别上膈，注心中，而接乎手少阴经也）。

心手少阴之脉，起于心中，出属心系，下膈络小肠。其支者，从心系上挟咽，系目系。其直者，复从心系却上肺，下出腋下（此自前心系复上肺，由足少阳渊腋之次出腋下，上行极泉穴。本经行于外者，始此）。下循臑内后廉，行太阴心主之后（臑内，青灵穴也。手之三阴，少阴居太阴、厥阴之后）。下肘内，循臂内后廉（少海、灵道等穴也），抵掌后锐骨之端（手腕下踝为锐骨，神门穴也），入掌内后廉，循小指之内出其端（少府、少冲也。手少阴经止于此，乃交小指外侧，而接乎手太阴经也）。

小肠手太阳之脉，起于小指之端（小指外侧端，少泽穴也），循手外侧，上腕出踝中（前谷、后溪、腕骨等穴也）。直上循臂骨下廉，出肘内侧两筋之间（循臂骨下廉阳谷等穴，出肘内侧两骨尖陷中，小海穴也。此处捺之，应于小指之上），上循臑外后廉，出肩解，绕肩胛，交肩上（肩后骨缝曰肩解，即肩贞穴也。肩胛、臑俞、天宗等交也，肩上秉风、曲垣等穴也。左右交于两肩之上，会于督脉之大椎）。入缺盆络心，循咽下膈，抵胃，属小肠。其支者，从缺盆循颈上颊，至目锐眦，却入耳中（其支行于外者，出缺盆，循颈中之天窗，上颊后之天容，由颧髎以入耳中听宫穴也。本经止于此）。其支者，别颊上颐抵鼻（目下为颇），至目内眦，斜络于颧（下颧髎穴，本经自此交目内眦，而接乎足太阳经也）。

膀胱足太阳之脉，起于目内眦（即睛明穴），上额交巅（由攒竹上额，历曲差、五处等穴，自络却穴左右斜行，而交于顶巅之百会）。其支者，从巅至耳上角（至耳上角，过足少阳之曲鬓、率谷、天冲、浮白、窍阴、完骨，故此六穴者，皆为足太阳少阳之会）。其直者，从巅入络脑（自百会行通天、玉枕，入络脑中），还出别下项，循肩髆内，挟脊，抵腰中（自脑复出别下项，由天柱而下，会于督脉之大椎、陶道，却循肩髆内分作四行而下。此指内两行言，挟脊两旁各相去一寸半。自大杼行风门，即脏腑诸腧而抵腰中）。入循膂，络肾属膀胱（挟脊两旁之肉曰膂）。其支者，从腰中下挟脊，贯臀，入腘中（从腰中循髋骨下挟脊，历四髎穴，贯臀之会阳，下行承扶、殷门、浮郄、委阳，入腘之委中。腘，膝后曲处也）。其支者，从髆内左右别下贯胛，挟脊内（此支言肩髆内，大杼下行两行也，左右贯胛去脊各三寸。挟脊下行，由秩边而过髀枢也），过髀枢，循髀外，从后廉下合腘中（过髀枢，会于足少阳之环跳，循髀外后廉，去承扶一寸五分之间下行，复与前之入腘中者相合），以下贯腨内，出外踝之后（贯腨内，由合阳以下承筋、承山等穴也，出外踝之后，昆仑、仆参等穴也），循京骨，至小趾外侧（小趾本节后大骨曰京骨。小趾外侧端为至阴穴。本经终于此。乃交于小趾之下，而接乎足少阴经也）。

肾足少阴之脉，起于小趾之下，斜走足心（足心，涌泉穴也），出于然谷之下，循内踝之后，别入跟中（即太溪、大钟等穴）。以上腨内，出腘内廉（自复溜、交信过足太阴之三阴交，以上腨内之筑宾，出腘内廉之阴谷），上股内后廉（结于督脉之长强），贯脊，属肾络膀胱。其直者，从肾上贯肝膈，入肺中，循喉咙，挟舌本。其支者，从肺出，络心，注胸中（支者，自神藏之际，从肺络心，注胸中以上俞府诸穴。本经止于此，而接乎手厥阴经也）。

心主手厥阴心包络之脉，起于胸中，出属心包络。下膈，历络三焦。其支者，循胸出胁，下腋三寸（腋下三寸，天池也），上抵腋，下循臑内，行太阴少阴之间，入肘中（曲泽穴），下臂行两筋之间（郄门、间使、内关、大陵等穴也），入掌中（劳宫也），循中指出其端（中冲穴也。本经止于此）。其支者，别掌中，循小指次指出其端（接乎手少阳经也）。

三焦手少阳之脉，起于小指次指之端（关冲穴也），上出两指之间（即大指次指间，液门、中渚穴也），循手表腕（阳池也），出臂外两骨间（外关、支沟等穴），上贯肘，循臑外上肩，而交出足少阳之后。入缺盆，布膻中，散络心包，下膈，循属三焦。其支者，从膻中上出缺盆，上项，系耳后，直上出耳上角，以屈下颊至䪼（出缺盆，循天髎上项，会于督脉之大椎。循天牖，系耳后之翳风、瘛脉、颅息，出耳上角之角孙，过足少阳之悬厘、颔厌，下行耳颊至䪼，会于手太阳颧髎之分）。其支者，从耳后（翳风穴）入耳中（过手太阳之听宫），出走耳前，过客主人前，交颊，至目锐眦（交颊，循禾髎上丝竹空，至目锐眦，会于瞳子髎。本经止于此，而接乎足少阳经也）。

胆足少阳之脉，起于目锐眦（瞳子髎穴也），上抵头角，下耳后（自头角，循颔厌，下悬颅、悬厘，从耳上发际入曲鬓、率谷，历手少阳之角孙外，折下耳后，行天冲、浮白、窍阴、完骨等穴），循颈，行手少阳之前。至肩上，却交出手少阳之后，入缺盆。其支者，从耳后，入耳中，出走耳前，至目锐眦后（从耳后，循颞颥间，过手太阳之翳风，入耳中，过手太阳之听宫，出走耳前，复自听会至目锐眦后，瞳子髎穴之分也）。其支者，别锐眦，下大迎，合于手少阳。抵于䪼，下加颊车，下颈，合缺盆。以下胸中，贯膈，络肝，属胆。循胁胁里，出气街，绕毛际，横入髀厌中（由胁里足厥阴之章门下行，出足阳明之气街，绕毛际，合于足厥阴，以横髀厌中之环跳穴也）。其直者，从缺盆下腋，循胸过季胁（循胸历渊腋、辄筋、日月，过季胁，循京门、带脉等穴也），下合髀厌中。

以下循髀阳，出膝外廉，下行辅骨之前（辅骨，膝下两旁高骨也。此循中渎、阳关、阳陵泉、阳交等），直下抵绝骨之端，（外踝上骨际，曰绝骨。其端阳辅穴也），下出外踝之前，循足跗上，入小趾次趾之间（窍阴穴也。本经止于此）。其支者，别跗上，入大趾之间，循大趾歧骨内，出其端，还贯爪甲，出三毛（大趾爪甲后三节间为三毛，而接乎足厥阴经）。

肝足厥阴之脉，起于大趾丛毛之际（大敦穴也），上循足跗上廉（行间、太冲也），去内踝一寸（中封也），上踝八寸，交出太阴之后，上腘内廉（至膝关、曲泉也），循股阴（阴包、五里等穴），入毛中，过阴器（左右相交，环绕阴器，而会于任脉之曲骨），抵小腹（会于任脉之中极、关元），挟胃，属肝，络胆，上贯膈，布胁肋。其支者，从目系下颊里，环唇内。其支者，复从肝，别贯膈，上注肺（至此复交手太阴经，终而复始焉）。

【秦按】此章论十二经之起止及所过也。十二经脉究属何物，殊无定论。或谓即是血管，其所以动而应手者。凡发血之管，皆与心房之鼓搏相呼应。鼓搏一动，即发血管中血液，运行一步。全身发血之管，本无一处不动，特深藏在肌肉之里者，扪之不觉其搏跃。必发血之管，浅在肌腠间者，乃按之即动，显而易辨。诸经脉俞穴，多有动脉应手者，皆其发血管之浅在皮里者耳。两手腕寸关尺部，即其一处。特其发血之管，源出于心之左下房，分枝以遍布内外，渐分渐细，至于微丝血管，又自微丝血管回行血液，渐渐并合，以成回血管，总汇入肺，复归于心，是为血行之大循环。西学家言，确乎有据。则中医向谓十二经脉自为周环者，必非血液循环之真相。且即以古说证之，十二经信即血管，则又有奇经八脉，宁非血管。果尔十二经自为灌注，则八脉中之血液，又何自而来？何道而去？平心而论，实难自圆其说。惟经脉之循行部位，按之病情病理，合于脏腑气化，确多佐证之处，不容废弃。特不可拘泥太过，等于胶柱鼓瑟耳。兹试以实验证之。凡手太阴脉发病，恒见肺胀满，膨膨而喘咳，缺盆中痛，甚则交两手而瞀，臑内臂前廉痛厥，掌中热。手阳明脉发病，恒见齿痛颈肿，目黄口干，鼽衄，喉痹，肩前臑痛，大指次指不用。足阳明脉发病，恒见狂疟温淫，汗出，鼽衄，口㖞，唇胗，颈肿，喉痹，大腹水肿，膝髌痛肿，循膺乳、气街，股伏兔，骭外廉，足跗上皆痛，中趾不用。足太阴脉发病，恒见舌本强，胃脘痛，体不能动摇，食不下，烦心，心下急痛，股膝内肿厥，足大趾不用。手少阴脉发病，恒见咽干，心痛胁痛，臑臂内后廉痛厥，掌中热痛。手太阳脉发病，恒见嗌痛，颔肿，不可以顾，肩似拔，臑似折，肘臂外后廉痛。足太阳脉发病，恒见冲头痛，目似脱，项如拔，脊痛腰似折，髀不可以曲，腘如结，腨如裂，小趾不用。足少阴脉发病，恒见口热，舌干，咽肿，烦心心痛，脊股内后廉痛痿厥，足下热而痛。手厥阴脉发病，恒见手心热，肘臂挛急腋肿，胸胁支满。手少阳脉发病，恒见耳聋，嗌肿，喉痹，目锐眦痛，颊肿，耳后、肩臑肘臂外皆痛，小指次指不用。足少阳脉发病，恒见头痛颔痛，目锐眦痛，缺盆中肿痛，胁下肿，马刀挟瘿，胸胁肋、髀膝外至胫绝骨外踝前及诸节皆痛。足厥阴脉发病，恒见腰痛不可以俯仰，嗌干，胸满，狐疝，遗溺闭癃。以上十二经见证，盖皆凿凿可据者也。总之，治病犹治贼，必先识贼之所在，斯不劳而获。倘贼在此界，而反于彼境捕之，则彼境无辜之民，徒增扰乱；而此界真贼，且不治而日炽。十二经脉所经之处，即十二经所辖，无异省治之分界也。如某处痛，某处痒，某处热肿，某处寒栗，即可知何经受病，又宁有误治之虑哉！故十二经实为大小内外诸科一刻不可离之法也。

二、奇 经

【语译】任脉者，起于中极之下，以上毛际，循腹里，上关元，至咽喉，上颐，循面入目（中极，任脉穴名，在曲骨上一寸。中极之下，即胞宫之所。任、冲、督三脉，皆起于胞宫，而出于会阴之间。任由会阴而入于腹，督由会阴而行于背，冲由会阴出并少阴而散于胸中。故此自毛际，行腹里关元，上至咽喉、面目者，皆任脉之道也）。冲脉者，起于气街，并少阴之经，挟脐上行，至胸中而散（起，言外脉之所起，非发源之谓也。气街，即气冲，足阳明经穴，在毛际两旁。冲脉起于气街，并足少阴之经会于横骨、大赫等十一穴，挟脐上行，至胸中而散。此言冲脉之前行者也。然少阴之脉，上股内后廉，贯脊，属肾。冲脉亦入脊内，为伏冲之脉。然则冲脉之后行者，当亦并少阴无疑也）。督脉者，起于少腹，以下骨中央，女子入系廷孔（少腹，胞宫之所。居骨中央横骨下，近外之中央也。廷，正也，直也。廷孔，言正中之直孔，即溺孔也），其孔，溺孔之端也（此释廷孔，即溺孔之义。女人溺孔在前阴中，横骨之下。孔之上际，谓之端，乃督脉外起之所。此虽以女子言，然男子溺孔亦在横骨下中央。第为宗筋所函，故不见耳）。其络循阴器，合篡间，绕篡后（督脉别络，自溺孔之端，循阴器，分行向后，复合于篡间。乃又自篡间分而为二，绕行于篡之后。篡，交篡之义，谓两便争行之所。即前后二阴之间也），别绕臀，至少阴，与巨阳中络者，合少阴，上股内后廉，贯脊属肾（足少阴之脉，上股内后廉。足太阳之脉，外行者，过髀枢；中行者，挟脊贯臀。故此督脉之别络，自篡后绕臀，至股内后廉，少阴之分，与巨阳中络者，合少阴之脉并行，而贯脊属肾也）。与太阳起于目内眦，上额交巅，上入络脑，还出别下项，循肩髆内，挟脊抵腰中，入循膂络肾（此亦督脉之别络，并足太阳之经，上头下项，挟脊抵腰中，复络于肾。若其直行者，自尻上循脊里，上头，由鼻而至于人中也）。其男子循茎，下至篡，与女子等（茎，阴茎也）。其少腹直上者，贯脐中央，上贯心，入喉上颐，环唇，上系两目之中央（按：此自少腹直上者，皆任脉之道，而本节列为督脉。《五音五味》曰：任脉、冲脉，皆起于胞中，上循背里，为经络之海。然则前亦督也，后亦任也。故启玄子引古经云：任脉循背谓之督脉，自少腹直上者谓之任脉，亦谓之督脉。由此言之，则是以背腹分阴阳而言任督。若三脉者，则名虽异而体则一耳。故曰“任脉、冲脉、督脉，一源三岐也”）。

跻脉者，少阴之别，起于然骨之后（少阴之别，足少阴肾经之别络也。然骨之后，照海也，足少阴穴，即阴跻之所生），上内踝之上，直上循阴股，入阴，上循胸里，入缺盆，上出人迎之前，入烦，属目内眦，合于太阳阳跻而上行（跻脉自内踝直上阴股，入阴，循胸里者，皆并足少阴而上行也。然足少阴之直者，循喉咙而挟舌本；此则入缺盆，上出人迎之前，入烦，属目眦内，以合于足太阳之阳跻，是跻脉有阴阳之异也）。

【秦按】此章论奇经之起止及所过也。督、任、冲脉，皆发源于下。如木之有本，水之有源。故督脉起于少腹以下之骨中央，所谓骨中央者，即在腰下髋髀大骨之中间，即两阴之内部。此间前有横骨，后有尾骶骨，左右有髋髀大骨，四周皆骨，其形几如井栏，故曰骨中央。其正经隧之直行者，向后而循脊直上，循前阴而合篡间，以绕过篡后，乃贯脊而上，经达巅顶。又环过前囟而循鼻柱下行，以至上唇正中之水沟穴，又行于唇内上齿龈缝中之龈交穴而终。《内经》称合少阴，上股内后廉者，乃其支络也。任脉由会阴上毛际，循腹直上，至下唇之承浆穴而终。《难经》《甲乙经》更谓“上颐，循面入目”，亦其支络也。冲脉之起，与任督同出一源，故《甲乙经》有“冲脉、任脉皆起于胞中”之语。《内经》谓“起于气街者”，以气冲之穴，本与足少阴之横骨穴甚近。且以“冲”

之一字，而连类及之耳。带脉围身一周，后当十四椎，前垂至胞中，总束诸脉使不妄行。如人之束带者然，故名曰带。究带脉之所从出，则贯肾系，是带当属肾。女子系胞，全赖带脉主之，盖以其根结于命门也。环腰贯脊，居身之中停，又当属之于脾，故脾病而女子带下。观妇人带下，为一大要证，而治以肾着汤。以脾为主，可以知矣。阳维起于诸阳之会，由外踝足太阳之金门穴，而上行于卫分。阴维起于诸阴之会，由内踝之足少阴经之筑宾而上行于营分。阳跻为太阳之别，起于申脉穴，循外踝上行入风池。阴跻少阴之别，起于照海穴，循内踝上行至咽喉。此四脉，实与六阴六阳经脉相通。惟六阴六阳，各行其部分，而统摄其大纲者，则赖此四脉。阳维统其表，阴维统其里。阳跻统其背，阴跻统其正。故阳维、阳跻其始也，由太阳经而起；其卒也，阳跻上入风池，阳维与督脉会于风府、哑门。是此二脉，亦督脉之亚也。阴维、阴跻其始也，由少阴经而起。其卒也，阴跻上行至咽喉，贯冲脉；阴维上至天突、廉泉，交任脉，是此二脉亦冲任之亚也。故跻、维四脉，归于奇经之列，而不为十二经所拘也。至奇脉之发病，惟《难经》独详。《难经》曰：督之为病，脊强而厥。任之为病，其内苦结，男子七疝，女子瘕聚。冲之为病，逆气而里急。带之为病，腹满，腰溶溶如坐水中。阴跻为病，阳缓而阴急；阳跻为病，阴缓而阳结。阳维为病苦寒热，阴维为病苦心痛。殊足补《内经》所阙略也。

三、脉 度

【语译】手之六阳，从手至头，长五尺，五六三丈（手太阳起于小指少泽，至头之听宫。手阳明起次指商阳，至头之迎香。手少阳起四指关冲，至头之丝竹空。大经各长五尺，五六共长三丈）。手之六阴，从手至胸中，三尺五寸。三六一丈八尺，五六三尺，合二丈一尺（手太阴起大指少商，至胸中中府。手少阴起小指少冲，至胸中极泉。手厥阴起中指中冲，至胸中天池。各长三尺五寸，六阴经共长二丈一尺）。足之六阳，从足上至头，八尺，六八四丈八尺（足太阴起小趾至阴，至头之睛明。足阳明起次趾厉兑，至头之头维。足少阴起四趾窍阴，至头之瞳子髎。各长八尺，六八共长四丈八尺）。足之六阴，从足至胸中，六尺五寸。六六三丈六尺，五六三尺，合三丈九尺（足太阴起大趾隐白，至胸中大包。足少阴起足心涌泉，至胸中俞府。足厥阴起大趾大敦，至胸中期门。各长六尺五寸，六阴经共长三丈九尺）。跻脉从足至目，七尺五寸。二七一丈四尺，二五一尺，合一丈五尺（跻脉者，足少阴太阳之别，从足至目内眦各长七尺五寸，左右共长一丈五尺）。督脉、任脉各四尺五寸。二四八尺，二五一尺，合九尺（督脉行于背，任脉行于腹，各长四尺五寸，共长九尺）。凡都合一十六丈二尺，此气之大经隧也（右连前共二十八脉，通长十六丈二尺。此周身经隧之总数也）。

【秦按】此章论经络长度也。《本经》云：营行脉中，五十度而大会。欲知营之远行，盖不可不明经络之尺寸焉。《难经》曰：人一呼脉行三寸，一吸脉行三寸。呼吸定息，脉行六寸。人一日一夜，凡一万三千五百息。脉行五十度周于身。漏水下百刻。释之者曰：水下一刻，计一百三十五息，脉行八丈二尺；二刻计二百七十息，脉行十六丈二尺，为一周。自寅时注肺初行，一时呼吸气计一千一百二十五息，脉行一百四十四丈。以次相传，至丑时计一万三千五百息，脉行八百十丈已毕，凡五十周。于是有“肺寅大卯胃辰宫，脾巳心午小未中，膀申肾酉心包戌，亥三子胆丑肝通”之语。然按之实际，手三阴脉长三尺五寸，足三阳脉长八尺，长短大相悬绝，安得以十二经平均配十二时？且彼以寅卯一刻为始，而经脉运行之度，起于肺经，亦以寅初一刻为纪，故云水下一刻。而水下一刻之中，气脉凡半周于身，焉有大肠属卯、胃属辰宫等次，而况更有奇经混入其间乎？此《内经》之文不误，而后人强辩，以失其旨者也。至跻脉分阴阳而只言一者，则男子数其阳，女子数其阴也。正经十二而云二十四者，则每经左右各一也。维脉、带脉不与其数者，则此专论营气所容行之大隧也。若冲脉为十二经之干脉，其数已分别列于三阴三阳中矣。要其大旨，以十二经循环一周，为身脉道之终始。而以任督绾其腹背，以跻脉充其两旁。凡上下前后左右，无乎不到焉。

四、别　络

【语译】手太阴之别，名曰列缺。起于腕上分间，并太阴之经，直入掌中，散入鱼际（此下即十五络穴也。不曰络而曰别者，以本经由此穴而别走邻经也。手太阴之络名列缺，在腕后一寸五分上侧分肉间，太阴自此别走阳明者。其太阴本经之脉，由此直入掌中，散于鱼际也。人或有寸关尺三部脉不见，自列缺至阳溪见者，俗谓之反关脉。此经脉虚而络脉满，《千金翼》谓"阳脉逆反大于气口三倍者"是也）。其病实，则手锐掌热；虚则欠㰦，小便遗数。取之，去腕半寸，别走阳明（掌后高骨，为手锐骨。实，为邪热有余，故手锐掌热；欠㰦，张口伸腰也。虚因肺气不足，故欠㰦及小便遗而且数。《通俗文》曰：体倦则伸，志倦则㰦也。治此者取列缺，谓"实可泻之，虚则补之"，后诸经皆准此。半寸，当作寸半。此太阴之络别走阳明，而阳明之络曰偏历，亦入太阴，以其相为表里，故互为注络以相通也。他经皆然）。

手少阴之别名曰通里，去腕一寸半，别而上行，循经入于心中，系舌本，属目系。其实则支膈，虚则不能言。取之掌后一寸，别走太阳也（手少阴之络名通里，在腕后一寸陷中，别走手太阳者也。此经入心下膈，故邪实则支膈，谓膈间若有所支而不畅也；其支者，上系舌本，故虚则不能言，当取通里，或补或泻，以治之也）。

手心主之别，名曰内关，去腕二寸，出于两筋之间。循经以上，系于心包，络心系。实则心痛，虚则为头强，取之两筋间也（手厥阴之络名内关，在掌后去腕二寸两筋间，别走手少阳者也。此经系心包，络心系，又出耳后，合少阳完骨之下，故邪实则心痛，虚则头强不利也，皆取内关以治之）。

手太阳之别，名曰支正，上腕五寸，内注少阴。其别者，上走肘，络肩髃。实则节弛肘废，虚则生疣，小者如指痂疥，取之所别也（手太阳之络名支正，在腕后五寸，走臂内侧，注手少阴者也。此经走肘络肩，故邪实则脉络壅滞而节弛肘废，正虚则血气不行，大则为疣，小则为指间痂疥之类。取之所别，即支正也）。

手阳明之别，名曰偏历，去腕三寸，别走太阴。其别者，上循臂，乘肩髃，上曲颊偏齿。其别者，入耳合于宗脉。实则龋聋，虚则齿寒痹膈，取之所别也（手阳明之络名偏历，在腕后三寸上侧间，别走手太阴者也。按：本经筋脉皆无入耳上目之文，惟此别络有之。宗脉者，脉聚于耳目之间者也。龋，齿蠹病也。此经上曲颊偏齿，入耳，络肺，下膈，故实则为齿龋耳聋，虚则为齿寒内痹而膈。治此者，当取所别之偏历）。

手少阳之别，名曰外关，去腕二寸。外绕臂，注胸中，合心主。病实则肘挛，虚则不收，取之所别也（手少阳之络名外关，在腕后二寸两筋间，别走手厥阴心主者也。此经绕臂，故为肘挛及不收之病。治此者，当取所别之外关）。

足太阳之别，名曰飞阳，去踝七寸，别走少阴。实则鼽窒头背痛，虚则鼽衄，取之所别也（足太阳之络名飞阳，在足外踝上七寸，别走足少阴者也。此经起于目内眦，络脑，行头背，故其为病如此。治此者，当取所别之飞阳）。

足少阳之别，名曰光明，去踝五寸，别走厥阴，下络足跗。实则厥，虚则痿躄，坐不能起，取之所别也（足少阳之络名光明，在外踝上五寸，别走足厥阴者也。此经下络足跗，故为厥为痿躄。治此者，当取所别之光明）。

足阳明之别，名曰丰隆，去踝八寸，别走太阴。其别者，循胫骨外廉，上络头项，合诸经之气，下络喉嗌。其病气逆则喉痹瘁喑，实则狂癫，虚则足不收，胫枯，取之所别也（足阳明之络名丰隆，在外踝上八寸，别走足太阴者也。此经循喉咙，入缺盆。胃为五脏六腑之海，而咽嗌、缺盆为诸经之引道，故合诸经之气，下络喉嗌而为病如此。治之者，当取所别之丰隆也）。

足太阴之别，名曰公孙，去本节之后一寸，别走阳明。其别者，入络肠胃，厥气上逆则霍乱。实则肠中切痛，虚则鼓胀，取之所别也（足太阴之络名公孙，在足大趾本节后一寸，别走足阳明者也。厥气者，脾气失调，而或寒或热，皆为厥气，逆而上行则为霍乱。本经入腹，属脾络胃，故其所病如此。治此者，当取所别之公孙也）。

足少阴之别，名曰大钟。当踝后绕跟，别走太阳。其别者，并经上走于心包，下外贯腰脊。其病气逆则烦闷，实则闭癃，虚则腰痛，取之所别也（足少阴之络名大钟，在足跟后骨上两筋间，别走足太阳者也。前十二经脉，言本经从肺出络心；此言上走心包，下外贯腰脊，故其为病如此。而治此者，当取所别之大钟也）。

足厥阴之别，名曰蠡沟，去内踝五寸，别走少阳。其别者，循胫上睾，结于茎。其病气逆则睾肿卒疝，实则挺长，虚则暴痒，取之所别也（足厥阴之络名蠡沟，在足内踝上五寸，别走足少阳者也。本经络阴器，上睾结于茎，故其所病如此。而治此者，当取所别之蠡沟）。

任脉之别，名曰尾翳。下鸠尾，散于腹。实则腹皮痛，虚则痒瘙，取之所别也（尾翳，误也。任脉之络名屏翳，即会阴穴，在大便前、小便后两阴之间，任、督、冲三脉所起之处。此经由鸠尾下行，散于腹，故其为病若此。而治之者，当取所别之会阴）。

督脉之别，名曰长强。挟膂上项，散头上，下当肩胛，左右别走太阳，入贯膂。实则脊强，虚则头重高摇之。挟脊之有过者，取之所别也（督脉之络名长强，在尾骶骨端，别走任脉、足少阴者也。此经上头项，走肩背，故其所病如此。头重高摇之，谓力弱不胜而头掉也。治此者，当取所别之长强）。

脾之大络，名曰大包，出渊腋下三寸，布胸胁。实则身尽痛，虚则百节尽皆纵。此脉若罗络之血者，皆取之脾之大络脉也（脾之大络名大包，在渊腋下三寸，布胸胁，出九肋间，总统阴阳诸络，由脾灌溉五脏者也，故其为病如此。罗络之血者，言此大络包罗诸络之血，故皆取脾之大络以去之。大络，即大包也）。

凡此十五络者，实则必见，虚则必下，视之不见，求之上下。人经不同，络脉异所别也（十二经，共十二络。而外有任、督等络，是为十五络也。凡人之十二经脉，伏行分肉之间，深不可见。其脉之浮而可见者，皆络脉也。然又必邪气盛者，脉乃壅盛，故实则必见。正气虚者，脉乃陷下，而视之不见矣。故当求上下诸穴，以相印证而察之。何也？盖以人经有肥瘦长短之不同，络脉亦异其所别，故不可执一而求也）。

【秦按】此章论十二经外，又有十五别脉也。别脉者，络也。经脉犹如江河之径道，络脉则如江河之支流，二者似同实异。兹为辨析如下：就表里言，经其里，络其表，此异者一；就横直言，直者经，横者络，此异者二；经脉十二，皆伏行于分肉之内，深而不见，络脉则浮而常见，此异者三；经脉之行，必由溪谷大节之间，络之行不经大节，而惟于经脉不到之处出入连络，以为流通之用，此异者四；经脉所不到之处曰绝道，而诸络必行绝道而出入，以联络经脉，此经脉所以有资于络。络有大小，小曰小络，大曰大络，大络有出有入，孙络有见于皮肤，故其会皆见于外，此异者五。经脉之与络，其异者，正其互为功用也。经有十二，络有十五，凡二十七气，相随上下。苟昧乎此，则不知正气流行之道路，遑论病机出入耶？

五、十二经筋

【语译】足太阳之筋，起于足小趾，上结于踝，斜上结于膝（足太阳之筋，起于足小趾爪甲之侧，即太阳经脉所止之处，至阴穴次也。循足跗外侧，上结于外踝昆仑之分，乃斜上跗阳，而结于膝腘之分。结，聚也）。其下循足外踝，结于踵，上循跟，结于腘（其下，足跗之下也。踵，即足跟之突出者。跟，即踵上之硬筋处也。乃仆参、申脉之分，结于腘，委中也）。其别者，结于腨外，上腘中内廉，与腘中并（此即大筋之旁出者，别为柔软短筋，亦犹木之有枝也。后凡言别者、支者，皆仿此。此支自外踝别行，由足腨肚之下尖处，行少阴之后，结于腘之外侧络穴飞阳之分，乃上腘内廉，合大筋于委中而一之也）。上结于臀（尾骶骨旁，会阳之分也），上挟脊上项（挟脊背，分左右，上项会于督脉之陶道、大椎，此皆附脊之刚筋也）。其支者，别入结于舌本（其支者，自项别入内，行于手少阳之筋，结于舌本，散于舌下。自此以上，皆柔软之筋，而散于头面）。其直者，结于枕骨，上头下颜，结于鼻（其直者，自项而上，与足少阴之筋合于脑后枕骨间。由是而上过于头前，下于颜以结于鼻下之两旁也。额上曰颜）。其支者，为目上网，下结于頄（网，罗维也，所以约束目睫，司开合者也。目下曰頄，即顴也。此支自通项入脑者，下属目本，散于目上，为目上网。下行者，结于頄，与足少阳之筋合）。其支者，从腋后外廉，结于肩髃（又其支者，从挟脊，循腋后外廉，行足少阳之后，上至肩，会手阳明之筋结于肩髃）。其支者，入腋下，上出缺盆，上结于完骨（此支后行者，从腋后走腋下，向前斜出阳明之缺盆，乃从耳后直上，会于手太阳、足少阳之筋结于完骨。完骨，耳后高骨也）。其支者，出缺盆，斜上出于頄（此支前行者，同前缺盆之筋歧出，别上颐颔，斜行出于頄，与前之下结于頄者互考）。

足少阳之筋。起于小趾次趾，上结外踝，上循胫外廉，结于膝外廉（小趾次趾，即第四趾窍阴之次也。外踝丘墟之次，胫外廉，外丘阳交之次。膝外廉，阳陵泉、阳关之次。此皆刚筋也）。其支者，别起外辅骨，上走髀前者结于伏兔之上，后者结于尻（膝下两旁突出之骨，曰辅骨。膝上六寸起肉，曰伏兔。尾骶骨曰尻。此支自外辅骨上走于髀，分为二歧。前结于阳明之伏兔，后结于督脉之尻。至此刚柔相制，所以联臀膝而运枢机也）。其直者，上乘䏚季胁，上走腋前廉，系于膺乳，结于缺盆（季胁下两旁奥处曰䏚，胸下两旁高处曰膺。此直者，自外辅骨走髀，由髀枢上行，乘䏚，循季胁，上走腋，当手太阴之下，出腋前廉，横系于胸乳之分，上结于缺盆，与手太阴之筋相合。皆刚筋也）。直者，上出腋，贯缺盆，出太阳之前，循耳后，上额角交巅上，下走颔，上结于頄（此直者，自上走腋处，直上出腋，贯于缺盆，与上之结于缺盆者相合，乃行足太阳经筋之前。循耳上额角，交太阳之筋于巅上，复从足阳明头维之分，走耳前，下腮颔，复上结于頄）。支者，结于目眦，为外维（此支者，从巅上斜趋结于目外眦，而为目之外维。凡人能左右盼视者，正以此经为之伸缩也）。

足阳明之筋，起于中三趾，结于跗上，斜外上加于辅骨，上结于膝外廉。直上结于髀枢，上循胁，属脊（中三趾，即足之中趾，厉兑之旁也。结于跗上，冲阳之次。乃从足而斜行，出太阴、少阳两筋之间，上辅骨，结于膝之外廉。直上髀枢，行少阳之前，循胁向后，属于脊）。其直者，上循骭，结于膝。其支者，结于外辅骨，合少阳（骭，足胫眷也。其直者，自跗循骭，结于膝下外廉三里之次，以上膝膑中。其支者，自前跗上斜外上行，结于外辅骨阳陵泉之分，与少阳相合）。其直者，上循伏兔，上结于髀，聚于阴器，上腹而布（此直者，由膝膑直上，循伏兔、髀关之分，结于髀中，乃上行聚于阴器，阴阳总宗筋之会，会于气街，而阳明为之长也。乃自横骨之分，左右挟行，循天枢、关门等穴，而上布于腹。此上至颈，皆刚筋也），至缺盆而结，上颈，上挟口，合于頄，下结于鼻，上合于太阳。太阳为目上网，阳明为目下网（自缺盆上颈中人迎穴，乃循颐颊，上挟口吻，与阳跻会于地仓。上合于顴髎，下结于鼻旁，复上睛明穴，合于足太阳。太阳细筋散于目上，故为目上网。阳明细筋散于目下，故为目下网）。其支者，从颊，结于耳前（其支者，自颐颊间上结于耳前，会于足少阳之上关、颔厌，上至头维而终也）。

足太阴之筋，起于大趾之端内侧，上结于内踝（大趾之端内侧，隐白也。循核骨而上结于内踝下，商丘之次）。其直者，络于膝内辅骨，上循阴股，结于髀，聚于阴器（络，当作“结”。此自内踝直上，结于膝内辅骨阴陵泉之次。股之内侧，曰阴股。结于髀，箕门之次也。乃上横骨两端，与足厥阴会于冲门，横绕曲骨，并足少阴、阳明之筋而聚于阴器。皆刚筋也）。上腹，结于脐。循腹里，结于肋，散于胸中。其内者，着于脊（其前行者，自阴器上腹，会手少阴之筋，结于脐，循腹里，由大横、腹哀之次，结于肋，乃散为柔细之筋，上行布于胸中，胸乡大包之次。其内行者，由阴器、宗筋之间，并阳明、少阴之筋，而上着于脊）。

足少阴之筋，起于小趾之下，并足太阴之筋，斜走内踝之下，结于踵。与足太阳之筋合，而上结于内辅之下（足少阴之筋，起小趾下，斜趋足心。又斜趋内侧上然谷，并足太阴商丘之次，走内踝之下，结于跟踵之间，与太阳之筋合。由踵内侧上行，结于内辅骨下阴谷之次）。并太阴之筋，而上循阴股，结于阴器（自内辅并太阴之筋，上循阴股，上横骨，与太阴、厥阴、阳明之筋合，而结于阴器。皆刚筋也）。循脊内，挟膂，上至项，结于枕骨，与足太阳之筋合（自阴器内行，由子宫上系肾间，并冲脉循脊两旁，挟膂，上至项，与足太阳之筋合，结于枕骨内，属髓海）。

足厥阴之筋，起于大趾之上，上结于内踝之前（大趾上三毛际，大敦穴也。行跗上，与足太阴之筋并行，结于内踝前，中封之次）。上循胫，上结内辅之下，上循阴股，结于阴器，络诸筋（由内踝上足胫，循三阴交之分上行，并足少阴之筋，上结于内辅骨下曲泉之次，复并太阴之筋，上循阴股中五里、阴廉之分，上阴脉而结于阴器。阴器者，合太阴、厥阴、阳明、少阴之筋，以及冲、任、督之脉皆聚于此，故曰宗筋。厥阴属肝，肝主筋，故络诸筋而一之，以成健运之用）。

手太阳之筋，起于小指之上，结于腕。上循臂内廉，结于肘内锐骨之后，弹之应小指之上，入结于腋下（手小指之上外侧，少泽穴也。上行结于手腕外侧，腕骨、阳谷之次。上循臂内侧，结于肘下锐骨之后，小海之次。但于肘尖下两骨罅中，以指捺其筋，则酸麻应于小指之上，是其验也。又由肘臑外廉，入结于后腋之下。此皆刚筋也）。其支者，后走腋后廉，上绕肩胛，循颈，出走太阳之前，结于耳后完骨（其支者，自腋下与足太阳之筋合，走腋后廉，上绕肩胛，行肩外腧、肩中腧，循颈中天窗之分，出走太阳经筋。曰缺盆出者之前，同上结于耳后完骨之次也）。其支者，入耳中。直者，出耳上，下结于颔，上属目外眦（此支者，自颈上曲牙，入耳中听宫之分。其直者，上行出耳上，会于手少阳角孙之次。其前而下者，循颐，结于颔，与手阳明之筋合。其前而上者，属目外眦瞳子髎之次，与手足少阳之筋合也）。

手少阳之筋，起于小指次指之端，结于腕中，循臂结于肘，上绕臑外廉，上肩走颈，合手太阳（小指次指之端，无名指关冲之次也。上结于手腕之阳池，循臂外关、支沟之次，出臂上两骨间，结于肘。自肘上臑外廉，由臑会行太阳之里、阳明之外，上肩髎，走颈中天牖之分，与手太阳之筋合。此皆刚筋也）。其支者，当曲颊，入系舌本（其支者，自颈中当曲颊下，入系舌本，与太阳之筋合）。其支者，上曲牙，循耳前，属目外眦。上乘颔，结于角（又支者，自颊行曲牙，会足阳明之筋，循耳前上行，与手太阳、足少阳之筋屈曲交绾，而会于耳上之角孙，乃属目外眦，而复会于瞳子髎之次。颔，当作额。盖此筋自耳前行外眦，与三阳交会，上出两额之左右，以结于额之上角也）。

手阳明之筋，起于大指次指之端，结于腕上，循臂，上结于肘外上臑，结于髃（大指次指之端，食指尖商阳之次也。历合谷，结于腕上阳溪之次。循臂上廉，又结于肘外肘髎之次。乃上臑会，与足太阳之筋合，结于肩髃。此皆刚筋也）。其支者，绕肩胛，挟脊（此支自肩髃屈曲后行，绕肩胛，与手足太阳之筋合而挟于脊）。直者，从肩髃上颈（此直者自肩髃行巨骨，上颈中天鼎、扶突之次）。其支者，上颊，结于頄（此支者，自颈上颊入下齿中，上结于手太阳颧髎之分）。直者，上出手太阳之前，上左角络头，下右颔（此直者，自颈出手太阳天窗、天容之前，行耳前，上额左角，络头以下右颔。此举左而言，则右在其中。亦如经脉之左之右、右之左也。故右行者，亦上额右角，交络于头，下左颔，以合于太阳、少阳之筋）。

手太阴之筋，起于大指之上，循指上行，结于鱼后，行寸口外侧（手大指上，少商之次也。鱼后，鱼际也。寸口外侧，即列缺之次）。上循臂，结肘中，上臑内廉，入腋下（上循臂，结于肘中，尺泽之次。上臑内廉天府之次，乃横入腋下，与手少阴之筋合。此上皆刚筋也）。出缺盆，结肩前髃（此自腋下上出缺盆，行肩上三阳之前，而结于肩之前髃也）。上结缺盆，下结胸里，散贯贲，合贲，下抵季胁（此上行者，自腋而上，并足三阳之筋，上结于缺盆。下行者，自腋入胸，结于胸里，散贯于胃上口贲门之分，与手厥阴之筋合，下行抵季胁，与足少阳、厥阴之筋合也）。

手心主之筋，起于中指，与太阴之筋并行，结于肘内廉（中指端，中冲之次也。循指入掌中，至掌后大陵之次，并手太阴之筋，结于肘内廉曲泽之次）。上臂阴，结腋下，下散前后挟胁（上臂阴天泉之次，由曲腋间，并太阴之筋，结于腋下，当天池之次下行，前后布散挟胁，联于手太阴、足少阳之筋。此经自掌至腋，皆刚筋也）。其支者，入腋，散胸中，结于臂（此支者，白天池之分，入腋内，散于胸中。臂，当作“贲”。盖此支并太阴之筋，入散胸中，故同结于贲也）。

手少阴之筋，起于小指之内侧，结于锐骨，上结肘内廉，上入腋，交太阴，挟乳里（小指内侧，少冲次也。结于锐骨神门次也。肘内廉少海次也。上入腋极泉之次。交手太阴之筋，斜络挟乳内行。此经自指至腋，皆刚筋也）。结于胸中，循臂下系于脐（自乳里内行，结于胸中，与三阴之筋合。“臂”字，亦当作“贲”。盖心主少阴之筋，皆与太阴合于贲而下行也）。

【秦按】此章论十二经筋也。《内经》详论人身之十二经筋，而西人则独详于筋肉。彼所谓筋肉者，盖指肌肉而言。谓肌肉占全身组织之大部分，以成吾人完全之形体。随所在而各呈其形式，即随所在而各施其作用，以为运动焉。初未尝一及于筋，究之运动之力，非肌肉为之也。考《说文》云：筋，肉之力也，从月从力，所以明其义。从竹者，以竹之为物多筋，所以明其形。据此则肉之力，生于筋也彰矣。今试就经筋与肌肉之关系，举三例以证。足太阳之筋，散为目上网。足阳明之筋，散为目下网。所以约束目睫，司开合也，此其一；足少阳之筋，结于目眦，为外维。凡人能左右盼视，正以此筋为之伸缩，此其二；足少阳之筋，前结于阳明之伏兔，后结于督脉之尻，所以连臀膝而运枢机，此其三。有此三例，可知肌肉之作用，其主动不尽关于肌肉，筋为之也。故筋者，肉之力也。一语为千古定义，今更本经旨而推阐其义。筋之定义：①筋之作用。人体十二经筋，其重要与经脉同。盖经脉营行表里，故出入脏腑，各有其次。经筋连辍百骸，故维络周身，各效其职。凡人肢体俯仰屈伸，无一非筋之作用。②筋之起止。十二经筋多起于四肢爪甲之间，而后盛于辅骨，结于肘腕，系于膝关，联于肌肉，上于颈项，终于头面。此人身经筋之大略也。③筋有大小。大筋连于骨节之内，小筋络于骨肉之外。④筋有交维。维筋从左之右，右之左，上之下，下之上，左右上下交维，故名曰维筋相交。⑤筋之大会。足太阴、少阴、厥阴之筋，及阳明之筋，与夫冲、督、任之筋，皆聚于阴器，故曰“前阴者，宗筋之所聚会”。⑥筋之所主。一身之筋，皆肝所主，故惟足厥阴之筋络诸筋。而肝曰罢极之本，肝主筋，络诸筋而一之，所以成健运之用。筋之用如是其大，故《内经》配合经脉，而名之曰经筋焉。

兹举十二经筋之发病如下。足太阳之筋病，小趾支跟肿痛，腘挛，脊反折，项筋急，肩不举，腋支缺盆中纽痛，不可左右摇。足少阳之筋病，小趾次趾支转筋，引膝外转筋，膝不可屈伸，腘筋急，前引髀，后引尻，即上乘眇，季肋痛，上引缺盆膺乳，颈维筋急。足阳明之筋病，足中趾支胫转筋，脚跳坚，伏兔转筋，髀前肿，㿉疝，腹筋急，引缺盆及颊。足太阴之筋病，足大趾支内踝痛，转筋痛，膝内辅骨痛，阴股引髀而痛，阴器纽痛，下引脐两胁痛，引膺中脊内痛。足少阴之筋病，足下转筋，及所过而结者皆痛，及转筋。足厥阴之筋病，足大趾支内踝之前痛，内辅痛，阴股痛转筋，阴器不用。手太阳之筋病，小指支肘内锐骨后廉痛，循臂阴入腋下痛，绕肩胛引项而痛，应耳中鸣痛，引颔目瞑。手少阳之筋病，当所过者，即支转筋舌卷。手阳明之筋病，当所过者，支痛及转筋，肩不举，颈不可左右视。手太阴之筋病，当所过者，支转筋痛，甚成息贲，胁急吐血。手心主之筋病，当所过者，支转筋，前及胸痛息贲。手少阴之筋病，内急，心承伏梁，下为肘网，当所过者，支转肘痛，止于经筋之病。寒则多反折筋急，热则多弛纵不收，阴痿不用。阳急则反折，阴急则俛不伸。又其大要也。

《内经》诊断学

上海秦伯未著述　如皋章鹤年校订

【**概论**】凡疾病之起，皆有一定之害因。其害因及于各脏器之机能，则呈种种病之现象。此病之现象，谓之证候。证候又分自觉与他觉二种。自觉证候者，病人自觉身体诸般之变常，如疲劳倦怠、疼痛麻痹等是也。他觉证候者，由医师之诊查而得。如由肉眼之望诊法而鉴别其强壮体、薄弱体；按脉之切诊法而洞悉其新病痼疾是也。其证候为某病特有之确征，而即可下其诊断者，谓之指定证候。若某病之固有证候竟不发，或虽发而属于异常者，谓之阴性指定证候。由诸种之证候，而鉴别其病性者，谓之疾病之诊断。或因疾病而起器官之解剖的变化者，谓之解剖的诊断。或其解剖的变化不能详悉，惟从其现于外面最显著之证候，而定其病性者，谓之证候的诊断。夫诊断之法，虽若此繁赜，然综而言之，不外二类。一曰讯问，一曰诊查。从讯问可得既往证，从诊查可得现在证。从既往而至现在，时时记录其病变者，谓之病历。病历既具，则疾病之诊断可确。诊断既确，乃可言其预后，以施适当之疗法。预后者，预料其疾病变化之机，以定其后之结果之谓也。故在上古，望闻问切四者并重。《难经》云：望而知之谓之神，闻而知之谓之圣，问而知之为之工，切脉而知之谓之巧。又如

《金匮》云：上工望而知之，中工问而知之，下工脉而知之。可以为证。诊断学之重要，既如上述，而繁复变化，不可不精密研究。研究之程序，当以《内经》为初步。特初读时，有如登黄山而观云，氤氲叆叇，峰峦百变，恍惚迷离，旋得旋失。然一旦豁然，亦又犹登泰岱而观日。海水蒸红，天光凝赤，一轮朗日，腾跃而起，当叹观止焉。

一、脉 位

【语译】尺内两旁，则季胁也（尺内，谓尺泽之内，即尺脉也。两旁，谓尺之外侧，即尺之前后半部也。季胁，近肾，肾属尺，故尺之两旁为季胁之分野也）。尺外以候肾，尺里以候腹（尺外、尺里，李士材谓即前半部、后半部也。上言季胁者，概其部位而言。此复分别者，就其所主而言。季胁之上，肾之分；季胁之内，腹之分。故肾腹主之。肾主外者，前以候阳。人身背为阳，肾附于背也。腹主里者，后以候阴，人身腹为阴也。诸部皆言左右，而此独不分者，以两尺皆主乎肾也）。中附上（谓附尺之上，而居乎中，即关脉也），左外以候肝，内以候鬲（左外，谓左关之前半部。内，谓左关之后半部。肝居左而为阴中之阳脏，故候之左关之外。王冰曰：肝主贲。贲，鬲也，故候之左关之内。言肝而胆在其中矣）。右外以候胃，内以候脾（右外，谓右关之前半部。内，谓右关之后半部。胃为阳，脾为阴，故外候胃而内候脾）。上附上（谓上而又上，即寸脉也），右外以候肺，内以候胸中（五脏之位，惟肺最高，故右寸之前以候肺。胸中者，宗气之所居。《本经》曰：宗气积于胸中，名曰气海。上出于肺，循喉咙而行呼吸，故候右内)。左外以候心，内以候膻中（心肺皆居膈上，而心为阳中之阳，故候于左。膻中，在两乳之间，当心包所居之分。《内经》曰：膻中者，臣使之官，故与心并见焉)。前以候前，后以候后（上前，谓关前。下前，谓形身之前。上后，谓关后。下后，谓形身之后。寸为阳，尺为阴，故以两手关前候形身之前，关后候形身之后。然统言之寸为前，尺为后。分言之，则上半部为前，下半部为后。总之，言上以候上，下以候下耳)。上竟上者（竟，尽也。上而尽于上，寸脉前鱼际是也)，胸喉中事也（肺气藏于胸，天气通于喉。天位最高，故以上竟上之鱼际应之)。下竟下者（下而尽于下，尺脉后动处是也)，少腹腰股膝胫足中事也（人体以少腹、腰股、膝胫、足为最卑，故以最后之脉应之)。

【秦按】此章论切脉以测脏腑之部位也。脏腑分属三部之理，《难经》谓：手太阴阳明金也，足少阴太阳水也，金生水，水流下行而不能上，故在下部也；足厥阴少阳木也，生手太阳少阴火，火炎上行而不能下，故为上部；手心主少阳火，生足太阴阳明土，土主中宫，故在中部也，盖以五行子母相生养为言。至于张景岳则以火王于南，故心见左寸；木王于东，故肝见左关；金王于西，故肺见右寸；水王于北，故肾见两尺；土王于中，而寄位西南，故脾见右关，则本河图五行之序而言也。

《本经》又有三部九候之法。三部者，上中下。九候者，一部中复分天地人也。上部天，属两额之动脉，以候头角之气；上部地，属两颊之动脉，以候口齿之气；上部人，属耳前之动脉，以候耳目之气。中部天，属手太阴，以候肺；中部地，属手阳明，以候胸中之气；中部人，属手少阴，以候心。下部天，属足厥阴，以候肝；下部地，属足少阴，以候肾；下部人，属足太阴，以候脾胃之气。此其大较。自秦越人后，专取寸口，弃此不用，因略焉。他若王叔和，以心、小肠属左寸，肝胆属左关，肾、膀胱属左尺；肺、大肠属右寸，脾、胃属右关，命门、三焦属右尺。李濒湖以心、膻中属左寸，肝、胆属左关，肾、膀胱、小肠属左尺；肺、胸中属右寸，脾、胃属右关，肾、大肠属右尺。张景岳以心、膻中属左寸，肝、胆属左关，肾、膀胱、大肠为左尺；肺、胸中属右寸，脾、胃属右关，肾、小肠属右尺。其脏腑之分配，盖各有出入。今考大小二肠，虽《内经》无明训，其实尺里以候腹，大小肠、膀胱俱在其中。王叔和以大小二肠配于两寸，取心肺与二肠相表里之义也。李濒湖以小肠配于左尺，大肠配于右尺，上下分属之意也。张景岳以大肠配左尺，取金水相从之义；小肠配右尺，取火归火位之义也。皆有其理，特当病证相参。如大便秘结，右尺宜实。今右尺反虚，左尺反实，便知金水同病也。小便热淋，左尺宜数。今左尺如常，而右尺反数，便知相火炽盛也。或两尺如常，而脉应两寸，便知心移热于小肠，肺移热于大肠也。一家之说，俱不可拘泥如此。

二、至 数

【语译】人一呼脉再动，一吸脉亦再动（出气曰呼，入气曰吸，一呼一吸为一息。动，至也。再动，二至也）。呼吸定息，脉五动（定息，为呼吸调换之际。又一至合成五至）。闰以太息（此申脉五动之理。闰，犹余也。呼吸定息之时，有余不尽，而脉又一动，如岁余之有闰也），命曰平人。平人者，不病之人也（脉无太过不及，气象平调，故曰平人。反此者，即为有病之人矣）。常以不病调病人，医不病，故为病人平息以调之为法（不病者，其息匀。病者，其息乱也）。人一呼脉一动，一吸脉一动，曰少气（荣气行于脉中，卫气行于脉外。荣卫相将，脉随气转，呼吸脉各一至，则一息为二至，减于平人，半气之衰微可知。《脉经》所谓脉败，《难经》所谓离经者是也）。人一呼脉三动，一吸脉三动而躁。尺热曰病温（一息之中，脉凡六至，谓之数脉。《难经》曰：数则为热，躁者来去不静。尺热者，尺中近臂处有热。《本经》曰：尺热者身热，是虽言尺热，实概通身而言。夫脉数躁而身有热，正温病之候也）。尺不热脉滑，曰病风（风为阴邪，伤人阳气，气分之邪留而不出，则迫于经，故脉滑。然风之伤人，其变不一，不独主于肌表，故尺不热，与温病不同也）。脉涩曰痹（痹者，闭也。邪积而不行，故脉见沍涩。脉法曰滑，不涩也，往来流利。涩，不滑也，如雨霑沙。滑为血实气壅，涩为气滞血少是也）。人一呼脉四动以上，曰死（呼吸、脉各四动，已过平人之倍，况以上乎？《难经》曰：脉四至曰脱精，五至曰死，六至曰命尽）。脉绝不至，曰死（脉绝不至，元气已竭。王冰所谓天真之气已无，当死）。乍疏乍数，曰死（乍疏乍数，胃谷之精已败。脾胃为后天之本，本拨而命穷矣。张景岳谓阴阳败乱，无主是也。夫四至以上，太过之极也。脉绝不至，不及之脉也。乍疏乍数，或太过不及，气之乱也。此皆不平之甚，故为死也）。

【秦按】此章论呼吸至数，以察平、病、死也。大法，脉来五动曰平，太过不及则病，剧则死矣。然室女、尼姑之脉，常濡而弱；婴儿、乳子之脉，常细而疾；三四岁者，呼吸定息，脉以七八至为平，较常人不同，又不当以五至为衡也。况人禀形气，有适中，有静躁，有气血衰旺，各不相同。华佗曰：脉者，气血之先也。气血盛则脉盛，气血衰则脉衰。又长人脉长，短人脉短，性急则脉急，性缓则脉缓，均宜细心体会之。

夫脉之至数，不外迟、数二字。迟主寒，数主热。而迟之中有力属积冷，无力属虚寒，浮迟属表冷，沉迟属里寒。迟涩属血少，迟滑属胀满。又迟而不流利，则为涩脉。迟而有歇止，则为结脉。迟而浮大且软，则为虚脉。数之中，有力属实火，无力属虚火。浮数属表热，沉数属里热。右数属火亢，左数属阴戕。又数而弦急则为紧脉，数而流利，则为滑脉。数而有止，则为促脉。数而过极，则为疾脉。数如豆粒，则为动脉。似此相类之脉，非深思不能辨别，至数亦岂易言哉。

三、四时脉象

【语译】平人常气禀于胃。胃者，平人之常气也。人无胃气曰逆，逆者死（土得天地中和之气，长养万物，分王四时，而人胃应之，受水谷化精气，以养五脏六腑。实平人之常气，不可一刻无者也。《本经》曰：邪气来也紧而疾，谷气来也迟而和，即胃气之谓）。春胃微弦曰平（春令木王，其脉当弦，但当有胃气，而不可太过不及，否则为病脉矣），弦多胃少曰肝病（弦多者，脉过于弦。太过而少胃气，是肝木之胜，胃气之衰，故知肝病），但弦无胃曰死（但有弦象，而无胃气，是肝之真脏见也，故死）。胃而有毛曰秋病（春脉不弦，反得轻浮之毛脉。毛乃秋脉，见于春时，金虚其位，至秋金旺而当病矣），毛甚曰今病（春脉毛甚，则木受金刑，不必至秋，今当病也）。夏胃微钩曰平，钩多胃少曰心病，但钩无胃曰死。胃而有石曰冬病，石甚曰今病（夏令火王，其脉当钩，但当有胃气而不可太过不及，否则为病脉矣。钩多者，脉过于钩，太过而少胃气，是心火之胜，胃气之衰，故知心病。但有钩象而无和缓之象，是心火真脏见也，故死。夏脉不钩，反得沉象石脉，石乃冬脉，见于夏时，水虚其位，至冬水旺而当病。夏脉石甚，则火受水刑，不必至冬，今当病也）。长夏胃微软弱曰平，弱多胃少曰脾病，但代无胃曰死。软弱有石曰冬病，石甚曰今病（长夏土王，其脉当软弱，但当有胃气而不可太过不及，否则为病脉矣。弱多者，脉过于弱，太过而少胃气，是脾土之胜，胃气之衰，故知脾病。但有代脉而无胃气，是脾土真脏见也，故死。软弱脉中兼见沉象石脉，石乃冬象，见于夏时，水虚其位，至冬水旺而当病。长夏石甚，则土受水侮，不必至冬，今当病也）。秋胃微毛曰平，毛多胃少曰肺病，但毛无胃曰死。毛而有弦曰春病，弦甚曰今病（秋令金王，其脉当毛，但当有胃气而不可太过不及，否则为病脉矣。毛多者，脉过于毛，太过而少胃气，是肺金之胜，胃气之衰，故知肺病。但有毛脉而无胃气，是肺金真脏见也，故死。毛脉中兼见弦脉，弦乃春象，见于秋时，木虚其位，至春木旺而当病。秋脉弦甚，则金受弦侮，不必至春，今当病也）。冬胃微石曰平，石多胃少曰肾病，但石无胃曰死。石而有钩曰夏病，钩甚曰今病（冬令水王，其脉当石，但当有胃气而不可太过不及，否则为病脉矣。石多者，脉过于石，太过而少胃气，是肾水之胜，胃气之衰，故知肾病。但有石脉而无胃气，是肾水真脏见也，故死。沉石脉中兼见钩脉，钩乃夏象，见于冬时，火虚其位，至夏火旺而当病。冬脉钩甚，则水受火侮，不必至夏，今当病也）。

【秦按】此章论四时之平、病、死脉也。春弦夏钩，秋毛冬石，随时应见，而中以胃气为主。胃气盛则平，胃气衰则病，胃气绝则死。胃气绝者，但弦、但钩、但毛、但石，而真脏脉见也。《本经》所谓“无胃气者，但得真脏脉也”。盖五脏皆禀气于胃，胃为五脏之本。脏气不能自至于手太阴，必因胃气乃达。此《难经》所以“以胃气为死生之要会”也。若夫春见毛脉，金刑木也；夏见石脉，水刑火也，皆我胜者而乘之也。长夏秋冬，一言软弱有石，一言毛而有弦，一言石而有钩，皆我胜者而反受乘也。夫胜我者刑我，由于本气之虚；我胜者被刑，亦由本气之虚。故春夏今病，皆言受克；长夏今病，则言本虚。秋冬今病，则言乘侮。以明受克乘侮，总因本气先虚耳。《本经》通命曰逆四时，而归之不可治。盖极状其互相克贼，脏气受伤也。

四、急缓大小滑涩脉证

【语译】心脉急甚者为瘛疭（心主血脉，寒盛则血不调畅周身。瘛者，筋脉引急。疭者，脉弛长也），微急为心痛引背，食不下（寒微，则心气不舒，故痛。心系达背，痛则相引心胸有邪，食当不下）。缓甚为狂笑（心为火脏，热邪甚则阳有余，而心神反朗，《本经》所谓“神有余，则笑不休也”），微缓为伏梁，在心下，上下行，时唾血（心邪郁结，则为伏梁。《难经》云：心之积，名曰伏梁。有痞块在心下，能升能降。病甚则上，病退则下。心生血，热则上溢，而时唾血）。大甚为喉吤（宗气积于胸中，上出喉咙以贯心脉，而行呼吸。心气盈则喉中吩然有声），微大为心痹引背，善泪出（气多血少，则心神不足，而为痹闭，即《金匮》“胸痹，心痛彻背，背痛彻心”之类。心病，则五脏之精气皆并于心，心系络肺，肺举则液升而泣出）。小甚为善哕（气血虚则脉小。哕，呃逆也），微小为消瘅（五脏，主藏精。血气皆少，则津液枯竭也。瘅，热也，即消渴也）。滑甚为善渴（热甚于上也），微滑为心疝，引脐少腹鸣（心不受邪，而传腑，积而成形，名曰心疝。小肠居下，故引脐痛，小腹鸣）。涩甚为喑（心主言，心气少故喑），微涩为血溢维厥，耳鸣巅疾（血溢，则血亏而脉涩。维，四维也。血虚气滞，则手足厥冷。心开窍于耳，气虚则耳鸣。巅疾者，巅顶眩冒）。

肺脉急甚为癫疾（肺主金而寒，寒之甚则癫也。《难经》所谓重阴则癫也），微急为肺寒热，怠惰，咳唾血，引腰背胸，苦鼻息肉不通（息，瘜通。肺主皮毛，受寒则为寒热。肺主气，肺病则大气不举而怠惰。清肃失司而咳嗽，咳甚则阳络伤而吐血。肺居胸中，其系著背，故咳时牵引胸背，而腰亦为之波及也。肺开窍于鼻，若有息肉不通，盖状鼻塞也）。缓甚为多汗（热则皮毛开张，津液外泄也），微缓为痿瘘偏风，头以下汗出不可止（肺热叶焦，则为痿躄、鼠瘘、寒热病。其本在脏，其末在脉。肺朝百脉，微寒则气血不和而凝结颈腋之间，或身偏不用。而寒中在分腠之间，盖病在皮肤，为肺寒热病。在血脉，为鼠瘘痿病。在分腠，为偏风也。腠理开，故头以下汗出。颈项胸部之间，肺之外部也）。大甚为头肿（气盛于上也），微大为肺痹，引胸背，起恶日光（气盛肺脏，故为肺痹。《本经》云：肺痹者，烦满喘呕，故胸背为之不舒。日光者，太阳之火。阴精少，故恶日光也）。小甚为飧泄（小为气虚。大肠为肺之腑，气虚则传化失司矣），微小为消瘅（肺主津水之源，肺阴虚也）。滑甚则息贲上气（肺邪郁结则为息贲。《难经》云：肺之积，名曰息贲。在右胁下，覆大如杯，甚则气上逆矣），微滑为上下失血（气为血帅，气逆故血亦逆。或上逆于口鼻而为吐衄，或下窜二阴而为便血）。涩甚为呕血（脉涩，主少血也），微涩为鼠瘘，在颈支腋之间，下不胜其上，其应善酸矣（缓为鼠瘘，而涩亦为鼠瘘者，以鼠瘘终责之气血不和也）。

肝脉急甚为恶言（肝在志为怒。肝中寒则气强，故出言不驯），微急为肥气，在胁下。若覆杯（肝邪郁结，则为肥气。《难经》曰：肝之积，曰肥气，在左胁下，如覆杯状）。缓甚为善呕（肝热则气逆也），微缓为水瘕痹也（水瘕痹，为水积而闭塞不通之病。肝气逆则贼土，土病则水无所制，蓄积而成矣）。大甚为内痈，善呕衄（《本经》曰：喜怒不测，饮食不节，阴气不足，阳气有余，荣气不行，乃发为痈。大则肝气盛，盛则郁怒而不得疏达，故发为痈。呕者，肝气善逆而上升也。衄者，肝血郁热而上冒也），微大为肝痹，阴缩，咳引小腹（肝气结，故为肝痹。逆于下，故为阴缩。木火乘金，则咳。肝脉抵小腹，咳故相引。阴缩，即囊缩也）。小甚为多饮（肝为阴之尽、阳之生。阴少则阳甚也），微小为消瘅（阴虚，故渴。《伤寒论》之“厥阴为病，消渴”是也）。滑甚为㿗疝（《内经》曰：足厥阴肝病，㿗疝，由肝木气郁，胃有湿热所致。病为腹里大脓血，在肠胃之外），微滑为遗溺（肝火在下，疏泄不禁也）。涩甚为溢饮（脉涩，则肝虚不能疏土，土不化则津液聚而为痰饮。《金匮》云：饮水流行，归于四肢，当汗出而不汗出，身体疼痛，谓之溢饮也），微涩为瘛挛筋痹（肝主筋，脉涩则血不足养筋也）。

脾脉急甚为瘛疭（脾受寒则失健运，而营卫之行涩也），微急为膈中，食饮入而还出，后沃沫（脾寒不能运化饮食，故为膈中。膈中者，食饮入而还出。后沃沫，盖不能游溢精气，上归于肺，四布于皮毛，而涎沫从口出也）。缓甚为痿厥（脾热则津液消耗，肌肉失所营养，而为肉痿。《本经》曰：脾气热，则胃干而渴，肌肉不仁，发为肉痿也。阴气不足，阳气因而鸱张，则为热厥。《本经》曰：阴气衰于下，则为热厥也），微缓为风痿，四肢不用，心慧然若无病（风痿，即脾风。脾热血虚，则四肢瘫痪。病在经，而不在于内，故心慧然）。大甚为击仆（脾主中气，脉大则阳气盛。阳盛则阴虚，而四肢无力，且两目昏眩，有如击而欲仆也），微大为疝气，腹里大，脓血在肠胃之外（脾恶湿，大属热，湿热内蕴而下注也。腹内膨大，脾气壅滞也。肠胃之外，犹言腹内也）。小甚为寒热（血少则营卫不和也），微小为消瘅（血少则热，热则津液暗耗也）。滑甚为瘭癃（湿热内甚，故郁而为瘭疝、癃闭），微滑为虫毒，蛔蝎，腹热（湿热蕴伏则生虫毒蛔蝎之属，虫动而腹为之内热矣）。涩甚为肠瘭（涩为气血虚。脾脉者，络肠。肠虚而风冷内袭也。肠瘭，即小肠气病。少腹达睾丸，引腰脊而痛也），微涩为内瘭，多下脓血（内瘭，即肠瘭疡，当下脓血）。

肾脉急甚，为骨癫疾（寒在肾，肾主骨，故为骨癫疾，癫疾之由于肾气逆者也。《本经》曰：汗出烦悗，呕多沃沫，气下泄，不治）。微急为沉厥奔豚，足不收，不得前后（肾为生气之源，正气虚寒则沉厥，骤然气逆，不省人事也。肾邪郁结则为奔豚，《难经》曰：肾之积，名曰奔豚。发于少腹，上至心下，若豚状也。肾主骨，精髓不化，故足软不收。开窍二阴，阳虚不化，故不得前后也）。缓甚为折脊（折脊者，脊如折也。肾脉贯脊，中热则精气减，故不能支也），微缓为洞，洞者食不化，下咽还出（戊癸合而化生火土，以消入胃之食饮。邪热上逆，食入还出，是名为洞。朱丹溪所谓，食入即吐，是有火也）。大甚为阴痿（肾脉大甚，水亏火旺，当阴器痿而不举也），微大为石水。起脐已下至小腹腄腄然。上至胃脘，死不治（石水，肾水也。肾虚则气不化而水停，自脐以下，上至小腹，不胜重坠。若上至胃脘，则反乘土脏，泛滥无制，故死）。小甚为洞泄（元阳下衰也），微小为消瘅（肾主五液，阳衰则津液不化，无以承上也）。滑甚为癃㿗（阴火盛则为癃闭，注则为㿗疝），微滑为骨痿，坐不能起，起则目无所见（火旺则阴亏，骨无所养则痿。精不养目则眩而无所见）。涩甚为大痈（血气沮滞也），微涩为不月，沉痔（气血不行，在女子为不月，月事不行也；在男子，为沉痔。痔，下坠也）。

【秦按】此章论急缓、大小、滑涩六脉之病象，以明五脏之病变也。《本经》云：急者多寒，缓者多热。大者多气少血，小者气血皆少。滑者阳气盛，微有热；涩者少血，微有寒。六者相为对待，以总诸脉之纲领。顾《难经》主浮沉、长短、滑涩，《伤寒论》主弦紧、浮沉、滑微，微有出入。然大抵终不外浮沉、迟数、滑涩，以其足统表里、阴阳、虚实、冷热、脏腑、气血之病也。推而广之，浮为在表，则散大可类也；沉为在里，则细伏可类也。迟者为寒，则徐缓可类也。涩本于虚，则短结可类也。振衣者必挈其领，理网者必总其纲。能明乎此，思过半矣。

本此浮沉、迟数、滑涩六脉而再推阐之：浮在皮毛，如水漂木，举之有余，按之不足。无力表虚，有力表实。浮紧伤寒，浮缓中风。浮数风热，浮迟风湿。浮芤失血，浮短气病。浮洪虚热，浮虚暑惫。浮涩血伤，浮濡气败。沉行筋骨，如水投石。按之有余，举之不足。无力里虚，有力里实。沉迟痼冷，沉数内热。沉滑痰饮，沉涩血结。沉弱虚里，沉牢坚积。沉紧冷疼，沉缓寒湿。滑脉替替，往来流利，盘珠之形，荷露之义。浮滑风痰，沉滑痰食。滑数痰火，滑短气塞。滑而浮大，尿则阴痛。滑而浮散，中风瘫痪。滑而冲和，娠孕可决。涩脉蹇滞，如刀刮竹，迟细而短，三象俱足。涩而坚大，为有实热。涩而虚软，虚火炎灼。迟数之义，已见于前，兹不复赘。要知主脉难辨，而兼脉之难，尤不可不细味也。

五、搏坚软散脉证

【语译】心脉搏坚而长，当病舌卷不能言（心脏受邪则气滞，心系上挟咽，而津液不上承也）。其软而散者，当消环自已（心液内虚也）。

肺脉搏坚而长，当病吐血（邪实于肺，则气逆络伤也）。其软而散者，当病灌汗，至今不复散发也（肺主皮毛，肺虚不固，故为灌汗。言汗出如水灌然，状其多也，故不可更与发散其表）。

肝脉搏坚而长，色不青，当病坠若搏。因血在胁下，令人喘逆（邪实于肝病当色青，不青者，病不在脏而在于经。坠下，或因搏斗，血滞肝部也。枢机不利，升降不和，气逆而为喘矣）。其软而散，色泽者，当病溢饮。溢饮者，渴暴多饮，而溢入肌皮、肠胃之外也（肝脏不足，脾湿胜之，聚沫凝痰，流溢肌皮、肠胃之外，而为溢饮也。湿在于外，故颜色光泽；津不上承，故渴而多饮）。

胃脉搏坚而长，其色赤，当病折髀。其软而散者，当病食痹（阳明下行者，从气冲下髀，抵伏兔。热盛筋痿，故病髀如折也。若软而散者，胃气本虚。阳明支别上行者，由大迎、人迎，循喉咙，入缺盆，下膈，属胃络脾，故食即气逆，滞闷不行而为食痹）。

脾脉搏坚而长，其色黄，当病少气。其软而散，色不泽者，当病足胫肿，若水状也（脾弱不能生肺，故为少气。若其软散而色不泽者，尤属脾虚。脾经之脉，从踇趾上内踝前廉，循胻骨后，交出厥阴之前，故病足胫肿。若水状者，以脾虚不能制水也）。

肾脉搏坚而长，其色黄而赤者，当病折腰。其软而散者，当病少血，至令不复也（肾不足，故病腰如折。若见软散，肾气本虚。肾主水，以生化津液。今肾气不化，故病少血。本原气衰，故令不能恢复）。

【秦按】此章论搏坚软散之病形，以明五脏之虚实也。搏坚长者，邪实内盛，有余之脉也。软而散者，正气内夺，不足之脉也。病不外有余、不足，脉法亦然。有余者泻之，不足者补之。否则实实虚虚，鲜有不偾事者矣。而实证脉宜实，虚证脉宜虚，尤为不可不知。故热病宜洪大，忌沉细；狂疾宜实大，忌沉细；腹胀宜浮大，忌虚小，皆实得实脉也。水肿宜沉细，忌浮数；瘰痈宜微细，忌紧数；鼻衄宜细数，忌浮大，皆虚证得虚脉也。他若温病发热脉忌小，下痢身热脉忌数，腹中有积脉忌弱，脱血脉忌实。又病在中脉虚，病在外脉涩，皆属所忌，终以虚实是视耳。

六、诸脉证

【语译】夫脉者，血之府也（营行脉中，犹血之府库也）。长则气治（长为有余，主正气和平。《中藏经》所谓气血盛则脉盛也），短则气病（短为不足，主正气虚弱。《中藏经》所谓气血衰则脉衰也），数则烦心（心恶热，热盛故烦心。《中藏经》所谓气血热则脉数也），大则病进（邪气方张也）。上盛则气高（寸为上，上盛者，寸脉实也。肺主气而居上，故为气高。高，犹言逆也），下盛则气胀（尺为下，下盛者，尺脉实也。肝居下而善逆，故为气胀）。代则气衰（代脉，动而中止，正气衰竭也），细则气少（细脉，体如蛛丝，正气衰少也），涩则心痛（心生血，涩则血竭心虚也）。浑浑革至如涌泉，病进而色弊（脉来乱坚硬，如涌泉之汩汩无序，是邪盛也。故内为病进，外为色不荣也）。绵绵其去如弦绝死（脉去无力，更如弦之紧而欲绝，是正败邪盛，故死）。粗大者，阴不足阳有余，为热中也（粗大，即洪盛之谓，阳盛阴虚也）。来疾去徐，上实下虚，为厥巅疾（来急去缓，阳盛阴虚也。上实下虚，寸盛尺弱也。来为阳，寸主上，故病邪气厥逆于上，而为巅顶之疾）。来徐去疾，上虚下实，为恶风也（来缓去急，阳虚阴盛也；上虚下实，寸弱尺盛也，故病阳虚而无风）。妇人手少阴脉动甚者，妊子也（受孕，由于精血。肾主精，心主血，故诊之于手少阴心脉动甚者，滑而血王也）。阴搏阳别，谓之有子（阴合手、足少阴而言。心肾为胎孕之本也。搏者，搏击于指，精血盛也。阳别者，言搏似乎阳邪，而鼓动滑利，本非邪脉，与阳邪自有区别也。阴中见阳，别有调和之象，有子必矣）。肺脉满为肺壅，喘而两胠满（肺主呼吸，其脉横出腋下。邪气壅滞，则呼吸不利而喘息。清肃失司而胠满）。肝脉满为肝壅，两胠满，卧则惊，不得小便（肝脉上贯膈，布胁肋，邪气壅滞则两胠满。肝主惊骇，卧则气滞，气滞故惊。肝失疏泄，故小便闭）。肾脉满为肾壅，脚下至少腹满，胫有大小，髀胻大跛，易偏枯（肾脉起于足心，上腨出腘，上腹络膀胱而上行。邪气壅滞，则脚下至少腹满，胫则或肿而大，或消而小。髀胻则或大，或跛，或掉易无力，或偏枯不用。盖皆肾病，而精髓不用于身之所致也）。心脉满大，痫瘛筋挛（脉者，心之所主。心者，神之所藏。心脉满大乃邪实而热，神机不利则为痫，血脉不荣则为瘛，热气内薄则精血干涸，而筋为之挛）。肝脉小急，痫瘛筋挛（魂者，肝之藏。筋者，肝之所主。肝脉小急，乃血虚有寒，血不充身，故亦痫瘛筋挛。因知内热风寒，皆足病此。虽寒热不同，而血衰一也）。肝脉惊暴，有所惊骇（惊，谓如驰骛之急，状疾促也，属阴血衰而阳热盛。肝藏魂，惊骇者，魂不安也）。肾脉小急，肝脉小急，心脉小急，不鼓，皆为瘕（三阴脉皆小急，而无鼓大之象，乃虚寒也，故病瘕。瘕，假也。假寒气而成形也）。肾肝并沉，为石水（肾肝位下脉俱沉者，阴中阴病也，当患石水。石水者，凝结少腹，沉坚在下也）。肾肝并浮，为风水（肝主风，肾主水。脉俱浮者，阴中阳病也，当患风水。风水者，游行四体，浮泛于上也）。肾肝并虚，为死（肾为五脏之根，肝为发生之主。脉虚，则根本拔矣）。肾肝并小弦，欲惊（脉小，真阴虚也。小而兼弦，木邪胜也。气虚胆怯，故为欲惊）。肾脉大急沉，肝脉大急沉，皆为疝（疝者，寒邪结聚阴分也。脉大为实，脉急为寒，脉沉为里。肾肝受寒气而内据，故皆为疝，或为肾之水疝，或为肝之筋疝也）。心脉搏急滑，为心疝（心脉搏滑而急，是心受寒邪，故病心疝。《本经》曰：诊得心脉而急，病名心疝，少腹当有形也）。肺脉沉搏，为肺疝（此承上文疝瘕之意而结束之也。三阳脉急，阳不和阴，则为瘕。三阳，太阳也。三阴脉急，阴不和阳，则为疝。三阴，太阴也）。二阴急，为痫厥（二阴，少阴也。寒客心肾，则阳气不宣，神明不转，为心痫，为肾厥）。二阳急为惊（二阳，阳明也。寒客于胃，浊气上干，则发为惊）。胃脉沉鼓涩，胃外鼓大。心脉小坚急，皆膈偏枯（沉鼓涩，阳不足也，胃气不行于外也；外鼓大，阴受伤也，胃气不行于内也。皆非胃土柔和之脉。小坚急，血少而阴邪胜也。胃为水谷之海，心为血脉之主。胃气伤，血脉病，津液不荣于经络，故上下否鬲，半身偏枯也）。男子发左，女子发右，不喑舌转，可治，三十日起（此申偏枯也。《本经》云：男子右为从，女子左为从。盖男子以气为本，女子以血为本。左属血，右属气也。今女发右，男发左，是逆也。然声不喑，舌可转，是胃络上通于心。而舌为心窍，心胃之本脏尚无大伤也，故可治。期之以三十日，一月而阴阳周也）。其从者，喑，三岁起（从者，男子发右，女子发左也。然声喑，是胃阴不通于心，外轻而内重，故期以三岁起）。年不满二十者，三岁死（以血气方刚之年，辄见偏枯废疾。此气赋不足，早凋之兆也，不出三年死矣）。脉至而搏，血衄身热者死。脉来悬钩浮，为常脉（血衄，为阴虚脉，不应搏，搏乃气极而然；身不应热，热乃阳失所依，故死。然失血之证，多由于阳热太盛。故但悬钩浮而不至于搏，便是常脉，而非死脉也）。脉至如喘，名曰暴厥。暴厥者，不知与人言（喘者，如气之喘，谓急促也。阳气拂逆于中，使人忽昏冒不知人，是为暴厥）。脉至如数，使人暴惊，三四日自已（数主热。如数者，非真热之谓也。盖以猝动肝心之火，故令人暴惊。三四日，气平火衰而自愈矣）。

【**秦按**】此章论诸脉病形及吉凶也。《本经》举脉，每状其体，而鲜定名。《难经》仍之。《伤寒论》后，渐取定名。《脉经》创七表、八里、九道之说。至李濒湖，立二十七脉。而《本经》论脉半废，不察，不知立言微妙，要皆后世所本，特亦有足以辅翼《本经》者，不可概弃耳。若伤寒热盛，脉浮大者生，沉小者死；温病，三四日以下不得汗，脉大疾者生，细小难得者死；心腹痛，痛不得息，脉细小迟者生，坚大疾者死；金疮出血，脉沉小者生，浮大者死；吐血衄血，脉滑小弱者生，实大者死；咳而呕，腹胀且泄，脉弦急欲绝者死；咳脱形，发热，脉小坚急者死。又若浮脉，须尺内有力，为先天肾水可恃，发表无虞；沉脉，须右关有力，为后天脾胃可凭，攻下无虞，皆足以补《本经》之所不逮焉。

七、真脏脉

【**语译**】真肝脉至（肝之真脏脉也），中外急（中外，犹言浮沉。肝主木，其性劲急也），如循刀刃，责责然（状坚硬也），如按琴瑟弦（肝脉本弦，弦而按之一线，且不流通，则无柔和象矣）。色青白不泽（有真脏脉，必有真脏色。肝之色，青而白，肺乘肝也。不泽，精不足也），毛折乃死（五脏率以毛折死者，皮毛得血气而充，毛折则精气败矣）。真心脉至（心之真脏脉也），坚而搏（坚者，牢实。搏者，搏击。心脉本钩，而非微钩也），如循薏苡子累累然（状短实坚小也），色赤黑不泽（赤，心之色。赤而黑，水克火也），毛折乃死。

真肺脉至（肺之真脏脉也），大而虚（大虚，浮散也。肺本毛，毛而散，则根拔也），如以毛羽中人肤（状无力也），色白赤不泽（白，肺之色。白而赤，火刑金也），毛折乃死。真肾脉至（肾之真脏脉也），搏而绝（有力之甚也），如指弹石辟辟然（状坚实也），色黑黄不泽（黑，肾之色。黑而黄，土刑水也），毛折乃死。真脾脉至（脾之真脏脉也），弱而乍数乍疏（脾脉本软，弱则无力矣。正气内夺，故至无伦次），色黄青不泽（黄，脾之色。黄而青，木刑土也），毛折乃死。诸真脏脉见者，皆死不治也（无胃气者，即为真脏脉，故归不治）。五脏者，皆禀气于胃。胃者，五脏之本也（谷入于胃，以传与肺，五脏六腑者以受气，是胃气为人生之源也）。脏气者，不能自致于手太阴，必因于胃气乃至于手太阴也（手太阴，谓气口也。脏气之注气口者，皆受胃气以流注于肺，然后得从肺而变现于气口也）。

【秦按】此章论五脏之死脉也。所谓真脏脉者，以平脉之来，均有胃气混合期间，不易辨其脏脉之真相。今胃气既绝，则所现者，为脏脉之真相，故曰真脏脉，亦即无胃气之脉也。后世创十怪脉，亦为死征。十怪脉者，一曰釜沸，脉在皮肤，有出无入，如汤涌沸，息数俱无，乃三阳数极无阴之候，朝见夕死，夕见朝死。二曰鱼翔，脉在皮肤，头定而尾摇，浮浮泛泛，三阴数极，曰亡阳，当以死断。三曰弹石，脉在筋肉，辟辟凑指，促而坚硬，寻来即散。四曰解索，脉如解乱绳之状，散散无序。五曰屋漏，脉在筋肉间，如残雷之下，良久一滴，溅起无力，状如水滴溅地状，七八日死。六曰虾游，脉在皮肤，如虾游水面，杳然不见，须臾又来甚急，又依前隐然不动。七曰雀啄，脉在筋肉间，连连凑指，忽然顿无，如雀啄食之状，盖来三而去一也。八曰偃刀，脉如手循刀刃，无进无退，其数无准，四日难疗；九曰转豆，脉形如豆，周旋展转，并无息数，死可立待。十曰麻促，脉如麻子之混乱，细微至甚，轻者三日死，重者一日没。凡此皆指脉之本体而言。若脉与证不合，亦属危笃，前已详言之矣。

八、察　色

【语译】察色，以言其时（五色有衰王，部位有克贼。色脏部位，辨察明而时可知也）。庭者，首面也（庭者，颜也，相家谓之天庭。天庭最高，色见于此者，上应首面之疾）。阙上者，咽喉也（阙在眉心。阙上者，眉心之上也。其位亦高，故应咽喉之疾）。阙中者，肺也（阙中，眉心也。中部之最高者，故应肺）。下极者，心也（下极者，两目之间，相家谓之山根。心居肺之下，故下极应心）。直下者，肝也（下极之下，为鼻柱，相家谓之年寿。肝在心之下，故直下应肝）。肝左者，胆也（胆附于肝之短叶，故肝左应胆，其在年寿之左右也）。下者，脾也（年寿之下，相家谓之准头，是谓面王，亦曰明堂。准头属土，居面之中央，故以应脾）。方上者，胃也（准头两旁为方上，即迎香之上鼻隧是也。相家谓之兰台廷尉。脾与胃为表里，脾居中而胃居外，故方上应胃）。

中央者，大肠也（中央者，面之中央，谓迎香之外，颧骨之下，大肠之应也）。挟大肠者，肾也（挟大肠者，颊之上也。四脏皆一，惟肾有两。四脏居腹，准肾附脊。故四脏次于中央，而肾独应于两颧）。当肾者，脐也（肾与脐对，故当肾之下应脐）。面王以上者，小肠也（面王，鼻准也。小肠为腑，应挟两侧，故面王之上，两颧之内，小肠之应也）。面王以下者，膀胱、子处也（面王以下者，人中也，是为膀胱、子处之应。子处，子宫也。凡人人中平浅而无髭者，多无子，是正子处之应。以上皆五脏六腑之应也）。颧者，肩也（此下肢节之应也。颧为骨之本，而居中部之下，故以应肩）。颧后者，臂也（臂接于肩，故颧后以应臂）。臂下者，手也（手接于臂也）。目内眦上者，膺乳也（目内眦上者，阙下两旁也。胸两旁高处为膺，膺乳者，应胸前也）。挟绳而上者，背也（颊之外曰绳，身之后为背，故背应于挟绳之上）。循牙车以下者，股也（牙车，牙床也。牙车以下，主下部，故以应股）。中央者，膝也（中央，两牙车中央也）。膝以下者，胫也。当胫以下者，足也（胫接于膝，足接于胫，以次而下也）。巨分者，股里也（巨分者，口旁大纹处也。股里者，股之内侧也）。巨屈者，膝膑也（巨屈，颊下曲骨也。膝膑，膝盖骨也。此盖统指膝部言）。此五脏、六腑、肢节之部也，各有部分。有部分，用阴和阳，用阳和阴。当明部分，万举万当（部分既定，阴阳乃明。阳胜者阴必衰，当助其阴以和之。阴胜者，阳必衰，当助其阳以和之。阴阳之用，无往不在。知其盛衰，万举万当矣）。能别左右，是谓大道。男女异位，故曰阴阳。审察泽夭，谓之良工（阳从左，阴从右。左右者，阴阳之道路也。故能别左右，是谓大道。男女异位者，男子左为逆，右为从；女子右为逆，左为从，故曰阴阳。阴阳既辨，又必能察其润泽枯夭，以决善恶之机，庶足谓之良工也）。沉浊为内，浮泽为外（内主在里、在脏，外主在表、在腑，皆言色也）。黄赤为风，青黑为痛，白为寒，黄而膏润为脓，赤甚者为血，痛甚为挛，寒甚为皮不仁（凡五色之见于面部者，皆可因此而知其病也）。五色各见其部，察其沉浮，以知浅深；察其泽夭，以观成败；察其散抟，以知远近；察其上下，以知病处（浮者病浅，沉者病深。泽者无伤，夭者必败。散者病近，抟者病远。上者病在上，下者病在下）。积神于心，以知往今。故相气不微，不知是非，属意勿去，乃知新故（神积于心则明，故能知以往今来之事。相气不微，言不细辨也。不知是非，无以知逆从也。属意勿去，专而无二也。新故，即往今之意）。色明不粗，沉夭为甚。不明不泽，其病不甚。其色散，驹驹然未有聚，其病散而气痛，聚未成也（稚马曰驹。驹驹然者，如驹无定散而不聚之谓。故其为病，尚散若有痛处。因于气耳，非积聚成病也）。男子色在于面王，为小腹痛，下为卵痛，其圜直为茎痛。高为本，下为首，狐疝㿗阴之属也（面王上下，为小肠、膀胱、子处之部，故主小腹痛，下及卵痛。圜直者，色垂绕于面王之下也。茎，阴茎也。高为本，下为首，因色之上下而分，茎之本末也。凡此者，总皆狐疝、㿗阴之属）。女子色在于面王，为膀胱、子处之病。散为痛，抟为聚。方圆左右，各如其色形。其随而下至骶为淫，有润如膏状，为饮食不洁（面王之部与男子同，而病与男子异者，以其有血海也。色散为痛，气滞无形也。色抟为聚，血凝有积也。然其积聚之或方或圆或左或右，各如其外色之形象。若其色从下行，当应至尾骶而为浸淫带浊。有润如膏之物，乃饮食不洁所致也）。左为左，右为右，其色有邪，聚散而不端，面色所指者也（色见左者病在左，色见右者病在右。凡色有邪而聚散不端者，病之所在也。故但察面色所指之处而病可知矣）。色者，青黑赤白黄。皆端满，有别乡。别乡赤者，其色赤，大如榆荚，在面王为不日（色者，言正色也。正色凡五，皆宜端满。端为无邪，满为充足。有别乡者，言方位、时日，各有所主之正向也。别乡赤者，又言正向之外而有邪色之见也。赤如榆荚见于面王，非其位也，不当见而见者，非其时也，是为不日。不日者，单以赤色为喻，而五色之谬见者，皆寿促也。可类推矣）。其色上锐，首空上向，下锐下向，在左右如法（凡邪随色见，各有所向，而尖锐之处，即其乘虚所进之方。故上锐者，以其正气之空虚，而邪则乘之上向也。下锐亦然。其在左在右，皆同此法）。

【秦按】此章论察色之部位也。以面部分属全体，视其面之局部而知身体局部之病。盖犹脉分三部，以分候五脏六腑也。惟所言病证，未能详尽。兹特举察目、察鼻、察耳、察口唇四大纲以补充之。第一为察目。凡目睛明能识见者，可治。

睛混不识人，或反目上视，或瞪目直视，或目睛正圆，或戴眼反折，或眼胞陷下，皆不治。开目欲见人者，阳证也。闭目不欲见人者，阴证也。目中不了了，睛不和，热甚于内也。目疼痛者，属阳明之热，目赤者，亦热甚也。目瞑者，必将衄血也。目睛黄者，将发身黄也。凡病欲愈，目眦黄，鼻准明，山根亮。第二为察鼻。鼻头色青者，腹中痛，苦冷者死。微黑者水气，黄色者小便难，白色者为气虚，赤色者为肺热，鲜明者有留饮。鼻孔干燥者，必将衄血。鼻孔干燥黑如烟煤，阳毒热深也。鼻孔冷滑而黑者，阴毒冷极也。鼻息鼾睡者，风温也。鼻塞浊涕者，风热也。鼻孔扇张者，为肺风，肺绝不治。第三为察耳，凡耳轮红润者生，或黄或白，或青或黑，而枯燥者死。薄而白，薄而黑，皆为肾败。暴聋，耳中疼，皆可治。若耳聋，舌卷唇青，皆难治。第四为察口唇。凡口唇焦干为脾热，焦而红者吉，焦而黑者凶。唇口俱赤而肿者，热甚也。唇口俱黑青者，冷极也。口苦者，胆热也。口中甜者，脾热也。口燥咽干者，肾热也。舌干口燥欲饮水者，阳明之热也。口噤难言者，痉病也。上唇有疮为狐，虫食其脏；下唇有疮为惑，虫食其肛也。若唇青舌卷，唇吻反青，环口黧黑，口张气直，口如鱼口，口唇颤摇不止，气出不反，皆不治。

九、脏　色

【语译】以五色名脏，青为肝，赤为心，白为肺，黄为脾，黑为肾。肝合筋，心合脉，肺合皮，脾合肉，肾合骨也（言五色、五脏之配合也。凡病察脉、观色，以此合之五脏之病，无遁情矣）。目赤色者病在心，白在肺，青在肝，黄在脾，黑在肾。黄色不可名者，病在胸中（五脏六腑，目为之候。故目之五色，各以其气而见本脏之病。脾应中州，胸中者，脾气之充也）。至于色见青如草兹者死（如草兹者，纯于青而色深也），黄如枳实者死（黄黑不泽也），黑如炲者死（炲，烟煤也），赤如衃血者死（衃血，死血也，赤紫而黑），白如枯骨者死（枯槁无神也），此五色之见死也（脏气败于中，则神色夭于外，夭必死矣）。青如翠羽者生，赤如鸡冠者生，黄如蟹腹者生，白如豕膏者生，黑如乌羽者生，此五色之见生也（此皆五色之明润光彩者，故见之者生）。生于心，如以缟裹朱；生于肺，如以缟裹红；生于肝，如以缟裹绀；生于脾，如以缟裹栝楼实；生于肾，如以缟裹紫，此五脏所生之外荣也（生，生气也，言五脏所生之正色也。缟，素帛也。以缟裹五物者，谓外皆白净而五色隐然内见也。朱与红皆赤，朱言其深，红言其浅也。绀，青而含赤也。凡此皆五脏所生之正色。盖以气足于中，而后色荣于外者如此）。

【秦按】此章论五色之分配也。五色虽分五脏，但其扼要之点，全在夭泽。夭者，枯晦之意。泽者，明润之义。犹切脉之分无胃气、有胃气也。故无胃气者死，夭者亦死。有胃气者生。泽者亦生。虽然，以色辨死生，仅望法中之一部分。其有不以色断死生者，亦不可不知，今试缕述以资参考。凡舌卷囊缩，肝绝也；口不合，脾绝也；肌肉不滑，唇反，胃绝也；发直齿枯及黑，遗尿，肾绝也；毛焦面黑直视，目瞑不见，阴气绝也；目眶陷，目系倾，汗出如珠，阳绝也；病后喘泻，脾脉将绝也。目正圆，痉，不治。手撒戴眼，太阳绝也。吐沫，声如鼾睡，面赤，面青黑，唇青，人中满，唇反，发与眉冲起，爪甲下肉黑，手掌无纹，脐凸，足跗肿，面青，但欲伏眠，目视不见，汗出如油，肝绝，八日死。眉倾者，胆绝。手足爪甲青，或脱落，呼骂不休，筋绝，八日死。肩息回视，心绝，立死。发直如麻，不得屈伸，自汗不止，小肠绝，六日死。口冷足肿，腹热脐胀，泄利无时，不觉，脾绝，五日死。脊痛肿，身重不可反覆，胃绝，五日死。耳干，舌背肿，溺血，大便赤泄，肉绝，九日死。口张，气出不返，肺绝，三日死。泄利无度，大肠绝；齿枯面黑，目黄，腰欲折，自汗，肾绝，四日死。齿黄枯落，骨绝。

十、诸色证

【语译】赤脉之至也，喘而坚。诊曰：有积气在中，时害于食，名曰心痹。得之外疾，思虑而心虚，故邪从之（此所以合脉色也。赤者，心之色。脉喘而坚者，谓急甚如喘而坚强也。心脏居高，病则脉为喘状，故于心肺二脏独有之。喘，为心气不足；坚，为病气有余。心脉起于心胸之中，故积气在中，时害于食，积为病气积聚，痹为脏气不行。外疾，外邪也。思虑心虚，故外邪从而居之矣）。

白脉之至也，喘而浮，上虚下实，惊，有积气在胸中，喘而虚，名曰肺痹。寒热，得之醉而使内也（白者，肺色见也。脉喘而浮者，火乘金而病在肺也。喘为气不足，浮为肺阴虚。肺虚于上，则气不行而积于下，故上虚则为惊，下实则为积。气在胸中，喘而且虚。病为肺痹者，肺气不行而失其治节也。寒热者，金火相争，金胜则寒，火胜则热也。其因醉以入房，则火必更炽，水必更亏。肾虚盗及母气，故肺病若是矣）。

青脉之至也，长而左右弹，有积气在心下支胠，名曰肝痹。得之寒湿，与疝同法，腰痛足清头痛（青者，肝色见也。长而左右弹，言两手俱长而弦强也。强，搏击之义。此以肝邪有余，有气积心下，及于支胠，因成肝痹。然得之寒湿，而积于心下、支胠者，则为肝痹。积于小腹、前阴者，则为疝气。总属厥阴之寒邪，故云与疝同法。肝脉起于足大趾，与督脉会于巅，故病必腰痛、足冷、头痛也）。

黄脉之至也，大而虚，有积气在腹中，有厥气，名曰厥疝。女子同法。得之疾使四肢，汗出当风（黄者，脾色见也。脉大为邪气甚，虚为中气虚。中虚则不能运，故有积气在腹中。脾虚则木乘其弱，水无所畏，而肝肾之气上逆，是为厥气。且脾、肝、肾三经皆结于阴器，故名曰厥疝，而男女无异也。而厥皆禀气于脾，疾使之，则劳伤脾气，而汗易泄。汗泄则表虚，而风邪客之，故为是病）。

黑脉之至也，上坚而大，有积气在小腹与阴，名曰肾痹。得之沐浴清水而卧（黑者，肾色见也。上言尺之上，即尺外以候肾也。肾主下焦。脉坚而且大者，肾邪有余，故主积气在小腹与阴处，因成肾痹。其得于沐浴清水而卧者，以寒湿内侵，而气归同类，故病在下焦，而邪居于肾）。

【秦按】此章论诸色之证候也。其举五色证候，均与脉象并参。盖脉之大小、滑涩、沉浮，可以指别。五脏之象，可以类推。五脏相音，可以意识。五色微诊，可以目察。能合脉色，可以万全，正《本经》论诊断之要旨也。

至于察色之法，近今多倾于舌部。其大要，凡舌鲜红者吉，青为冷，青而紫者为阴为寒，赤而紫者为阳为热，黑者亢极为难治。凡舌上苔白而滑者，表有寒也。又曰：丹田有热，胸中有寒也。苔黄而燥渴者，热盛也。苔黑而燥渴者，热甚而亢极也。若不燥渴，舌上黑苔而滑者，为寒为阴也。舌卷而焦，黑而燥者，阳毒热极也。舌青而苔滑者，阴毒冷极也。舌肿胀，舌上燥裂，舌生芒刺，皆热甚也。舌硬舌强，舌短缩，神气昏乱，语言不清者死。又阴阳易病，吐舌数寸者死。则以面色不易辨，而舌较显著也。

余谓此外又有察身之法，亦宜注意。所谓察身者，舍脉色而察其形体所表现之状态。如病人身轻，能自转侧者，易治。若身体沉重，不能转侧者，难治。盖阴证则身重，必足冷而蜷卧，常好向壁卧，闭目不欲向明，懒见人，阴毒身如被杖之疼，身重如山，不能转侧，要当辨之。阳证则身轻，手足和缓，开目而欲见人，为可治。若头重视身，此天柱骨倾，元气败也。凡伤寒传变，循衣摸床，两手撮空，此神去而魂乱也。凡病皮肤润泽者生，枯燥者死。《内经》曰：脉浮而洪，身汗如油，喘而不休，形体不仁，乍静乍乱，此为命绝。在诊断学上颇能供吾侪之一种佐证。总之，诊断之结果，即为用药之标准。宁精毋疏，宁繁毋简。故在昔轩岐愍生民之疾苦，探赜索隐，溯源穷流，垂法以福后世。而以望闻问切著为四诊法，以决阴阳、表里、寒热、虚实，死生、吉凶。今人止据脉供药，欲其不谬得乎？况豪富之家，妇人居帷幔之中，复以帛蒙手臂，既无望色之神，听声之圣，又不能尽切脉之巧，未免详问。病家厌烦，以为术疏。得药不服者有之，以病试医，以命试药，医复轻视人命，妄举妄谈，不两失乎！是以医为司命，若不明辨精察，据的投治，忍心害理，是己非人，实大背仁人之用心也。

《内经》治疗学

上海秦伯未著述　昆山陈中权校订

【概论】治疗学，可以分数项序述。一关于汤液者，一关于心理者，一关于手术者。而上古时代实无此种种方法，仅含有神秘而无聊之祈祷与符咒而已。祈祷者，所以通人之情于神也。《书经》云：周公祷武王之疾而瘳；《论语》云“子疾病，子路请祷”，可引为证。符咒者，谓能以己身之炁，禁物而咒之，便如己意也。《素问》云：古之治病，惟其移精变气，可祝由而已。又云：先巫知百病之胜，先知其所从生者，可祝而已，皆其征也。所以然者，但是民智未启，皆以疾病为鬼神所祟，而不知疾病之原理，惟有媚事鬼神，即偶有撮土为剂，刮木作饵而愈者，亦必曰天降之福。巫医以一人兼为，故此时之治疗，可称为神祇时代之医术。

此不特中国为然，即西洋亦然。古代诸邦之医学，均为希腊之医学。即后世之医学，莫不渊源于希腊。故全世界之医学，自今日论之，谓为悉本诸希腊可也。而希腊之医学，始于纪元前一千年。其第一期，亦为信仰神魔之时代。此时代之疾病，深信为鬼神之所为。治疗之方法，不外祈祷。第二期始于纪元前第 6 世纪，医学渐离宗教信仰之外，蒙自然哲学之影响。此时代之哲学者，兼为医家。如壁泰氏、爱谟配独氏等。

医学之地位，渐次独立，离宗教迷信之支配，注目于疾病之自然的原因。直至第三期歇氏出，承诸家业绪，以当日盛行之自然哲学为根据，创立学说。本诸经验，而古希腊之医学，由是大成。于此中外合观，可知医学之发明，肇端于无聊之治疗。由无聊之治疗，而生有意识之治疗。积有意识之治疗，而生经验，而产生生理、病理等学。然则治疗学之重要为何如？虽然无疾苦，即无治疗。无治疗，即无医学。疾苦无界限，即治疗无尽底，即医无止境。《内经》有言，逆其气则病，顺其气则愈。此语实开治疗之无限法门。因是余得拟一定律如次：治疗之根据，在恢复生理之障碍。纵有寒热、攻补等等之异趋，而终以制伏病主，不叛生理为原则。今将《内经》中关于治疗方法，类叙于下，读此可得其大纲焉。

一、根本治法

【语译】治病必求其本。顺其志，故临病人问所便（便，宜也）。夫中热消瘅（瘅，旱也），则便寒。寒中之属，则便热。胃中大热，则消谷，令人悬心善饥（悬心者，胃火上炎，心血被燥，而悬悬不宁也）。脐以下皮热，肠中热，则出黄如糜（出黄，指大便糜腐烂也）。脐以上皮寒，胃中寒，则腹胀；肠中寒，则腹鸣飧泄（飧，哺也）。胃中寒，肠中热，则胀而且泄；胃中热，肠中寒，则疾饥（疾，速也）。小腹痛胀，胃欲寒饮，肠欲热饮，禁之则逆其志，顺之则加其病。告之以其败（恣情之为害也），导之以所便。春夏先治其标，后治其本（春夏发生，宜先养气，以治标）；秋冬先治其本，后治其标（秋冬收藏，宜先固精以治本），便相逆（委曲以便其情也）。饮食衣服，适其寒温（适，当也）。寒无凄怆，暑无出汗（暑，热也）。食饮者，热无灼灼，寒无沧沧。寒热中适，故气将持（气者，精气也。将，扶持也），乃不致邪僻也。

【秦按】此章论治病当穷根本，而顺意志。得其本而后可以施治，顺其志而后可以利导。本者，原也，始也。盖有变必有象，有象必有本。凡事有必不可不顾者，即本之所在。故死以生为本，欲求其死，勿伤其生。邪以真为本，欲攻其邪，必顾其真。血以气为本，气来则行，气去则凝。证以脉为本，脉吉则吉，脉凶则凶。内者，外之本。外实者何伤，中败者堪畏。下者上之本，滋苗者先固其根，伐下者必枯其上。虚者实之本，有余者拔之何难，不足者攻之何忍。真者假之本，浅陋者只知现在，精妙者疑是独明。《淮南子》曰：所以贵扁鹊者，知病之所从生也。王应震曰：见痰休治痰，见血休治血。无汗不发汗，有热莫攻热。喘生休耗气，精遗不涩泄。明得个中趣，方是医中杰。真知本之言也。

顺其志者，不逆病人之情也。所谓病人之情者，有素禀之情，如五脏各有所偏，七情各有所胜；阳脏者偏宜于凉，阴脏者偏宜于热；耐毒者缓之无功，不耐毒者峻之为害。有好恶之情，不惟饮食有憎爱，抑且举动皆关心。性好吉者，危言见非；意多忧者，慰安云伪；未信者忠告难行，喜疑者深言则忌。有富贵之情，富多任性，贵多自尊。任性者，自是其是，真是者，反成非是；自尊者，遇士或慢，自重者安肯自轻。有贫贱之情，贫者衣食不能周，况乎药饵；贱者焦劳不能释，怀抱可知。又若有良言甫信，谬说更新，此中无主而易乱者之为害也。有最畏出奇，惟求稳当，此内多惧而过慎者之为害也。有以富贵而遇贫贱，或深情牵挂，戚戚予心，心病焉来心药？有以急性而遭迟疾，以更医杂投，遑遑求速，速变所以速亡。有讳疾而不肯言，有隐情而不敢露。病人之情，岂易顺哉，全在变通之士耳。

二、标本治法

【语译】先病而后逆者，治其本（逆，气血之逆也）；先逆而后病者，治其本。先寒而后生病者，治其本；先病而后生寒者，治其本。先热而后生病者，治其本；先热而后生中满者，治其标（中满属脾胃。脾胃为脏腑生化之大源，故先及之）。先病而后泄者，治其本（泄，泄泻也）；先泄而后生他病者，治其本。先病而后生中满者，治其标；先中满而后烦心者，治其本。小大不利，治其标（小大，指前后二便。二便不通为危急之候，故亦先之）；大小利，治其本。先小大不利，而后生病者，治其本。病发而有余（邪气实也），本而标之（邪气实，则必侮及他脏，当先诛根），先治其本，后治其标。病发而不足（精气虚也），标而本之（精气虚，则必受他脏之侮，当先止其传），先治其标，后治其本。谨察间甚（间甚，犹言轻重也），以意调之，间者并行（并行者，言兼治也），甚者独行（病重者，治宜精专，难容杂乱，故曰独行）。

【秦按】此章论治病于求本外，更有治标之法也。治标于危殆时，不得已而出之，盖即所以治本。观治本者十之八九，治标惟中满及大小不利二候，可知亦不过因其急而不得不先之也。如治病必求于本，“必”字即中满、小大不利二证。亦有急与不急之分，而先后乎其间者。今人动称“急则治其标，缓则治其本”，正不知孰为可缓，孰为最急，颠倒错认，但见举手误人耳。至二便之治，小便尤难。但知癥结所在，则大肠之血燥者，不在硝黄；而膀胱之气闭者，又岂在五苓乎。

夫标本病者，切实言之，先后之病气也。先病为本，后病为标。人身真气调和，外感风、热、湿、火、燥、寒之气，谓之客气。则以外感客气为本，三阴三阳真气为标。若真气先病，因病而生风、热、湿、火、燥、寒之气，谓之同气。则以三阴三阳真气为本，所生同气为标。所以名客气者，风、热、湿、火、燥、寒六气，侵于人身而始病也。名同气者，人身厥阴之气同于风，少阴之气同于热，太阴之气同于湿，少阳之气同于火，阳明之气同于燥，太阳之气同于寒。病三阴三阳之真气，因有风热湿火燥寒之同气而为病也。故有治标治本、先治后治诸则，此其大要也。若推而广之，则一切病以先现为本，后现为标。固有不能以同气、客气限之者矣。

三、正治法

【语译】寒者热之，热者寒之。微者逆之（逆，逆治也。

如以寒治热、以热治寒之类），甚者从之（从，从治也。如以寒治寒、以热治热之类）。坚者削之（坚，坚积也），客者除之（客，外感客气也），劳者温之（温，养也），结者散之，留者攻之（留，滞着也），燥者濡之（濡，润也）。急者缓之（急，拘急也），散者收之，损者益之（益，补益也）。逸者行之（逸，不活动也），惊者平之（惊则气上也）。上之下之（上下，犹言升降），摩之浴之，薄之劫之（薄，追其隐藏也；劫，夺气强盛也），开之发之，适事为故。逆者正治，从者反治，从多从少（多少，指所用从药言），观其事也（相机而行之）。因其轻而扬之（轻者，浮于表；扬，散也），因其重而减之（重者，实于下）。因其衰而彰之（衰者，气血虚；彰者，补之益之，使复彰也），形不足者温之以气，精不足者补之以味。其高者，因而越之（越，发扬也；谓升之涌之也），其下者引而竭之（竭，祛除也；谓荡涤之、疏利之也），中满者泻之于内。其有邪者渍形以为汗（邪，指外邪渍浸也），其在皮者，汗而发之。其慓悍者，按而收之。其实者，散而泻之。血实宜决之（决，谓泪去也），气虚宜掣引之（掣，谓挽回也）。

【秦按】此章论一般之正治法也。正治者，用与病气相反之药治之，使病菌因而扑灭。虽病气与药相反，而实合治疗之原则。所谓逆者，正治是也。上列诸法，为徐子才十剂之蓝本。十剂者：①补可扶弱，如先天不足宜补肾，后天不足宜补脾，气弱宜补肺，血弱宜补肝，神弱者宜补心等是。②重可镇怯，如怯则气浮，重以镇之是。③轻可去实，如风寒之邪，中于人身，痈疮疥痤，发于肢体，宜轻扬之使从外解是。④宣可去壅，如头目鼻病，牙禁喉塞，实痰在肠，水火交结，气逆壅满，法当宣达，或嚏或吐，以令布散是。⑤通可行滞，如火气菀滞，宜用通剂，利其大小便是。⑥泄可去闭，如邪盛则闭塞，必以泄剂从大便夺之是。⑦滑可去着，如痰粘喉，溺浊淋，大肠痢等证，宜滑泽以涤之是。⑧涩可固脱，如开肺洞泻，溺遗精滑，大汗亡阳等证，宜收涩以敛之是。⑨湿可润燥，如风热怫郁，则血液枯竭而为燥病，上燥则渴，下燥则结，均宜清润是。⑩燥可去湿，如外感之湿，汗而去之；湿泛为痰，化而降之；湿停不溺，利而行之是。

十剂，为药之大体，详之可无遗失。特缺寒热一端，寒热者证治之大端也。寒能制热，热证如伤寒、温疟、虚劳，何一不有，当以寒药治之。甘寒之剂，白虎汤之类；苦寒之剂，龙胆泻肝汤之类。大抵肺胃肌热宜银、翘、石膏，心腹热宜芩、连，肝肾热宜黄柏、知母、胆草。热可制寒，当用辛温之品。附子汤、附子细辛汤治太阳少阴之寒；四逆汤、理中汤治脾胃之寒；吴萸汤、乌梅丸治肝寒；青龙汤治肺寒；薤白治心胸之寒；回阳救急汤统治里寒，桂枝汤统治表寒之类。方剂虽繁，不越此补重、轻宣、通泄、滑涩、湿燥、寒热十二字。神而明之，可以统治百病矣。

四、反治法

【语译】热因寒用（大寒内结，当治以热，此属正治），寒因热用（火热在中，当治寒，此亦正治），塞因塞用（下气虚乏，中焦气壅，散满则更虚其下，惟有峻补其下，以疏启其中，此属反治），通因通用（大寒内凝，大热内蓄，积聚留滞，泻利不止。寒滞以热下之，热滞以寒下之，此亦反治），必伏其所主，而先其所因（主，主病因。病因，即求本之谓）。其始则同，其终则异（热治热，寒治寒，是始同也。热者寒，寒者热，是终异也）。可使破积，可使溃坚，可使气和，可使必已（已，愈也）。逆之从之，逆而从之（先逆而后从也），从而逆之（先从而后逆也）。疏气令调，则是道也（凡此皆所以使气血调和之大法也）。夫治寒以热，治热以寒，绳墨也。有病热者寒之而热，有病寒者热之而寒，二者皆在，新病复起（新病，指变病）。是治王气（言专顾病之王气，而不顾其衰气。如但治阳盛，不治阴虚。专用苦寒，不明补阴配阳之妙），所以反也。而不知诸寒之而热者取之阴（热病而寒不能解，非火之有余，乃真阴之不足也），热之而寒者取之阳（寒病而热不能解，非寒之有余，乃真阳不足也），所谓求其属也。

【秦按】此章论一般之反治法也。反治者，用与病气相同之性味治之，而收效与正治法仍相同。夫病有反治，以病有真假。真者可正治，而假者不得不用反治，以伪诱伪也。譬之真寒则脉沉而细，或弱而迟，为厥逆，为呕吐，为腹痛，为飧泄下利，为小便清频，即有发热，必欲得衣，此浮热在外而沉寒在内也。真热则脉数有力，滑大而实，为烦躁喘满，为声音壮厉，或大便秘结，或小水赤涩，或发热掀衣，或胀痛热渴，皆可正治。假寒者，外虽寒而内则热，脉数有加，或沉而鼓击，或身寒恶衣，或便热秘结，或烦渴引饮，或肠垢臭秽。此则恶寒非寒，明是热证，所谓热极反兼寒化，阳盛隔阴也。假热者，外虽热而内则寒，脉微而弱，或数而虚，浮大无根，或弦芤断续，身虽炽热而身则静，语言谵妄而声则微，或虚狂起倒而禁之则止，或蚊迹假斑而浅红细碎，或喜冷饮而所用不多，或舌苔虽赤而衣被不撤，或小水多利，或大便不结。此则恶热非热，明是寒证，所谓寒极反兼热化，阴盛格阳也。皆当反治。

至如虚实之治，至虚有盛候，则有假实矣。大实有羸状，则有假虚矣。虚者，精气虚也。为色惨形瘦，为神衰气怯，或自汗不收，或二便不禁，或梦遗精滑，或呕吐隔塞，或久病攻多，或短气似喘，或劳伤过度。虽外证似实，而脉弱无神者，皆虚证之当补也。实者，邪气实也。或外闭于经络，或内结于脏腑，或气壅而不行，或血流而凝滞，虽外证似虚而脉来盛实者，皆实证之当攻也。然则虚实之间，最多疑似，有不可不辨其真耳。若真气既虚，则邪气虽盛，亦不可攻。盖恐邪未去而真先脱。故治虚邪者，先当顾真气，真气存则不至于害。盖未有正气复而邪犹不退者，亦未有真气竭而命不倾者。如必不得已，亦当酌量缓急，权衡多少，寓战于守，斯可矣。总之，假虚之证不多见，而假实之证最多。假寒之证不难治，而假热之治多误。真假能辨，逆从自明矣。

五、外邪治法

【语译】邪风之至，疾如风雨（疾，速也），故善治者治皮毛，其次治肌肤，其次治筋脉，其次治六腑，其次治五脏。治五脏者，半死半生也（邪愈深则治愈难也）。天之邪气（风寒暑湿火燥，无形者也），感则害人五脏（喉主天气，而通于脏也）。水谷之寒湿（水谷，有形者也），感则害于六腑（咽主地气，而通于腑也）。地之湿气，感则害人皮肉筋脉（湿性凝滞，营卫因之不利也）。善诊者，察色按脉，先别阴阳。审清浊，而知部分（望色也）。视喘息，听音声，而知所苦（闻声也）。观权衡规矩，而知病所主（《本经》论脉，有春应中规、夏应中矩、秋应中衡、冬应中权之文）。按尺寸，观浮沉滑涩，而知病所生（切脉也）。以治无过（过，过失也），以诊则不失矣。

【秦按】此章论治外邪之程序也。邪从外至，治必先表，以止内传，即“圣人不治已病治未病”之旨。张仲景曰：时气不知，便当早言。寻其邪由，及在腠理，以时治之，罕有不愈。患人忍之，数日乃说。邪气入脏，则难可制。扁鹊见齐桓公，谓病在腠理，三见之后，则已入脏，不可治而逃。可知外邪之证，断非早治不可。盖病之始入，风寒既浅，气血脏腑未伤，自然治之甚易。至于邪气深入，则邪气与真气相乱。攻邪则碍真，欲扶真则碍邪，即便邪渐去而真已不支矣。若得病之后，更或劳动感风，伤气伤食，尤为危笃之渐。

治外感，如将兵之贵神速，一扑而尽。盖早平一日，则人少受一日之害。故外感内伤，为证治两大关键。而去其所本无，复其所固有，两言可尽之。如六淫外袭，身中气血日失和平。一切外感有余之证，有须汗吐下和之法，皆是去其所本无也。若七情受伤，脏腑有损，身中气血日就亏耗。一切内伤不足之证，有须滋填培补之治，皆是复其所固有也。特外感病挟食者颇多，当思食为邪裹，散其邪则食自下。若杂消导于发散中，不专达表，胃汁复伤，因为陷闭者有之。至若风多挟暑湿寒，或挟燥火，或恼怒，或劳倦，或房事，及肝气宿瘀诸血证，皆外感病之不无有挟者，所贵随证制宜，斟酌尽善耳。

六、内伤治法

【语译】病有不从毫毛生，而五脏阳已竭也。津液充郭（郭，廓通。谓阳气虚则津液不行，而滞于形体也），其魄独居（魄属阴。谓阳去则阴独留也），精孤于内（精中无气，故曰孤），气耗于外，形不可与衣相保（皮肤胀满，身体羸败，形衣不相保合也）。此四极急而动中（四极，四肢也。急，胀急也。动中，喘咳起于内也），是气拒于内（气，指水气），形弛于外（弛，指弛废）。平治于权衡，去菀陈莝（菀，积也。陈，久也。莝，腐草也）。是以微动四极（使流通而气易行），温衣（助肌表之阳），缪刺其处（缪刺者，以左取右，以右取左，去大络之留滞也），以复其形。开鬼门（鬼门，汗孔也），洁净府（净府，膀胱也），精以时服（服，行也）。五阳以布，疏涤五脏，故精自生，形自盛，骨肉相保，巨气乃平（大气因而和平也）。

【秦按】此章论治内伤之程序也。凡邪害脏腑，皆得名曰内伤，非仅限于虚怯一证。其属虚怯者，更因体质不同，各有所偏。偏于阴虚，脏腑燥热，易感温病，易受燥气。偏于阳虚，脏腑寒湿，易感寒邪，易患湿证。气类之感召，即《易经》“水流湿，火就燥”之理也。此虚根乎生初，可因其体质何偏，而平素起居、饮食消息之，无俟乎蛮补也。惟大病被汗吐下后，邪去而气血不能遽复，及妇人新产后，血液去而形气不足以充，则不得不资补益以恢复其固有耳。

虚证不难治，而每误于因病似虚，因虚致病。所谓因病似虚者，其本人无他恙，或感六淫之邪，或伤饮食之积，或为情志怫菀，或为气血瘀留，以致精神昏昧，头目昏花，懒于言语，倦于动作，口中无味，面目萎黄，气短脉沉，厥冷泄泻。种种见证，羸状杂彰，而菀邪内固。病者每不谨于恒，无不以虚自据，而畏攻畏削。旁人但执外见之形，无不指其虚而劝补。医者复多不明标本，专听陈述病源，辄投补剂。邪得补而愈甚，积得补而愈深。怫郁者解散靡从，瘀留者滋蔓益甚，又安知此病之非虚所致乎？所谓因虚致病者，其人先天之赋禀素弱，后天之调养复乖，或纵欲而伤精，或心苦而神耗，或处境有冻馁劳役，或任情有骄恣宴安。精伤者，肾旷其作强之官；神耗者，心失其君主之用。形寒饮冷伤肺，饥饱劳役伤脾，贫贱者多有之。大怒逆气伤肝，醇醴厚味伤胃，富贵者多有之。

内脏既伤，外患易作，以致阳虚恶寒，阴虚恶热。上气喘满，胁胀腹膨，前后不通，躁扰闷乱，饮食不入，脉大无根。种种形证，虚而类实，虽肌肉未脱而神宰消亡。即起居如常而患端萌伏，然变证百出，本乎一虚。于此应补之际，而病人旁人转生疑虑。或谓外邪未散，或谓内积未除，欲补阴畏寒凉之伤脾，欲补阳畏燥热之助火。加之以无断之医，迁就苟合，殊不知此病之皆虚所致也！故能辨此二者，虚证治之斯易，何患方书日众，治法日误哉。

七、七情治法

【语译】凡诊病者，必问饮食起居。暴乐暴苦，始乐后苦（乐则喜，喜则气缓。苦则悲，悲则气消），皆伤精气。精气竭绝，形体毁沮（沮，殂也）。暴怒伤阴（怒伤肝也），暴喜伤阳（喜伤心也）。厥气上行（厥，逆也），满脉去形（气逆于脉，故曰满。精离其形，故曰去）。愚医治之，不知补泻，不知病情，精华日脱，邪气乃并（邪气，指喜怒偏盛之气也）。故凡未诊病者，必问尝贵后贱（心必屈辱），虽不中邪（邪，外感也），病从内生，名曰脱营（营，犹荣也）。尝富后贫（心必忧煎），名曰失精（精，五脏之精气也）。五气留连（五脏气衰而不运也），病有所并。医工诊之，不在脏腑（内无邪也），不变躯形（外无邪也），诊之而疑，不知病名。身体日减（减，瘦削也），气虚无精（无精，犹言精衰也），病深无气（病日进，则气日虚也），洒洒然时惊。病深者，以其外耗于卫，内夺于荣（此申洒洒然者，以气虚而寒也。惊者，以血少而怯也）。良工所失，不知病情，治之过也。

【秦按】此章论七情病之治法也。七情，即《本经》之五志。五志之外，尚余有二。总之，曰喜怒忧思悲恐惊。然情有七，无非出于五脏。而求其所由，无不从心所发。证之《本经》，忧愁恐惧则伤心，忧惕思虑则伤神，悲哀忧愁则心动，心动则五脏六腑皆摇。可见心为五脏六腑之大主，而总统魂魄，兼赅志意。所谓五志，惟心所使也。至此处，出其文而无其治法。则《本经》“怒伤肝，悲胜怒；喜伤心，恐胜喜；思伤脾，怒胜思；悲伤肺，喜胜悲；恐伤肾，思胜恐”，已启其端。盖七情之病，还以七情治之。草木之品，终难奏效也。

尝考七情为内伤之本。《本经》曰：百病皆生于气，怒则气上，喜则气缓，悲则气消，恐则气下，惊则气乱，劳则气耗，思则气结，寒则气收，热则气泄。《难经》论五劳：谓自上损下者，一损肺，咳嗽，二损心，盗汗，三损胃，食减便溏，四损肝，善怒筋缓，五损肾，淋漏。过胃则不治。自下损上者，一损肾，遗浊经闭；二损肝，胁痛；三损脾，食减，腹泻肌消；四损心，惊悸不寐；五损肺，咳喘。过脾则不治。《金匮》谓肺劳损气，心劳损神，脾劳损食，肝劳损血，肾劳损精，与此同义。后人又推为六极，六极者，数转筋，指甲痛，为筋极；牙疼踵痛，足痿不耐久立，为骨极；面无华色，头发堕落，为血极；肤如虫行，体肉干黑，为肉极。肌无膏泽目无精光，为精极。气少不能言，胸胁逆满，为气极。然则内伤首言七情者，原病之所由起也。分言五劳者，明病之所由传也。推言六极者，穷病之所至极也。医者但知益气、益精、缓中、调营卫、调饮食等法，而卒鲜效者，皆不能由七情着眼耳。

八、五方治法

【语译】一病而治各不同，皆愈者，地势使然也。故东方之域，天地之所始生也（天地之气自东而来）。鱼盐之地，滨海傍水，其民食鱼而嗜咸。皆安其处，美其食。鱼者使人热中（鱼生水中，外阴而内阳），盐者胜血（咸能凝血，故多食则渴），故其民皆黑色疏理（血弱故也），其病皆为痈疡（热中故也），其治宜砭石（砭石，石针也），故砭石亦从东方来（言砭石法当肇于东）。西方者，金玉之域，沙石之处，天地之所收引也（天地之气自西而降）。其民陵居而多风，水土刚强，其民不衣而褐荐（褐，毛布也。荐，草茵也）。华食而脂肥（华，浓厚也），故邪不能伤其形体（肌肉实而肤腠密也）。其病生于内，其治宜毒药（毒药，总赅药饵言。药性皆偏，多食俱能损人故也），故毒药亦从西方来（言药饵之法当肇于西）。北方者，天地所闭藏之域也（天地之阴在北也）。其地高陵居，风寒冰冽，其民乐野处而乳食，脏寒生满病（藏寒多滞则生胀满）。其治宜灸焫（灸，艾灸。焫，火灼也），故灸焫者亦从北方来（言灸焫之法当肇于北）。南方者，天地所长养，阳之所盛处也（天地之阳在南也），其地下（下，卑也），水土弱，雾露之所聚也（犹言湿盛也）。其民嗜酸而食胕（胕，腐也。如豉酱之属），故其民皆致理而赤色，其病挛痹（酸性收而胕多湿也）。其治宜微针，故九针亦从南方来（言针法当肇于南。九针者，镵针、员针、鍉针、锋针、铍针、员利针、毫针、长针、大针是）。中央者，其地平以湿，天地所以生万物也众。其民食杂而不劳（四方辐辏，万物所归也），故其病多痿厥寒热。其治宜导引按跻（导引、按跻，即推拿、按摩也），故导引、按跻亦从中央出也（言导引、按跻之法当肇于中央）。故圣人杂合以治，各得其所宜，病虽异而病皆愈者，得病之情，知治之大体也。

【秦按】此章论五方之一般治法也。五方不同，酿病各异，谓之地方病，以仅限于一地为然。盖人禀天地之气以生，故以其气体随地而别。西北之人，气深而厚，凡受风寒难于透出，宜用疏通重剂。东南之人，气浮而薄，凡遇风寒易于疏泄，宜用疏通轻剂。又西北地寒，当用温热之药；然或有邪蕴于中而内反甚热，则用辛寒为宜。东南地温，当用清凉之品；然或有气邪随散，则易于亡阳，又当用辛温为宜。皆当随地制宜，随俗将意。故入其境，必问水土风俗而细调之。不但各方各别，即一方之中，风气亦迥殊。且所出之泉、所产之物，皆能致病。土人往往有极效之方，宜详审访察。否则恃己之能，执己之见，反为土人笑矣。

夫各方之病不同，治疗之法以歧。宋元诸家遂创“古方不能治今病”之议，意谓今人体气薄弱，只宜平和之剂。故偏于温补者，每遵“阳能生阴”之说，不独芩连、知柏畏其寒凝，即丹芎、地冬亦所忌用；偏于滋补者，又守“阴常不足”之论，不但附桂、姜萸视若砒鸩，即香砂、丁蔻亦不轻投。将仲景方书置之高阁，不知仲景著书当为久远计，非为一时计。况药本攻病，有是病则病受之，无是病不独峻剂能伤真气，即和平之品亦堪杀人。然而彼辈之废古方，当有鉴于效用鲜薄而废。曷知因证用药，未有不验。惟各方之水土风俗有变易，或相合、不相合则有之。其弊在不明五方异治之法，诋言仲景何为？

《内经》方剂学

上海秦伯未著述　昆山陈中权校订

【概论】吾人即明了治病之原则及方法，当进而求治疗之工具，以收治疗之美果。考吾国医学，由神祇时代进而为有意识之治疗，其第一种工具为针灸及砭石。《本草纲目》云："古者以石为针，季世以针代石。"可引为证。嗣后，《内经》分九针而日趋精密，遂立针科一门。虽不能谓为普通的一般的治疗，而于治疗学上殊有记载之价值。西洋治法，最早而最有价值者，认为刺络与切断，正与吾国相类也。自药物渐次发明，遂减少旧有之治疗法，而增进汤液治疗法。立大小之制，定奇偶之度，方剂之学于是大盛。方剂之治疗，不能确定其昉自何时，但观《内经》乌鲗骨、生铁落、连翘根等方，可知黄帝时已肇其端。更观《搜神记》医缓之治晋侯疾曰：其疾在膏肓，药饵不可及，针灸不能至。《史记·扁鹊列传》扁鹊治虢太子病，使子豹为五分之熨，以八减之剂和煮之，更熨两胁下，但服汤二旬而复故。则当时针砭汤液，相提并行，方剂之进步，可以想见。降及两汉，药物发明日夥，乃鲜及针砭，而倾向方剂。张机《伤寒论》中，多方剂而少针砭，可以寻其线索。自是以降，名医飙兴，良方层出。如晋代葛洪之《肘后备急方》、唐代孙思邈之《千金要方》、宋代王兖之《博济方》、许叔微之《本事方》、沈括之《苏沈良方》、董汲之《旅舍备要方》、王贶之《全方指迷方》、陈师文等之《和剂局方》、夏德之《卫生十全方》、陈自明之《妇人良方》、陈言之《三因方》、郭稽中之《新增产育宝庆方》、李迅之《集验背疽方》、严用和之《济生方》、金代刘完素之《宣明论方》及《伤寒直格方》、元代沙图穆苏之《瑞竹堂经验方》、危亦林之《世医得效方》、明代周定王棣之《普济方》、吴崑之《古方考》、清代鄂尔泰等之《删补名医方论》、王子接之《古方选注》、吴仪洛之《成方切用》等。或自成一家，或祖述前哲，璨然雄观。治疗工具，堪称大备。然吾人饮水思源，不得不归功于《内经》，兹将《内经》方剂，汇辑如下，以资考正焉。

一、方　制

【语译】君一臣二（主病之药为君，佐君之药为臣），奇之制也（奇，单也。制，制度也）。君二臣四，偶之制也（偶，双也）。君二臣三，奇之制也。君二臣六，偶之制也。近者奇之（单刀直入），远者偶之（双方兼顾）。汗者不以偶（以近而新也），下者不以奇（以远而久也）。补上治上制以缓（缓则留布上部也），补下治下制以急（急则直达下焦也）。急则气味厚（厚者重浊下降），缓则气味薄（薄者轻清上升）。适其至所（所，病处也），此之谓也。病所远而中道气味之者（中道即衰也，言病有深远，或药力有所不逮。“之”字当是“乏”之讹），食而过之（过犹达也。谓当以食为节，如欲其远，药在食前；欲其近，药在食后)，无越其制度也。是故平气之道(气，指病气)，近而奇偶，制小其服也(近者宜轻)；远而奇偶，制大其服也(远则宜峻)。大则数少(制大者，药数少则其力专也)，小则数多(制小者，药数多则其力薄也)，多则九之，少则二之。奇之不去则偶之(不去，指病不退也)，是谓重方(重，重复也)。偶之不去，则反佐以取之(偶又不退，则当用反治法)。所谓寒热温凉，反从其病也(反治者，所以从其病，盖变通之妙用也)。

【秦按】此章论方剂之制度也。夫一三五七、二四六八者，品数之单骈也。奇偶者，所以制缓急厚薄之体，以为远近汗下之用者也，于品数之单骈何与耶？品数之单骈，于治病之实，又何与耶？制病以气，况数之单骈，又无气耶？盖本经用一物为君，复用同气之二物以辅之，是物性专一，故曰奇也。用二物不同气者为君，复用同气者各二物以辅之，是两气并行，故曰偶也。君二而臣有多寡，则力有偏重，故亦曰奇。臣力平均，则亦曰偶。推之品数加多，均依此例。此奇偶之义，不可易者也。旧解皆专指数之单骈，以神其妙用，实际毫无所补，可为喷饭。且汗不以偶，而麻黄汤用四。下不以奇，而小承气汤用三。推言之，桂枝汤亦解表之剂，其用五。大承气汤亦攻下之剂，其用四。足征数之单骈，与效用无涉，而古人固未尝泥也。后世推广其义，而定七方，“大小缓急奇偶复”是也。大方者，以病有兼证，邪有强盛，非大方力不能克之。如大承气汤、大青龙汤，一下一汗，皆取其分量重、药味之多也。小方者，以病无兼证，邪气轻浅，药少分量轻，中病而止，不伤其气。如小承气汤之微下、小建中汤之微温，力不太过也。缓方以虚延之证，剽劫不能成功，须缓药调治。如虚劳用炙甘草汤、四君子汤之甘缓，及咽痛用甘蜜半夏汤之徐徐咽下是也。急方者，以病势危急，则方求速效。如急下之宜大承气汤、急救之宜四逆汤是也。奇方者，以病有定形，药无牵制，意取单锐。如少阴病咽痛用猪肤汤、补虚用独参汤是也。偶方者，以单行力孤，恐有未济，并驾齐驱。如肾气丸附桂同用、大建中汤姜、椒同用是也。复方者，两证并见，则两方合用；数证相杂，则化合数方而为一方也。如调胃承气汤加连翘、薄荷、黄芩、栀子，为凉膈散；再加麻黄、防风、白术、枳壳、厚朴，为通圣散是也。凡此与治疗学上之十剂，均有提挈纲领之功。特因证用药，斯为上乘，固不必拘拘于此也。

二、血枯方

【语译】有病胸胁支满者（支，否塞也），妨于食，病至则先闻腥臊臭（病至，病发之时也。臭，气也），出清液，先唾血，四支清（支，肢通。清，冷也），目眩，时时前后血（前后，二便也），病名血枯（吐血、便血，血枯可知）。此得之年少时，有所大脱血。若醉以入房（入房，房中事也），中气竭，肺伤（肺主气，肝主血。肺肝伤，则气血不和。此申上述诸证之所由来也），故月事衰少不来也（气为血帅，气血虚而经水断绝矣）。治以四乌鲗骨（四，四分也。乌鲗骨，即海螵蛸，气味咸温，下行，能治女子赤白漏下，及血闭、血枯）一藘茹（一，一分也。藘茹，即茜草，气味甘寒，能活血通经脉），二物并合之，丸以雀卵（以雀卵合丸也。雀卵，气味甘温，能补益精血），大如小豆。以五丸为后饭（后饭者，先药后饭，所以使其下达也）。饮以鲍鱼汁（以鲍鱼汤送下也。鲍鱼，即淡鱼，以石首鱼为胜，气味辛温，能入水脏，通血脉），利肠中及伤肝也（利肠中，以生化补伤肝之不足，此方之大旨也）。

【秦按】此章论血枯之方也。乌鲗骨、藘茹、雀卵、鲍鱼四药，皆通血脉。血主于肝，凡病伤肝者皆可用之。且四药又能益精气，血枯经闭，尤属相宜。夫血枯与血膈相似，皆经闭不通之候。然枯之与膈，实相反有如冰炭。枯者，枯竭之谓，血虚之极也。膈者，阻隔之谓，血本不虚，而或气或寒或积，有所逆也。膈者，病发于暂，其证则或痛或实，通之则血行而愈，可攻者也。枯者，其来也渐，冲任内竭，其证无形，必不可通者也。若用桃仁、红花、三棱、莪术之类，益损其枯。惟有补养温运，使其血充，则弗招自至。此《本经》立方之所以为千古式也。

《本经》云：太冲脉盛，月事以时下。以冲为五脏六腑之海，脏腑之血皆归冲脉，可见冲脉为月经之本。然血气之化，由于水谷。水谷盛则血气亦盛，水谷衰则血气亦衰。是又冲脉之血，总由胃府水谷之化，而胃气更为冲脉之本也。故月经之本，所重在冲脉，所重在胃气，所重在心脾生化之源。心生血，脾统血，肝藏血。凡伤心、伤脾、伤肝者，均能为经脉之病。《本经》“二阳之病发心脾，有不得隐曲，女子不月”，指心脾言；本节所云，指肝脏言，可以会通矣。叶香岩治经病，扼要在奇经八脉，其次最重调肝。因女子以肝为先天，阴性凝结，易于怫菀，菀则气滞血亦滞。肝病必妨中焦，故次重脾胃。余则血虚者养之，血热者凉之，血瘀者通之，气滞者疏之，气弱者补之，诚女科之明鉴也。至若年长未配之女，年壮失宠之妾，孀居妇，比丘尼，思结而不能伸，多有经闭之病。此七情之变，尤当先理肝郁，再就各体之偏阴偏阳调剂焉。

三、鼓胀方

【语译】有病心腹痛（邪滞食停，气不通达也），旦食则不能暮食（脾胃运化失职也），名为臌胀（腹胀如鼓之坚大，故名）。治以鸡矢醴（鸡矢，能消积下气，通利二便。醴，醇酒也。用以运行有力），一剂知（知，谓知其效也），二剂已（已，为愈其病也）。其时有复发者，此饮食不节，故时有病之（鼓胀，本因积滞，故不可复纵口腹）。虽然，其病且已时，故当病气聚于腹也（此申所以不节饮食必复发者，以病愈之际，邪气未尽除，得食则复聚也）。

【秦按】此章论鼓胀之方也。鸡矢醴为攻伐实邪之峻剂。凡脾肾虚寒发胀，及气虚中满等证，均在所忌。后世用此方有数法：一用羯鸡矢研细，炒焦色，地上出火毒，以百沸汤淋汁。每服一大盏，调木香、槟榔末各一钱。日三服，空腹下，以平为度。一用羯鸡矢炒微焦，入无灰好酒共煎，用布滤取汁。五更热饮则腹鸣，辰巳时行二三次，皆黑水。次日觉腹皮渐有皱纹，又饮一次而病愈矣。二法似用后者为便，且不失经意也。

臌膈二者，同为大病，然有虚实之分。臌者有物积中，其证属实。膈者不能纳物，其证属虚。实者可治，虚者难治。盖膈则胃脘枯槁，不复用事，惟留一线细窍，饮食不能下达。臌因肠胃衰弱，不能运化。或痰或血，或气或食，凝结于中，以致臌膨胀满。治之当先下其积聚，然后补养其中气，则肠胃渐能克化矣。惟脏气已绝，臂细脐凸，手心及背平满，青筋绕腹，种种恶证齐现则不治。是鸡矢醴为臌胀初起之方，而非一切臌胀，均可守以为法。后世诸方，不明疾病之时期，未考《本经》之立意，皆是悍毒急攻之法。耗损真元，亏伤脾胃，其始非不遽消，其后攻之不减，其后再攻之如铁石。方谓邪气之盛，不责猛药所致。此喻嘉言所以有"腹胀忌用攻泻"之论也。

四、狂证方

【语译】病有怒狂者（因怒而狂也），生于阳也。阳气者，因暴折而难决（遭折锉则志无所伸，逢疑虑则气抑上逆）。故善怒也（善，犹言易也），名曰阳厥（厥逆也）。阳明者常动（阳明动脉，如人迎、冲阳等处），巨阳少阳不动（巨阳，太阳也。太阳少阳动脉，如委中、听会等处，虽动而不甚），不动而动大疾，此其候也，夺其食即已。夫食入于阴（阴，指内），长气于阳（阳，指外），故夺其食即已。使之服生铁洛为饮（洛，落通。生铁落，即炉冶间锤落之铁屑，用水研浸可以为饮。气寒而重，能坠热、开结、下气）。夫生铁落者，下气疾也（此申其功用，在平逆气也）。

【秦按】此章论狂证之方也。狂证之来，侧重火气之逆。故先之以夺食，恐佐其邪也；继之以生铁落饮，治病之本也。大抵狂病在肝胆胃，三阳并而上升，则火炽而痰涌，心窍为之闭塞。或治以承气、白虎，在直折胃家火。而本方主旨，则重在制肝胆之邪，实非一般狂证之主方。故首言怒狂，怒为肝之志，所以明肝火之逆，学者注意焉。

癫狂之证，均名失心。心主不明，则十二官危。故视听言动，皆失其职。姑撮要合言之，癫者，或悲或笑，或歌或泣，如醉如痴，言语不分次序，处境不分秽净，此志愿不遂多有之；狂者，猖狂刚暴，妄见妄言，骂詈不避亲疏，抵触不畏水火，甚则弃衣而走，登高而歌，逾墙上屋。非素所能，此大怒气上者多有之。盖心热甚则多喜而为癫，笑语失序，颠倒错乱之谓也；肝热甚则多怒而为狂，躁扰奔越，狂妄不禁之谓也。而二者俱属痰热，内实之证则一。后人误解《难经》“重阳则狂，重阴则癫”二语，以为狂属热而癫属寒，实不尽然。证之《本经》，暴怒伤肝，以肝气逆而血乱；暴喜伤阳，以心气缓而神逸。又多阳者多喜，多阴者多怒，皆以喜怒分阴阳，而非以寒热分阴阳，可以知之。

五、不卧方

【语译】厥气客于脏腑，则卫气独卫其外（卫气者，昼行于阳，夜行于阴。内病则不得入，而独留于外），行于阳不得入于阴（阳指四末、分肉、皮肤，阴指脏腑）。行于阳则阳气盛，阳气盛则阳跻陷，不得入于阴，阴虚，故目不瞑。治之补其不足（指阴虚），泻其有余（指阳盛），调其虚实，以通其道（道，卫气之径也），而去其邪（邪，厥气之客也），饮以半夏汤（气逆则湿滞，半夏辛温，主化湿痰，湿痰化而气道自通矣）。一剂阴阳已通。其卧立至。此所谓决渎壅塞，经络大通，阴阳得和者也。其方以流水千里以外者八升（取流动也），扬之万遍（取其轻清也），取其清五升煮之，炊以苇薪。火沸，置秫米一升（秫米，即北人所称小黄米，甘黏微凉，能养营和卫），治半夏五合（治，制也），徐炊令竭，为一升半，去滓。饮汁一小杯，日三，稍益（每日三服，渐增其量），以知为度（中病即止也）。故其病新发者，覆杯即卧，汗出则已矣（汗出，所以泻其阳盛）；久者，三饮而已也。

【秦按】此章论不卧之方也。不卧之证，有邪实有余者，有营虚不足者，此盖为祛邪者设耳。如外有风寒暑湿之邪，内有痰火水气忿怒之邪，去其邪而神自安，此属有余之证。心肾亏虚而神不能归藏，补其阴而梦自熟，此属不足之证。或谓劳神殚虑，耗其阴血，惺惺不寐，病在心。神气衰微，疑神疑鬼，怔忡悸怯，独处无睡，病在肝胆。水气上逆，喘嗽有音，不能仰卧，病在肺。因有惊恐，神出舍空，痰乘虚入，谵妄不寐，病在心包。气血不足，病后虚烦，略睡而醒，病在脾。伤寒阳明腑病，热甚而卧不安，病在胃。心脾肝胆不卧，多属不足。肺胃心包之不卧，多属有余。盖总以有邪为实，无邪为虚也。由此而推，嗜卧之证，若肝气受热，或浊火乱其神明，多睡少醒，由于热也。若脉缓怠惰，四肢不收，体重泄泻而嗜卧，由于湿也。若头重身热，而昏愦不醒，属于风也。若劳役之余，及脱血下痢之后，精神未复而酣然沉困，属于虚也。若饮食才入，辄生困倦，精神昏冒，呵欠欲睡者，由于脾倦兼湿热也。然伤寒邪入少阴，则脉微细，但欲寐。故神旺而甘寝者人之常，神惫而嗜卧者人之病，此其大要也。《内经》以“阳不入阴则不卧，阴不出阳则嗜卧”，尤为卧证之提纲。盖无论何因，皆能使营卫不和。然则《本经》“阴阳已通”一语，非仅为半夏汤发，实为一切卧证发也。

六、酒风方

【语译】有病身热解堕（解堕，与懈惰通。身热者，酒之阳，实于表也。解堕者，酒之湿，阻遏气机也），汗出如浴（开发腠理，则汗泄如浴，言其多也），恶风少气（表不固则恶风，热耗气则少气。少气，气短也），名曰酒风（因酒得风，故名）。治以泽泻、术各十分（泽泻，性味甘淡微寒，能渗利湿热；白术，性味甘苦温，能补中燥湿止汗），麋衔五分（麋衔，即薇衔，南人呼为吴风草，味苦平，微寒，能祛风湿），

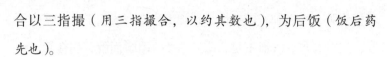

合以三指撮（用三指撮合，以约其数也），为后饭（饭后药先也）。

【秦按】此章论酒风之方也。酒风，即漏风。曰酒者，原其本之由于酒也。曰漏者，明其证之汗出如浴也。酒为熟谷之液，湿热之气独盛。伤之者为酒泄，早起泄泻，时或挟血；为酒痔，饮酒即发，肿痛流血；为酒渴，津液枯燥，烦渴欲饮；为酒胀，腹胀如斗，前后溲血；为酒咳，气聚不散，湿痰作嗽；为酒积，面黄口干，腹胀呕痰等，不仅酒风已也。惟酒性发散，易开玄府，故感风为多。

夫中风之证，后人皆归少年曾斫丧，或高年多姬侍。以余视之，房劳致虚者固众，而沉湎致虚者尤多。尝历治中风之人，强半系善饮者，其明验也。盖酒性温散，善解腠理，卫虚则外邪易入；酒气湿热，能酿痰涎。当少壮时血强气雄不能为害，中年以后经脉骨肉皆糟粕之味所积，蒸胃腐肠，虽色泽荣华，而内实败坏。譬之本根朽蠹，未遇狂风耳。朱丹溪论中风主湿与痰，纵未尝专指曲蘖，而致痰湿者，莫盛于酒，岂可徒恃衽席议虚。若酒色并嗜，又为双斧伐木，其仆可立待。戒之慎之！

七、口甘方

【语译】有病口甘者，此五气之溢也（五气，即土气。以土数五也），名曰脾瘅（土属脾，言脾脏蕴热所致也）。夫五味入口，藏于胃，脾为之行其精气。津液在脾（言脾气壅滞，而津液不行也），故令人口甘也。此肥美之所发也（肥美，指膏粱厚味），此人必数食甘美而多肥也（数，频也）。肥者令人内热（味厚则气壅，而菀热生），甘者令人中满（甘者，性缓不散，黏滞而胀满生），故其气上溢，转为消渴（热能伤阴，故传变而为渴证）。治之以兰（兰，即佩兰，香草也。其气芳香，能化湿清热，生津止渴），除陈气也（陈气，言积蓄之浊气也）。

【秦按】此章论口甘之方也。口为脾所主。脾恶湿而行津液，热气壅滞，则湿与热并，津液不行。《本经》用兰草，旨在清化以理脾，使湿热散而脾健，脾健而津液输布。后世只知脾热之为口甘，每用生地、芍药及三黄丸等以凉润。不知脾中之热，有非一味凉润所能解者，去经旨远矣。

《本经》论肥甘之发病凡数见：一曰膏粱之变，足生大疔，受如持虚。再曰热中消中者，皆富贵人也。今禁膏粱，是不合其心，并此口甘而三。足征肥甘之品，最能生热。惟此热非肥甘自生，乃为肥甘壅滞阳气，不能宣发所致，不可不知。进言之，不特肥甘如是，即脾胃弱而多食，亦能壅滞气机。故温热病后，切戒口腹，《本经》所谓“食肉则复，多食则遗”。深惧温热之气，为食所遏，不得发越，聚而再肆其虐也。

八、阳明筋痹方

【语译】足阳明之筋病，病足中趾支胫转筋（本筋起足中趾，结于跗上，斜外上行，加于辅骨，上结膝外廉。其直者，循骭结于膝。转，转戾拘急也），脚跳坚（跳，跳动。坚，坚强），伏兔转筋，髀前肿，㿗疝，腹中急（其直者，上循伏兔，结于髀，聚于阴器，上腹而布也。㿗，与癞通，阴肿也。称㿗疝者，以其裹脓血也）。引缺盆及颊，卒口僻急者（卒，猝通。僻，歪斜也。其筋自缺盆上颈颊，挟口，故病此），目不合（其筋上合于太阳，太阳为目上网，阳明为目下网，故拘急则目不能合）。热则筋纵，目不开；颊筋有寒则急，引颊移口；有热则筋弛纵，缓不胜收，故僻（此言拘急属寒，而弛缓属热也），治之以马膏（马膏，马脂也。性味甘平，能养筋治痹，柔润之品也）。膏其急者，以白酒和桂（白酒、肉桂，性味辛温，能通经络，行血脉，故用以散寒）；涂其缓者，以桑钩钩之（桑枝，性平能利关节。钩者，钩正其口也）。即以生桑炭置之坎中（坎，颊坎也），高下以坐等，以膏熨急颊，饮以美酒，啖美炙肉（取活血舒筋）。不能饮者，自强也，为之三拊而已（拊，抚摩也）。

【秦按】此章论阳明筋痹之方也。筋赖血液之营养，则濡润而屈伸自如。热则血枯，寒则血滞，筋因之而或纵或急。本方旨在柔筋，故以马膏为君；更因寒热之邪，而以酒、桂、桑钩为佐，实治一切筋病之绳墨也。或以筋脉拘挛，浪用辛窜通利。其由寒湿者，固无不可，然多用则寒湿去而血液亦伤。矧有不由寒湿者，不更将益夺其血乎。此不读《本经》之过也。

《本经》方剂不多见，而用意精密，实开吾辈无数灵机。师其意而推之各病，恒觉水乳交融。某妇宿曾脱血，忽患周身筋脉拘挛，其属血不养筋显然。余用阿胶、鸡子黄、生地、首乌、麦冬、甘草、女贞子、茯神、白芍、木瓜、钩藤、桑枝等，八剂而愈。病人自述，病发时身体如入罗网，内外筋脉牵绊拘紧，痛苦异常。服药后，辄觉渐渐松懈云。盖即师本方马膏意，而用阿胶、鸡子黄等血肉有情，质味重厚，以育阴润筋也。学者能于此等处觉悟，则读《本经》如饮松萝茶，其味弥永矣。

九、猛疽方

【语译】痈发于嗌中，名曰猛疽（猛，言为害之急也）。猛疽不治（不治，言早期失治也），化为脓（气血腐败则成脓），脓不写（写，泻通），塞咽，半日死（咽喉为饮食、呼吸之道，脓塞则气绝，故死期甚迫）。其化为脓者，写则合豕膏（豕膏，猪脂之炼净者也，能润肺清热），冷食，三日已。

【秦按】此章论猛疽之方也。猛疽，即后世所称结喉痈，发于项前结喉之上。项前之中，经属任脉，兼肝肺二经，积热忧愤所致。肿甚则堵塞咽喉，汤水不下，其凶可畏。若脓成不针，热必内溃，十无一生矣。欲辨脓之有无浅深，以手按之坚硬者无脓，不热者无脓；热者有脓，大软者为脓已熟，半软半硬者脓未全成；按之指起即复者有脓，不复者无脓。深按之速起者，内是稀黄水；缓起者，内是坏污脓。按之实而痛者，内必是血；虚而不痛者，内必是气。轻按即痛者，其脓浅；重按方痛者，其脓深。薄皮剥起者，其脓必浅；皮色不变不高阜者，其脓必稠。大抵痈疬疮疡，先宜出黄白稠脓，次宜出桃花脓，再次宜流淡红水。胖人宜于脓多，瘦人宜于脓少。又凡气实者稠黄脓，气虚者多稀白脓，半虚半实者多稠白脓。又有脓出如粉浆、如污水者，谓之败浆，属不治。

猛疽初起，当用黄连消毒饮以清毒火。豕膏，仅为脓泻之后出一治法。故《本经》曰“泻则合豕膏”，终取其清润而已。观葛氏方有治肺热暴喑者，用猪脂一斤，炼过，入白蜜一斤，再炼，少顷滤净，冷定。不时挑服一匙，即愈。若无疾服此，最能润肺润肠，即是豕膏之属。

十、败疵方

【语译】痈发于胁，名曰败疵（败，言能败坏气血也）。败疵者，女子之病也（多由忧菀所致，而女子工愁故也）。灸之，其病大痈脓（灸则阳气内发也）。治之，其中乃有生肉，大如赤小豆。锉陵翘草根各一升（陵翘，即连翘。草根，指壳及根也。连翘壳，性味平，能散结消肿，泻火排脓。连翘根，性味甘寒平，能下热气，疗痈疽肿痛），以水一斗六升煮之竭，为取三升，则强饮厚衣，坐于釜上，令汗出至足已（所以泄其热也）。

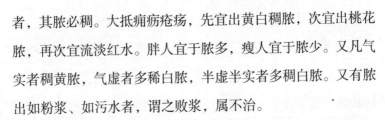

【秦按】此章论败疵之方也。败疵生肋骨间，由肝经火毒菀怒结聚而成。初如梅李，渐大如碗，色紫焮痛，连及肩胛。患在左，痛牵右。患在右，痛牵左。二十一日之内，脓溃稠黏者顺；届期不溃，出清水者逆。初起似内服柴胡清肝汤，疏气涤热为是。《本经》方恐未能尽其用也。

痈疽之生，皆有营卫不足，气血凝结，经络阻隔，故曰痈者壅也，疽者阻也，虽有外、内、不内外三因。而内因七情，实占大半。《本经》以败疵为女子之病，盖女子七情独富，其旨深哉。

《内经》病理学

上海秦伯未著述　如皋章鹤年校订

【概论】吾人身体机关构造如常，其生活机能依规则而无障碍，觉有活泼健全之状态，谓之健康。若起种种变化，障碍正规之机能，感有不快之状态，即谓之疾病。然疾病虽为健康生活之变化异常，而衡之于生理上生活机能，其根本殊无差异。所异者，惟处时量三者：即异处性、异时性、异量性是也。异处性者，如月经出血，则为生理；若鼻衄等则为疾病。异时性者，如月经寻常四周间排泄一次，则为生理；若排泄无一定时期，则为疾病。异量性者，如月经每次量约平均百克，则为生理；若太过而崩漏，或不及而涩少，则为疾病。总之，在同一现象，或属生理，或属病理，均因其处其时其量而差别也。

至欲知何以生活机能上起障碍而发生疾病，则病理学尚矣。其在西医，有责之人身血液、黏液、胆液失其调和，是为液体病理学；责之人身之原子形态与各原子间之罅隙起变化，是为固体病理学。更有精神病理学、细胞病理学、精气说、生力说、寄生虫说等，纷呶无已。若夫吾国，无病理学专书。其言病理最早者，大抵散见于《内经》。谓疾病有外邪与内生之别，外邪为风寒暑湿燥火之所伤，内生为七情六欲之所酿。而所以发生者，大抵关于气血之不能抵抗，故曰“邪之所凑，其气必虚”也。后巢元方专主真阳虚，刘守真专主泻火，张子和以气为关键，李东垣以补脾胃为主，朱丹溪倡“阳常有余，阴常不足”之说，正亦派别纷纭。而于上述主因之外，更以寒热痰湿及饮食为诱因，又以人之虚实、男女老少、地理风俗之不同为副因。盖其思想之高，在同时往往突过西医焉。兹将《内经》所论，分述如下。

一、六气标本

【**语译**】六气标本，所从不同（六气者，风寒暑湿火燥，天之令也。标，末也。本，原也）。有从本者，有从标本者，有不从标本者也。少阳太阴从本（六气少阳为相火，是少阳从火而化，故火为本，少阳为标。太阴为湿土，是太阴从湿而化，故湿为本，太阴为标。二气之标本同，故经病之化皆从乎本），少阴太阳从本从标（少阴为君火，从热而化，故热为本，少阴为标，是阴从乎阳也。太阳为寒水，从寒而化，故寒为本，太阳为标，是阳从乎阴也。二气之标本异，故经病之化，或从乎标，或从乎本也），阳明厥阴不从标本，从乎中也（阳明为燥金，从燥而化，故燥为本，阳明为标。厥阴为风木，从风而化，故风为本，厥阴为标。但阳明与太阴为表里，故以太阴为中气，而金从湿土之化。厥阴与少阳为表里，故以少阳为中气，而木从相火之化，是皆从乎中也）。故从本者，化生于本；从标本者，有标本之化；从中者，以中气为化也（六气之太过不及皆能为病，病之化生必有所因，故或从乎本，或从乎标，或从乎中气，知其所从则治无失矣）。百病之起，有生于本者，有生于标者，有生于中气者；有取本而得者，有取标而得者，有取中气而得者，有取标本而得者；有逆取而得者，有从取而得者（中气，中见之气也。如少阳厥阴互为中气，阳明太阴互为中气，太阳少阴互为中气，以其相为表里，故其气互通也。取，求也。病生于本者，必求其本而治之。病生于标者，必求其标而治之。病生于中气者，必求中气而治之。或生于标，或生于本者，必或标或本而治之。取有标本，治有逆从。以寒治热，治真热也；以热治寒，治真寒也，是为逆取。以热治热，治假热也；以寒治寒，治假寒也，是为从取）。逆，正顺也；若顺，逆也（病热而治以寒，病寒而治以热，于病似逆，于治为顺，故曰逆，正顺也。病热而治以热，病寒而治以寒，于病若顺，于治为反，故曰若顺，逆也。逆者正治，从者反治）。知标与本，用之不殆；明知逆顺，正行无问。不知是者，不足以言（用，运用也。殆，危也。正行，执中而行，不偏不倚也。无问，无所疑问以资惑乱也。不有真见，乌能及此）。

【秦按】此章论六气之标本也。《经》云：少阳之上，火气治之，中见厥阴；阳明之上，燥气治之，中见太阴；太阳之上，寒气治之，中见少阴；厥阴之上，风气治之，中见少阳；少阴之上，热气治之，中见太阳；太阴之上，湿气治之，中见阳明，所谓本也。本之下，中之见也；见之下，气之标也。本标不同，气应异象。惟要之五行之气，以木遇火则从火化；以金遇土，则从湿化。总不离水流湿，火就燥，同气相求之义耳。若进而深究，则六气从化，未必皆为有余。知有余之为病，应知其不足之难化。盖六经之气，时有盛衰。气有余则化生太过，气不足则化生不前。从其化者化之常，得其常则化生不息。逆其化者化之变，得其变则强弱为灾。如木从火化，火盛则木从其化，化之太过也。阳衰则木失其化，化之不前也。又如燥从湿化，湿盛则燥从其化，化之太过也。土衰则金失其化，化之不前也。五行之气，正对俱然。此标本生化之理，所必然者。陈修园谓：不明标本，不能读《伤寒论》，以伤寒重六经。病邪之传变，俱视经气而转移。故欲研究病理，先宜明了标本。

二、病之虚实

【语译】病之虚实，邪气盛则实，精气夺则虚（邪气有微盛，故邪盛则实；正气有强弱，故精夺则虚。夺，失也）。五脏虚实之大体，气虚者，肺虚也；气逆者，足寒也（肺主气，故气虚者，即肺虚也。气逆不行，则无以及于四肢，阳虚于下，故足寒也）。非其时则生，当其时则死（以肺虚而遇秋冬，非相贼之时，故生；若当春则金木不和，病必甚；当夏则金虚受克，病必死也）。余脏皆如此（心、脾、肝、肾，各有衰王，以肺为例，可类推矣）。故有余有五，不足亦有五。此十者，其气不等也。神有余则笑不休，神不足则悲（心藏脉，脉舍神。心气虚则悲，实则笑不休）。血气未并，五脏安定，邪客于形，洒淅起于毫毛，未入于经络也，故命曰“神之微”（此外邪之在心经也。并，偏聚也。邪之中人，久而不散，则或并于气，或并于血，病乃甚矣。今血气未并，邪犹不深，故五脏安定，但洒淅起于毫毛，未及经络。此以浮浅微邪，在脉之表，神之微病也，故命曰“神之微”）。气有余则喘咳上气，不足则息不利，少气（此肺脏之虚实也。肺气虚则鼻塞不利，少气；实则喘咳，胸盈仰息）。气血未并，五脏安定，皮肤微病，命曰“白气微泄”（此肺金之表邪也。肺主皮肤而属金，微邪客之，故命曰“白气微泄”）。血有余则怒，不足则恐（此肝脏之虚实也。肝气虚则恐，实则怒）。血气未并，五脏安定，孙络外溢，则经有留血（此肝经之表邪也。邪不在脏而在经，但察其孙络之脉有外溢者，则知其大经之内，有留止之血也）。形有余则腹胀，泾溲不利；不足，则四肢不用（此脾脏之虚实也。泾，水名也。溲，溺也。脾湿胜则气壅不行，故腹胀而泾溲不利。脾主四肢，故虚则四肢不用）。血气未并，五脏安定，肌肉蠕动，命曰“微风”（此脾经之表邪也。脾主肌肉，故微邪未深者，但肌肉间蠕动，如有虫之微行也。脾土畏风木，风主动，故命曰“微风”）。志有余则腹胀飧泄，不足则厥（此肾脏之虚实也。肾藏志，水之精也。水化寒，故肾邪有余则寒气在腹，而为腹胀飧泄；肾气不足则阴虚阳胜，而为厥逆上冲。肾藏精，精舍志。肾气虚则厥，实则胀。厥则阳气并于上，阴气并于下。阳并于上则火独光也，阴并于下则足寒，足寒则胀也）。血气未并，五脏安定，骨节有动（此。肾经之微邪也。肾主骨，邪未入脏而薄于骨，故但于骨节之间，有鼓动之状）。皆随其有余、不足而补泻之。

【秦按】此章论病发有虚实也。邪气盛则实，精气夺则虚。二语为病治之大纲，其辞似显，其义甚微，最当详辨。盖实言邪气实，宜泻也；虚言正气虚，宜补也。凡邪正相薄而为病，则邪实正虚，皆可言也。主泻者曰“邪盛当泻”，主补者曰“精夺当补”，各执一见，借口文饰，以至精之训，酿莫大之害。不知理之所在，有必不可移易者，察虚实之缓急、有无是也。何谓缓急，察邪正之孰缓孰急也。无虚者，急在邪气，去之不速，留则生变也；多虚者，急在正气，培之不早，临期无济也；微虚微实者，亦治其实，可一扫而除也；甚虚甚实者，所畏在虚，但固守根本为先，以已之不可胜，则邪无不退也；二虚一实者，兼其实，开其一面也；二实一虚者，兼其虚，防生不测也。总之，实而误补，固必增邪，犹可解救，其祸小；虚而误攻，真气忽去，莫可挽回，其祸大。此虚实之不可不察也。何谓有无，察邪气之究有究无也。凡风、寒、暑、湿、燥、火皆能为邪，邪之在表在里，在腑在脏，必有所居。求得其本，则直取之。此所谓有，有则邪之实也；若无六气之邪，而病出三阴，则惟情欲以伤内，劳倦以伤外，非邪似邪，非实似实，此所谓无，无则病在元气也。不明虚实、有无之义，必至以逆为从，以标作本，绝人长命，可不惧且慎哉！

三、脏气得失

【语译】五脏者，中之守也（五脏者，各有所藏，藏而弗失则精神完固，故为中之守也）。中盛脏满，气胜伤恐者，声如从室中言，是中气之湿也（中，胸腹也。脏，脏腑也。盛满，胀急也。气胜，喘息也。伤恐者，肾受伤也。声如从室中言，混浊不清也。是皆水气上逆之候，故为中气之湿证，此脾肺肾三脏之失守也）。言而微，终日乃复言者此夺气也（气虚之盛，故声不接续，肺脏失守也）。衣被不敛，言语善恶，不避亲疏者，此神明之乱也（神明将脱，故昏乱若此，心脏之失守也）。仓廪不藏者，是门户不要也（要，约束也。幽门、阑门、魄门，皆仓廪之门户。门户不能固则肠胃不能藏，所以泄利不禁，脾脏之失守也）。水泉不止者，是膀胱不藏也（膀胱与肾为表里，所以藏津液。水泉不止而遗溲失禁，肾脏之失守也）。得守者生，失守者死（五脏得守，则无以上诸病，故生；失守，则神去而死矣）。夫五脏者，身之强也（此下言形气之不守，而内应乎五脏也。脏气充则形体强，故五脏为身之强）。头者，精明之府，头倾视深，精神将夺矣（五脏六腑之精气，皆上升于头，以成七窍之用，故头为精明之府。头倾者，低垂不能举也。视深者，目陷无光也。脏气失强，故精神之夺如此）。背者，胸中之府。背曲肩随，府将坏矣（背乃脏俞所系，故为胸中之府。背曲肩随，亦脏气之失强也）。腰者，肾之府，转摇不能，肾将惫矣（此肾脏之失强也）。膝者，筋之府，屈伸不能，行则偻附，筋将惫矣（筋虽主于肝，而维络关节以立此身者，惟膝腘之筋为最，故膝为筋之府。筋惫若是，则诸经之失强也）。骨者，髓之府，不能久立，行则振掉，骨将惫矣（髓充于骨，故骨为髓之府。髓空则骨弱无力，此肾脏之失强也）。得强则生，失强则死（脏强则气强，故生；失强则气竭，故死）。

【秦按】此章论脏腑形气之得守、失守、得强、失强也。何以知脏气之得失，曰“有诸内者形乎外”，故可从外而知其隐情。凡病之来，不外虚实，外入多实，内出多虚。实者其来速，其去亦速。虚者其来渐，其去亦渐。脏气得失之辨，岂越虚实二途哉。盖外邪足以乱脏腑，内伤亦足以变形气。如言中气之湿，神明之乱，俱由于外。府将坏，肾将惫，俱由于内。由于外者，汗下行散而已；独由于内者，补益之中极须明辨。良由人之虚损，有先天不足者，有后天不足者。先天由于禀受，后天属于劳伤。劳者，劳其神气，如思虑、喜怒则伤心，忧愁、悲哀则伤肺。伤者，伤其形体，如饮食失节则伤脾，起居不慎则伤肝，色欲纵肆则伤肾。惟脏虽有五，而所藏无非精气。精为阴，人之水。气为阳，人之火。水火得其正，则为精为气。水火失其和，则为热为寒。因其偏胜，病亦偏胜。故水亏宜大补真阴，不可再伐阳气；火虚宜大补元阳，不可再伤阴气。个中权衡，全赖医者。是以得失之间，辨之宜早宜细。余尝诊一孩，行走强直，精神萎顿。群医以为冒风挟食，余曰：此病在脊，得之先天怯弱。后延西医检查，果骨劳也。即此知

《内经》推究病源之精，实胜今人，此章犹一斑耳。

四、病　机

【语译】夫百病之生也。皆生于风、寒、暑、湿、燥、火，以之化之变也（气之正者为化，气之邪者为变，故曰“之化之变”也）。盛者泻之，虚者补之。审察病机，无失气宜（病随气动，必察其机，治之得要，是无失也）。诸风掉眩，皆属于肝（风类不一，故曰“诸风”。掉，摇也。眩，运也。风主动摇，木之化也，故属于肝。其虚其实，皆能致此。如发生之纪，其动掉眩巅疾；厥阴之复，筋骨掉眩之类者，肝之实也。又如阳明司天，掉振鼓栗，筋痿不能久立者，燥金之盛，肝受邪也；太阴之复，头顶痛重而掉瘛尤甚者，木不制土，湿气反盛，皆肝之虚也。下虚则厥，上虚则眩。实者宜凉宜泻，虚则宜补宜温。反而为之，祸不旋踵矣。余治仿此）；诸寒收引，皆属于肾（收，敛也。引，急也。肾属水，其化寒。凡阳气不达则荣卫凝聚，形体拘挛，皆收引之谓。如太阳之胜，为筋肉拘苛，血脉凝泣。岁水太过，为阴厥，为上下中寒，水之实也；岁水不及，为足痿清厥，涸流之纪，其病癃闭，水之虚也。水之虚实，皆本于肾）；诸气膹郁，皆属于肺（膹，喘急也。郁，痞闷也。肺属金，其化燥。燥金盛，则清邪在肺，而肺病有余。如岁金太过，甚则喘咳逆气之类是也；金气衰，则火邪胜之，而肺病不足，如从革之纪，其发喘咳之类是也。肺主气，故诸气膹郁者，其虚其实，皆属于肺之病也）；诸湿肿满，皆属于脾（脾属土，其化湿，土气实则湿邪盛行。如岁土太过，则饮发中满、食减、四肢不举之类是也；土气虚，则风木乘之，寒水侮之。如岁木太过，脾土受邪，民病肠鸣，腹支满，卑监之纪，其病留满痞塞；岁水太过，甚则腹大胫肿之类是也。脾主肌肉，故诸湿肿满等证，虚实皆属于脾）；诸热瞀瘛，皆属于火（瞀，昏闷也。瘛，抽掣也。邪热伤神则瞀，亢阳伤血则瘛，故皆属于火。然岁火不及，则民病两臂内痛，郁冒朦昧；岁水太过，则民病身热、烦心、躁悸、渴而妄冒，此又火之所以存虚实也）；诸痛痒疮，皆属于心（热甚则痛，热微则痒。心属火，其化热，故疮疡皆属于心也。然赫曦之纪，其病疮疡，心邪盛也；太阳司天，亦发为痈疡，寒水胜也。火盛则心实，水胜则心虚，于此可见）；诸厥固泄，皆属于下（厥，逆也。厥有阴阳二证，阳衰于下，则为寒厥；阴衰于下，则为热厥。固，前后不通也。阴虚则无气，无气则清浊不化，寒闭也；火盛则水亏，水亏则精液干涸，热结也。泄，二阴不固也。命门火衰，则阳虚失禁，寒泄也；命门水衰，则火迫注遗，热泄也。下，肾也。盖肾居五脏之下，为水火阴阳之宅，开窍于二阴，故诸厥固泄，皆属于下）；诸痿喘呕，皆属于上（痿有筋痿、脉痿、骨痿、肉痿之辨，故曰“诸痿”。凡肢体痿弱，多在下部，而曰“属上”者，如五脏使人痿者，因肺热叶焦，发为痿躄也；肺居上焦，故属于上。气急曰“喘”，病在肺也。吐而有物有声曰“呕”，病在胃口也。逆而不降，是皆上焦之病）；诸禁鼓栗，如丧神守，皆属于火

（禁，噤也。寒厥咬牙曰“禁”。鼓，鼓颔也。栗，战也。凡病寒战，而精神不能主持，如丧失神守者，皆火之病也。然火有虚实之辨，若表里热甚而外生寒栗者，所谓热极生寒，重阳必阴也。心火热甚，亢极而战，反兼水化制之，故为寒栗者，皆言火之实也。若阴盛阳虚而生寒栗者，阳虚畏外寒，阴胜则为寒，寒则真气去，去则虚，虚则寒搏于皮肤之间，皆言火之虚也。有伤寒将解而为战汗者，其人本虚，是以作战。有痎疟之为寒栗者，疟之发也，始则阳并于阴，既则阳复阴仇，并于阳则阳胜，并于阴则阴胜，阴胜则寒，阳胜则热。更寒更热，更实更虚也。由此观之，可见诸禁鼓栗，虽皆属火，必有虚实之分耳）；诸痉项强，皆属于湿（痉，风强病也。项为足之太阳，湿兼风化，而侵寒水之经，湿之极也。然太阳所至，为屈伸不利；太阳之复，为腰脽反痛；屈伸不便者，是又为寒水反胜之虚邪矣）；诸逆冲上，皆属于火（火性炎上，故诸逆冲上者，皆属于火。然诸脏诸经，皆有逆气，则其阴阳虚实有不同矣。其在心、脾、胃者，太阴所谓“上走心为噫”者。阴盛而上走于阳明，阳明络属心，故曰“上走心为噫”也。有在肺者，肺苦气上逆也；有在脾者，足太阴厥气上逆，则霍乱也；有在肝者，肝脉若搏，令人喘逆也；有在肾者，少阴所谓“呕咳上气喘者，阴气在下，阳气在上，诸阳气浮，无所依从”也。有在奇经者，如冲脉为病，逆气里急；督脉生病，从少腹上冲心而痛，不得前后，为冲疝也。凡此者，皆诸逆冲上之病，虽诸冲上皆属于火，但阳盛者火之实，阳衰者火之虚，治分补泻，于此详之）；诸胀腹大，皆属于热（热气内盛者，在肺则胀于上，在脾胃则胀于中，在肝肾则胀于下。此以火邪所至，乃为烦满，故曰“诸胀腹大，皆属于热”。如岁火太过，民病胁支满；少阴司天，肺䐜，腹大满，膨膨而喘咳；少阳司天，身热胕肿，腹满仰息之类，皆实热也。然岁水太过，民病腹大胫肿；岁火不及，民病胁支满，少腹大。流衍之纪，其病胀。水郁之发，善厥逆，痞坚腹胀。太阳之胜，腹满食减；阳明之复，为腹胀而泄。又如适寒凉者胀，脏寒生满病，胃中寒则胀满，是皆言热不足，寒有余也。腹满不减，减不足言，须当下之，宜与大承气汤，言实胀也；腹胀时减，复如故，此为寒，当与温药，言虚胀也。治此者，不可不察也）；诸躁狂越，皆属于火（躁，烦躁不宁也。狂，狂乱也。越，失常度也。热盛于外，则肢体躁扰；热盛于内，则神志躁烦。盖火入于肺则烦，火入于肾则躁。烦为热之轻，躁为热之甚耳。如少阴之胜，心下热，呕逆躁烦；少阳之复，心热躁烦，便数憎风之类，是皆火胜之躁也。然有所谓阴躁者，如岁水太过，寒气流行，邪害心火，民病心热、烦心、躁悸、阴厥、谵妄之类，阴之胜也，是为阴盛发躁，名曰“阴躁”。凡内热而躁者，有邪之热也，病多属火；外热而躁者，无根之火也，病多属寒。此所以热躁宜寒，阴躁宜热也。狂，阳病也。邪入于阳则狂，重阳者狂。如赫曦之纪，血流狂妄之类，阳狂也。然复有虚狂者，如悲哀动中则伤魂，魂伤则狂妄不精；喜乐无极则伤魄，魄伤则狂，狂者意不存人。阳重脱者阳狂，石之则阳气虚，虚则狂，是狂亦有虚实，补泻不可误用也）；诸强暴直，皆属于风（暴，猝也。强直，筋病，强劲不柔和也。肝主筋，其化风。风气有余，如木郁之发，善暴僵仆之类，肝邪实也；风气不足，如委和之纪，其动緛戾拘缓之类，肝气虚也。此皆肝木本气之化，故曰“属风”，非外来虚风、八风之谓。凡诸病风而筋为强急者，正以风位之下，金气乘之，燥逐风生，其燥益甚，治宜补阴以制阳，养营以润燥，故曰“治风先治血，血行风自灭”，此最善之法也。设误认为外感之邪，而用疏风愈风等剂，则益燥其燥，非惟不能去风，而适所以致风矣）；诸病有声，鼓之如鼓，皆属于热（鼓之如鼓，胀而有声也。为阳气所逆，故属于热。然胃中寒则腹胀，肠中寒则肠鸣飧泄，中气不足，肠为之苦鸣，此又皆寒胀之有声者也）；诸病胕肿，疼酸惊骇，皆属于火（胕肿，浮肿也。胕肿疼酸者，阳实于外，火在经也。惊骇不宁者，热乘阴分，火在脏也。故如少阴、少阳司天，皆为疮疡、胕肿之类，是火之实也。然伏明之纪，其发痛；太阳司天为胕肿，身后痈；太阴所至为重胕肿；太阳在泉，寒复内余则腰尻、股胫、足膝中痛之类，皆以寒湿之胜，而为肿为痛，是又火之不足也。至于惊骇，虚实亦然。如少阴所至为惊骇，君火盛也。若委和之纪，其发惊骇；阳明之复，亦为惊骇，此又以木衰金胜，肝胆受伤，火无生气，阳虚所致，当知也）；诸转反戾，水液混浊，皆属于热（诸转反戾，转筋拘挛也。水液，小便也。热气燥烁于筋，则挛瘛为痛，火主燔灼、燥动故也。小便混浊者，天气热则水混浊，寒则清洁，水体清而火体浊故也；又如清水为汤，则自然浊也，此所谓“皆属于热”，宜从寒者是也。然其中亦各有虚实之不同者，如伤暑霍乱而为转筋之类，宜用甘凉调和等剂，清其亢烈之火者，热之属也；如感冒非时风寒，或因暴雨之后，湿毒中脏而为转筋霍乱，宜用辛温等剂，理中气以逐阴邪者，寒之属也。大抵热甚者，必多烦躁焦渴；寒甚者，必多厥逆畏寒。故太阳之至为痉；太阳之复为腰脽反痛，屈伸不便；水郁之发为大关节不利，是皆阳衰阴胜之病也。水液之浊，虽为属火；然思虑伤心，劳倦伤脾，色欲伤肾，三阴损亏者多有是病；又中气不足，溲便为之变，则阴阳盛衰，又未可尽为实热）；诸病水液，澄澈清冷，皆属于寒（水液者，上下所出皆是也。水体清，其气寒，故凡或吐或利，水谷不化而澄澈清冷者，皆得寒水之化。如秋冬寒冷，水必澄清也）；诸呕吐酸，暴注下迫，皆属于热（胃膈热甚则为呕，火气炎上之象也。酸者，肝木之味也，心火盛制金，不能平木，则肝木自甚，故为酸也。暴注，卒暴注泄也。肠胃热甚而传化失常，火性疾速，故如是也。下迫，后重里急。迫，痛也。火性急速而能燥物故也，是皆就热为言，亦属暴病故耳。或有属虚、属寒、属湿，又当久病，宜临病而察之，不可“扪籥以为日”也）。

【秦按】此章论疾病之机要也。中医论病理，注重于因。因者，风寒暑湿之类。风之性劲强扬厉，寒之性收敛凝涩，暑之性热而耗，湿之性寒而着。能明各因之性，则举其因而理在其中，亦可举极繁而归于极简。此病机之成立，殆即以此为标准也。故《内经》又曰：谨守病机，各司其属，有者求之，无者求之，盛者责之，虚者责之。凡或有或无，皆谓之机，有者言其实，无者言其虚。求之者，求有无之本也。夫大寒而甚，热之不热，是无火也。大热而甚，寒之不寒，是无水也。内格呕逆，食不得入，是有火也。病呕而吐，食入反出，是无火也。暴速注下，食不及化，是无水也。溏泄而久，止发无恒，是无火也。故心盛则生热，肾盛则生寒。肾虚则寒动于中，心虚则热收于内。热之不及，责心之虚；寒之不久，责肾之少。研究病机，端宜反复辨其虚实，勿以一字印定视之。所谓规矩准绳，匠氏之法，一隅三反，巧则在人。得此旨者，惟王太仆而已。虽然，三消为热病矣，而有移寒于肺之证。厥逆为寒病矣，而有热深厥深之证。病非单纯，自不能以片面判断。但三消毕竟以热为多，厥逆毕竟以寒为多，则直指属寒属热，亦无不可。倘以言寒而认为纯寒，以言热而认为纯热，率以十九条为绝对之评判，则不免失《内经》之本旨。

十九条中，遗阙"燥"字，故《原病式》增诸涩、枯、涸、干、劲、皴揭，皆属于燥一条。并申之曰：物湿则滑泽，干则涩滞，燥湿相反故也。如遍身中外燥滞，皆属燥经之化。或麻者，亦由于涩，水液衰少而不通利也。枯者，不荣。涸，无水液。干，不滋润。劲，不和柔。皴揭者，皮肤启裂。以燥金主于紧敛也。今按燥为火之余气，故《易》曰："燥万物者，莫熯乎火。"而燥非特为火，如呕吐汗下太过，亦能致之，总由津液水血不充也。是以治火可用苦寒，治燥必用甘寒；火郁可以发，燥胜必用润；火可以直折，燥必用濡养，二者截然不谋。《内经》既以六气为主，“燥”字自应充补，惟不必泥秋金之气化也。又遗“暑”字，暑即是热也。《内经》云：热气大来，火之胜也。阳之动，始于温，盛于暑。盖在天为热，在地为火，其性为暑也。王潜斋谓“暑热并非二气”，或云“暑必兼湿者”，误。暑湿原二，虽易兼感，实非暑中必定有湿。譬如暑与风亦多兼感，岂可谓暑中必兼风耶？其言最畅，是则经文虽遗“暑”，正复不须蛇足矣。余著有《内经病机十九条之研究》，分分析研究、合并研究两纲外，摭采各家学说，可以参考。

五、阴阳发病

【语译】阳气者，若天与日，失其所，则折寿而不彰（此发明阳气之本也。日不明则天为阴晦，阳不固则人为夭折，皆阳气之失所也）。故天运当以日光明（天不自明，明在日月；月体本黑，得日乃明，此天运必以日光明也。日，即阳也。阳，即明也。阳之所在，明必随之；明之所及，阳之至耳。阳明一体，本无二也。然阳在午则为昼，而日丽中天，著有象之神明，离之阳在外也；阳在子则为夜，而火伏水中，化无形之元气，坎之阳在内也。君火以明，相火以位，曰君曰相，无非阳气之所在。苟或失序，欲保天年，其可得乎）。是故阳因而上，卫外者也。欲如运枢，起居如惊，神气乃浮（此下言阳气不固者，四时之邪，皆得以伤之也。清阳为天，包覆万物，故固于上而卫于外。人之卫气，亦犹是也。欲其如运枢周旋，不已不息。若举动躁妄，则神气浮越，即不能固其阳气也，邪乃侵之）。因于寒，体若燔炭，汗出而散（感寒邪则发热，得汗而解）。因于暑，汗，烦则喘喝，静则多言（暑有阴、阳二证，阳证因于中热，阴证因于中寒。但感在夏至之后者，皆谓之暑耳。暑有热中之凉气，非尽热也。暑伤于阳者，汗出烦躁，为喘，为大声呼喝；若其静者，亦不免于多言。盖邪伤于阴，精神内乱，故言无伦次也。故曰：静而得之为中暑，动而得之为中热）。因于湿，首如裹，湿热不攘，大筋緛短，小筋弛长。緛短为拘，弛长为痿（湿之中人，有内外上下之辨。湿伤外者，雨雾阴湿之属也；湿伤内者，酒浆乳酪之属也。湿在上，则首如裹，谓若以物蒙裹然者。凡人行瘴雾之中，及酒多之后，觉胀壅头面，即其状也。湿热，湿郁成热也。攘，退也。湿热不退而下及肢体，大筋受之则血伤，故为緛短；小筋受之则柔弱，故为弛长。緛短，故拘挛不伸；弛长，故痿弱无力）。因于气，为肿，四维相代，阳气乃竭（气，指风气也。风胜则浮，故为肿也。四肢为诸阳之本，胃气所在，病盛而至于四维相代，即内闭九窍、外壅肌肉，卫气解散之谓也）。阴者，藏精而起亟也；阳者，卫外而为固也（人有阴阳，阳主外而为卫，所以固气也；阴主内而藏精，所以起亟也。阴内阳外，气欲和平，不和则病矣。亟，即“气”也，精化为气，藏精起气之谓也）。阴不胜其阳，则脉流薄疾，并乃狂（薄，气相迫也。疾，急数也。并者，阳邪入于阳分，谓重阳也。阴不胜阳，则阳邪盛，故当为阳脉、阳证之外见者如此）。阳不胜其阴，则五脏气争，九窍不通（邪在阴分，则脏气不和，故有所争。上七窍，五官也；下二窍，二阴也。九窍之气，皆属于脏。阳不胜阴，则阴邪盛，故当为阴病之内见者如此）。是以圣人陈阴阳，筋脉和同，骨髓坚固，气血皆从（陈阴阳，犹言铺设得所，不使偏胜也。故于筋脉骨髓，无不和调，气血皆从，从则顺矣）。如是，则内外调和，邪不能害，耳目聪明，气立如故（耳目聪明，以九窍之要者言，神气之全可知也。人受天地之气以立命，故曰气立。阴阳和而气立如故也）。风客淫气，精乃亡，邪伤肝也（此下四节，皆失调和之道，所以为筋骨、气血之病也。淫气者，阴阳之乱气也。表不和则风邪客之，风木生火，淫气化热，热则伤阴，精乃消亡。风气通于肝，故必先伤肝也。然气为百病之始，故凡病因于外而内连五脏者，皆由乎风也）。因而饱食，筋脉横解，肠澼为痔（此下三节，皆兼上文“风客淫气”而言也。风气既淫于外，因而饱食，则随客阳明，必肠胃横满，横满则有损伤，故筋脉弛解，病为肠澼为痔，而下痢脓血也）；因而大饮则气逆（酒挟风邪，则因辛走肺，故肺布叶举，而气逆上奔也）；因而强力，肾气乃伤，高骨乃坏（高骨，腰之高骨也，凡因风强力者，其伤在骨，骨伤则肾气亦伤，肾主骨也。若强力入房，尤伤精髓。髓者，骨之充。骨者，髓之府。精髓耗伤，故高骨坏而不为用）。凡阴阳之要。阳密乃固（阳为阴之卫，阴为阳之宅。必阳气闭密于外，无所妄耗，则邪不能害，而阴气完固于内，此培养阴阳之要也）。两者不和，若春无秋，若冬无夏，因而和之，是谓圣度（两，阴阳也。不和，偏病也）。故阳强不能密，阴气乃绝（强，亢也。孤阳独用，不能固密，则阴气耗而竭绝矣）。阴平阳秘，精神乃治（平，即静也。秘，即固也。人生所赖，惟精与神。精以阴生，神从阳化，故阴平阳秘，则精神治矣）；阴阳离决，精气乃绝（决，绝也。有阳无阴则精绝，有阴无阳则气绝。两相离决，非病则亡。正以见阴阳不可偏废也）。

【秦按】此章论阴阳二气之发病也。阳主外卫，阴主内荣。阳不固，则六淫之邪得以外袭；阴不固，则五脏之气因而内争。外袭而传舍，内争而溃乱。淫泆变化，乃至不可胜数。《内经》称虚邪之中人，始于皮肤；皮肤缓则腠理开，开则邪从毛发入；入则抵深，深则毛发立，毛发立则淅然，故皮肤痛。留而不去，则传舍于络脉，在络之时，痛于肌肉。其痛之时息，大经乃代。留而不去，传舍于经，在经之时，洒淅喜惊。留而不去，传舍于输，在输之时，六经不通，四肢则肢节痛，腰脊乃强。留而不去，传舍于伏冲之脉，在伏冲之时，体重身痛。留而不去，传舍于肠胃，在肠胃之时，贲响腹胀，多寒则肠鸣飧泄，食不化；多热，则溏出糜。留而不去，传舍于肠胃之外，募原之间，留著于脉，稽留而不去，息而成积。乃外邪传变之一例也。虽然，阳在外而为阴之使，阴在内而为阳之守。欲保阴阳之平，须知二气互抱之根。阴平阳秘，精神乃治；阴阳离决，精气乃绝，尤为《内经》之本旨。

六、情志发病

【语译】百病之生于气也（气之在人，和则为正，不和则为邪，故百病皆生于气也）。怒则气上，喜则气缓，悲则气消，恐则气下，寒则气收，炅则气泄，惊则气乱，劳则气耗。思则气结，九气不同。怒则气逆，甚则呕血及飧泄，故气上矣（怒，肝志也。怒动于肝，则气逆而上，气逼血升，故甚则呕血。肝木乘脾，故为飧泄。肝为阳中之阴，气发于下，故气上矣。下乘则飧泄，上犯则食而气逆也）。喜则气和志达，营卫通利，故气缓矣（气脉和调，则志畅达。营卫通利，故气徐缓。然喜盛则气过于缓而渐至涣散，故喜则气下。又喜乐者，神惮散而不藏也）。悲则心系急，肺布叶举，而上焦不通，营卫不散，热气在中，故气消矣（悲生于心则心系急，上走肺则肺叶举，故精气升于肺则悲也。心肺俱居膈上，故为上焦不通。肺主气而行表里，故为营卫不散。悲哀伤气，故气消矣）。恐则精却，却则上焦闭，闭则气还，还则下焦胀，故气不行矣（恐惧伤肾则伤精，故致精却。却者，退也。精却则升降不交，故上焦闭。上焦闭则气归于下，病为胀满而气不行，故曰恐则气下也。又曰，忧愁者，气闭塞而不行。恐惧者，神荡惮而不收）。寒则腠理闭，气不行，故气收矣（腠，肤腠也。理，肉理也。寒束于外则玄府闭密，阳气不能舒达，故收敛于中而不得散也）；炅则腠理开，营卫通，汗大泄。故气泄矣（热则气通，故腠理开。阳从汗散，故气亦泄）。惊则心无所倚，神无所归，虑无所定，故气乱矣（大惊卒恐，则神志散失，血气分离，阴阳破散，故气乱矣）。劳则喘息汗出，外内皆越，故气耗矣（疲劳过度则阳分动于阴分，故上奔于肺而为喘，外达于表而为汗。阳动则散，故内外皆越而气耗矣）。思则心有所存，神有所归，正气留而不行，故气结矣（思之无已则系恋不释，神留不散，故气结也）。

【秦按】此章论情志之发病也。七情者，即五志也。五志之外，尚余者三，总之曰喜、怒、思、忧、恐、惊、悲、畏。其目有八，不止七也。然情虽有八，无非出于五脏。如心在志为喜，肝在志为怒，脾在志为思，肺在志为忧，肾在志为恐，此五脏五志之分属也。至若五志有互通为病者，如喜本属心，而有曰肺喜乐无极则伤魄，是心肺皆主于喜也。盖喜生于阳，而心肺皆为阳脏，故喜出于心而移于肺，所谓多阳者多喜也。又若怒本属肝，而有曰胆为怒者，以肝胆相为表里，肝气虽强而取决于胆也。有曰血并于上，气并于下，心烦惋善怒者，以阳为阴胜，故病及于心也。有曰肾盛怒而不止则伤志，有曰邪客于足少阴之络，令人无故善怒者，以怒发于阴而侵乎肾也。是肝、胆、心、肾四脏，皆能病怒，所谓多阴者多怒，亦曰阴出之阳则怒也。又若思本属脾，而此曰思则心有所存，神有所归，正气留而不行，故气结矣，盖心为脾之母，母气不行则病及其子，所以心、脾皆病于思也。又若忧本属肺，而有曰心之变动为忧者，有曰心小则易伤以忧者，盖忧则神伤，故伤心也；有曰精气并走于肝则忧者，肝胜而侮脾也；有曰脾忧愁而不解则伤意者，脾主中气，中气受抑则生意不伸，故郁而为忧，是心、肺、脾、肝四脏皆能病于忧也。又若恐本属肾，而有曰恐惧则伤心者，神伤则恐也；有曰血不足则恐，有曰肝虚则恐者，以肝为将军之官，肝气不足则怯而恐也；有曰恐则脾气乘矣，以肾虚而脾胜之也；有曰胃为气逆，为哕为恐者，以阳明土胜，亦伤肾也，是心、肾、肝、脾、胃五脏，皆主于恐，而恐则气下也。五志互病之辨，既详如此。尚有病悲者，曰肝悲哀动中则伤魂，悲伤于肝也；又曰精气并于肺则悲，又曰悲则肺气乘矣，亦金气伤肝也；有曰心虚则悲，有曰神不足则悲，有曰悲哀太甚则胞络绝，胞络绝则阳气内动，发则心下崩，数溲血者，皆悲伤于心也，此肝、肺、心三脏皆病于悲，而气为之消也。有病为惊者，曰东方色青，入通于肝，其病发惊骇，以肝应东方风木，风主震动而连乎胆也；有曰阳明所谓甚则厥，闻木音则惕然而惊者，肝邪乘胃也；有曰惊则心无所倚，神无所归者，心神失散也，此肝、胆、胃、心四脏皆病于惊，而气为之乱也。又有病为畏者，曰精气并于脾则畏，盖并于脾则伤肾，畏由恐而生也。由此言之，是情志之伤，诚五脏各有所属，然求其所由，则无不从心而发，故曰心怵惕思虑则伤神，神伤则恐惧自失，忧愁恐惧则伤心，悲哀忧愁则心动，心动则五脏六腑皆摇。可见心为五脏六腑之大主，而总统魂魄，兼该志意。故忧动于心则肺应，思动于心则脾应，怒动于心则肝应，恐动于心则肾应。此所以五者，惟心所赐也。设能善养此心，而居处安静，无为惧惧，无为欣欣，婉然从物而不争，与时变化而无违，则志意和，精神定，悔怒不起，魂魄不散，五脏俱安，邪亦安从而犯我哉！

七、五味发病

【语译】五味入口，各有所走，各有所病。酸走筋，多食之，令人癃；咸走血，多食之，令人渴；辛走气，多食之，令人洞心；苦走骨，多食之，令人变呕；甘走肉，多食之，令人悗心。盖谓酸入于胃，其气涩以收，上之两焦，弗能出入也（谓上、中二焦涩结不舒也）。不出即留于胃中，胃中和温，则下注膀胱。膀胱之胞薄以懦，得酸则缩，绻约而不通，水道不行，故癃（绻，不分也。约，束也。癃，小水不利也。味过于酸，则上之两焦弗能出入。若留于胃中，则为吞酸等疾。若胃中温和不留，则下注膀胱，膀胱得酸则缩，故为癃也）。阴者，积筋之所终也，故酸入而走筋矣（阴者，阴器也。积筋者，宗筋之所聚也。肝主筋，其味酸，故内为膀胱之癃，而外走肝经之筋也。酸走筋，筋病无多食酸）。咸入于胃，其气上走中焦，注于脉，则血气走之，血与咸相得则凝，凝则胃中汁注之，注之则胃中竭，竭则咽路焦，故舌本干而善渴。血脉者，中焦之道也，故咸入而走血矣（血为水化，咸亦属水，咸与血相得，故走注血脉。若味过于咸，则血凝而结，水液注之，则津竭而渴。然血脉必作于中焦，故咸入中焦而走血。咸走血，血病毋多食咸）。辛入于胃，其气走于上焦。上焦者，受气而营诸阳者也。姜、韭之气熏之，营卫之气，不时受之，久留心下，故洞心。辛与气俱行，故辛入而与汗俱出（洞心，透心若空也。营诸阳，营养阳分也。辛味属阳，故走上焦之气分。过于辛则开窍而散，故为洞心，为汗出。辛走气，气病无多食辛）。苦入于胃，五谷之气，皆不能胜苦。苦入下脘，三焦之道，皆闭而不通，故变呕。齿者，骨之所终也。故苦入而走骨，故入而复出，知其走骨也（苦味，性坚而沉，故走骨。味过于苦，则抑遏胃中阳气，不能运化，故五谷之气不能胜之，三焦之道闭而不通，所以入而复出，其变为呕。又如齿，为骨之所终。苦通于骨，内不能受，其气复从口齿而出，正因其走骨也。苦走骨，骨病无多食苦）。甘入于胃，其气弱小，不能上至于上焦，而与谷留于胃中者，令人柔润者也。胃柔则缓，缓则虫动，虫动则令人悗心。其气外通于肉，故甘走肉（甘性柔缓，故其气弱小，不能至于上焦。味过于甘，则与谷气留于胃中，令人柔润而缓。久则甘从湿化，致生诸虫，虫动于胃，甘缓于中，心当悗矣。悗，闷也。甘入脾，脾主肉，故甘走肉也。甘走肉，肉病无多食甘）。

【秦按】此章论五味之发病也。夫天食人以五气，地食人以五味，本赖以营养脏腑。然得其平则和而贵，失其平则偏而胜。所谓气增而久，夭之由也。尝考《内经》之论五味，曰：心欲苦，肺欲辛，肝欲酸，脾欲甘，肾欲咸者，言其所合，脏得之而遂其性也。曰：多食咸则脉凝泣而色变，多食苦则皮槁而毛拔，多食辛则筋急而爪枯，多食酸则肉胝䐢而唇揭，多食甘则骨痛而发落者，言其所伤，脏得之而逆其性也。盖五脏各有其性，五味各有其用。用之适宜，以生以化。用之违道，以消以亡。故知五味之能养，应知五味之能伤，更应知五味之能救其所伤。如曰：肝欲散，急食辛以散之，用辛补之，酸泻之。心欲耎，急食咸以耎之，用咸补之，甘泻之。脾欲缓，急食甘以缓之，用甘补之，苦泻之。肺欲收，急食酸以收之，用酸补之，辛泻之。肾欲坚，急食苦以坚之，用苦补之，咸泻之。以五味调养五脏，精且细矣。推此而论六淫之治，亦莫不然。如风淫于内，治以辛凉，佐以苦甘，以甘缓之，以辛散之；热淫于内，治以咸寒，佐以甘苦，以酸收之，以苦发之；湿淫于内，治以苦热，佐以酸淡，以苦燥之，以淡泄之；火淫于内，治以咸冷，佐以苦辛，以酸收之，以苦发之；燥淫于内，治以苦温，佐以甘辛，以苦下之；寒淫于内，治以甘热，佐以苦辛，以咸泻之，以辛润之，以苦坚之，皆不易之法也。故余著《药物学讲义》，教有志药物者，先辨其气味，再论其功效。

八、六经发病

【语译】二阳之病发心脾，有不得隐曲，女子不月（二阳，阳明也，为胃与大肠二经。然大肠、小肠皆属于胃，此节所言，则独重在胃耳。盖胃与心，母子也。人之情欲，本以伤心，母伤则害及其子。胃与脾，表里也。人之劳倦，本以伤脾，脏伤则病连于腑，故凡内而伤精，外而伤形，皆能病及于胃，此二阳之病所以发于心脾也。不得隐曲，阳道病也。宗筋会于气街，而阳明为之长，既病则阳道外衰，故为“不得隐曲”。其在女子当为不月，亦其候也）。其薄为风消，其传为息贲者，死不治（风，木气也。消，枯瘦也。贲，急迫也，阳明受病，久而传变，则木邪胜土，故肌体风消；胃病则肺失所养，故气息奔急。气竭于上，由精亏于下，败及五脏，故死不治）。三阳为病，发寒热，下为痈肿，及为痿厥腨痟（三阳，太阳也，为膀胱、小肠二经。三阳为表，故病发寒热，及为痈肿。足太阳之脉，从头下背，贯臀入腘，循腨抵足，故其为病则足膝无力曰“痿”，逆冷曰“厥”，足肚酸疼曰“腨痟”也）。其传为索泽，其传为㿗疝（阳邪在表为热，则皮肤润泽之气必皆消散，是为索泽也。㿗疝者，小腹控睾而痛也）。一阳发病，少气，善咳，善泄（一阳，少阳也，为胆与三焦二经。胆属风木，三焦属相火。其为病也，壮火则食气伤肺，故为少气，为咳；木强则侮土，故善泄）。其传为心掣，其传为膈（心为君火，而相火上炎则同气相求，邪归于心。心动不宁，若有所引，名曰“心掣”。又“其传”者，以木乘土，脾胃受伤，乃为膈证）。二阳一阴发病，主惊骇，背痛，善噫，善欠，名曰风厥（二阳，胃与大肠也。一阴，肝与心主也。肝、胃二经，皆主惊骇。背痛者，手、足阳明之筋皆挟脊也。噫，嗳气也，其主在心。欠，呵欠也，虽主于肾，又足阳明病为数欠。肝与心包风热为邪，而阳明受之，故病名风厥）。二阴一阳发病，善胀，心满，善气（二阴，心与肾也。一阳，胆与三焦也。胆经邪胜则侮脾，故善胀。肾经邪胜则乘心，故心满。三焦病则上下不行，故善气也）。三阳三阴发病，为偏枯痿易，四肢不举（三阳，膀胱、小肠也。三阴，脾、肺也。膀胱之脉，自头背下行两足。小肠之脉，自两手上行肩胛。且脾主四肢，肺主诸气。四经俱病，故当为偏枯，为痿易，为四肢不举。痿易者，痿弱不支，左右相掉易也）。

【秦按】此章论三阴三阳经之发病也。经病有二，一言其性，因其本性而病。如少阳之上，火气主之。是少阳之性属于热，热能耗散，故病少气。太阴之上，温气主之。是太阴之性属于阴，阴者重著，故病四肢不举是也。一言其界，因其分疆而病。如手太阴脉从肺系横出腋下，下循臑，下肘中，循臂内，则为肺胀满喘咳，缺盆中痛，交两手而瞀；手阳明脉从缺盆上颈贯颊，入下齿中，则为齿痛颈肿是也。不言太阳、阳明、少阳、太阴、少阴、厥阴，而称一阴、二阴、三阴、一阳、二阳、三阳者，自生理言，则有内外。自性质言，则有太少。若更议感证，则自外而受，必先于表，以次传舍，方及于里。故《伤寒论》之次序，反以太阳居首，厥阴殿后也。能晓乎此，则虚实寒热之来，虽不一其病，而经署分明，统辖在我，不难从经气决之。

九、十二经终

【语译】十二经脉之终（十二经脉，即十二脏之气也。终者，气尽之谓）。太阳脉之终也，戴眼、反折、瘛疭，其色白，绝汗乃出，出则死矣（戴者，戴于上也，谓目睛仰视而不能转也。反折，腰脊反张也。瘛者，筋之急也。瘲者，筋之缓也。绝汗者，暴出如油不能收也。足太阳之脉，起于目内眦，上额交巅，入络脑，下项，挟脊，抵腰中，下至足之小趾。手太阳之脉，起于小指之端，循臂上肩。其支者，循颈上颊，至目之外眦，故其为病如此）。少阳终者，耳聋，百节皆纵，目睘绝系，绝系一日半死。其死者，色先青白，乃死矣（手足少阳之脉，皆入于耳中，亦皆至于目锐眦，故为耳聋、目睘也。睘者，直视如惊貌。因少阳之系绝，不能旋转，故若此也。胆者，筋其应。少阳气绝，故百节皆纵也。木之色青，金之色白，金木相贼，则青白先见。此少阳之死候也）。阳明终者，口目动作，善惊，妄言，色黄，其上下经盛，不仁，则终矣（手足阳明之脉，皆挟口入目，故为口目动作而牵引歪斜也。闻木音则惕然而惊，是阳明善惊也。詈骂不避亲疏，是阳明妄言也。黄者，土色外见也。上下经盛，谓头颈手足阳明之脉，皆躁动而盛，是胃气之败也。不知疼痛，谓之不仁，是肌肉之败也。此皆阳明气竭之候）。少阴终者，面黑，齿长而垢，腹胀闭，上下不通而终矣（手少阴气绝则血败，足少阴气绝则色如炲，面黑故也。肾主骨，肾败则骨败，故齿根不固，长而垢也。手少阴之脉，下膈，络小肠。足少阴之脉，络膀胱，贯肝膈，故为腹胀闭，上下不通，则心肾隔绝，此少阴之终也）。太阴终者，腹胀闭，不得息，善噫善呕。呕则逆，逆则面赤；不逆则上下不通，不通则面黑，皮毛焦而终矣（足太阴脉，入腹属脾，故为腹胀闭；手太阴脉，上膈属肺，而主呼吸，故为不得息。胀闭则升降难，不得息则气道滞，故为噫为呕。呕则气逆于上，故为面赤；不逆则痞塞于中，故为上下不通。脾气败则无以制水，故黑色见于面；肺气败则治节不行，故皮毛焦而终矣）。厥阴终者，中热，嗌干，善溺，心烦，甚则舌卷、卵上缩而终矣（手厥阴心主之脉，起于胸中，出属心包络，下膈，历络三焦；足厥阴肝脉，循喉咙之后，上入颃颡，其下者，循股阴，入毛中，过阴器，故为中热、嗌干、善溺、心烦等病。又舌者，心之苗也。肝者，筋之合也。筋者，聚于阴器而脉络于舌本，故甚则舌卷卵缩，而厥阴之气终矣）。

【秦按】此章论十二经脉之终也。手足六经，各分表里，是为十二。十二经之终者，表里之气败也。《内经》又谓：手太阴气绝，则皮毛焦。太阴者，行气温于皮毛。气不荣，则津液去，皮节爪枯毛折矣。手少阴气绝则脉不通，血不流，髦色不泽，血先死而面黑如漆柴矣。足太阴气绝，则脉不荣肌肉。唇舌者，肌肉之本。脉不荣则肌肉耎，舌萎，人中满而唇反矣。足少阴气绝，则骨枯。少阴者，伏行而濡骨髓。骨不濡则内不能著，骨肉不相亲则肉软却，齿长垢，发无泽矣。足厥阴气绝，则筋绝。肝者，筋之合。筋者，聚于阴器而脉络舌本。脉弗荣则筋急，引舌与卵，唇青舌卷卵缩矣。又谓，五阴气俱绝则目系转，转则目运，为志先死，远一日半死矣。六阳气绝，则阴与阳相离，离则腠理发泄，绝汗乃出。旦占夕死，夕占旦死。医之治病欲其生，病之从来有吉凶。可治不可治之间，实为研究病理者最后之一步，而不可忽视者也。

《内经》杂病学

上海秦伯未著述　如皋章鹤年校订

【概论】杂病者，指一切病证言也。考之昔贤，李杲有《杂病方论》，张景岳有《杂证谟》，彭浩有《杂病正传》，刘纯有《杂病治例》，霍应兆有《杂证全书》，徐大椿有《杂病源》，沈金鳌有《杂病源流》，盖皆于伤寒之外别树一帜。而张机《金匮要略》一书，尤为后世治杂病之准则。《灵枢·杂病》一章，尤为后世称杂病之滥觞。

近贤丁仲祜曰：有传染病焉，急慢殊归。有呼吸器病焉，险夷异趋。有消化器病焉，轻重具有千变。杂病之难治，于此可见。故其原因，其病所，务须诊断精确，使无遁情。程钟龄曰：人身之病，不离乎内伤外感。风寒暑湿燥火，外感也；喜怒忧思悲恐惊，与阴虚、阳虚、伤食，内伤也。总计之，共一十九字，而千变万化之病，于以出焉。实能于杂病中下提要钩玄之功夫，指示后学简捷之途径。兹将《内经》所论杂病，汇辑如下。学者能细认其证，详考其因，再读后世书，无不迎刃解矣。

一、中　风

【语译】天有八风，经有五风（经，经脉也。八风，八方之风也。五风，五脏之风也）。八风发邪，以为经风，触五脏，邪气发病（八风不得其正，则发为邪气。其中于人，则人为五经之风。特以所伤之异，故名亦异耳。风自外入，则循经而触五脏，故发病）。风之伤人也，或为寒热，或为热中，或为寒中，或为疠风，或为偏枯，或为风也。其病各异，或内至五脏六腑，其名不同（意谓风之伤人，若惟一证，及其为变，无所不至）。

风气藏于皮肤之间，内不得通，外不得泄（风寒袭于皮腠，则玄府闭封，故内不得通，外不得泄，此外感之始也）。风者，善行而数变，腠理开则洒然寒，闭则热而闷。其寒也，则衰饮食；其热也，则消肌肉，故使人解㑊而不能食，名曰寒热（寒邪伤阳，则胃气不化，故衰少饮食。热邪伤阴，则津液枯涸，故消瘦肌肉。寒热交作，真气大衰，故为解㑊不食，此明风寒之为寒热也）。风气与阳明入胃，循脉而上，至目内眦。其人肥，则风气不得外泄，则为热中而目黄；人瘦则外泄而寒，则为寒中而泣出（风寒客于阳明，则内入于胃。胃居中焦，其脉上行，系于目系。人肥则腠理致密，邪不得泄，留为热中，故目黄；人瘦则肌肤疏浅，风寒犯之，阳气易泄，泄则寒中而泣出。此明风气之变，或为热中，或为寒中也）。风气与太阳俱入，行诸脉俞，散于分肉之间，与卫气相干，其道不利，故使肌肉愤䐜而有疡；卫气有所凝而不行，故其肉有不仁也（风由太阳经入者，自背而下，凡五脏六腑之俞皆附焉，故邪必行诸脉俞而散于分肉也。分肉者，卫气之所行也。卫气昼行于阳，自足太阳始，风与真气相搏，俱行于分肉之间，故气道涩而不利，不利则风邪抟聚，故肌肉肿，愤䐜而为疮疡；或卫气不行，则体有不仁，痛痒寒热，皆有所不测焉）。疠者，有营气热胕，其气不清，故使鼻柱坏而色败，皮肤疡溃。风寒客于脉而不去，名曰疠风，或名曰寒热（风寒客于血脉，久留不去，则营气化热，皮肤胕溃，气血不清，败坏为疠，所谓脉风或为疠也）。

以春甲乙伤于风者，为肝风；以夏丙丁伤于风者，为心风；以季夏戊己伤于邪者，为脾风；以秋庚辛中于邪者，为肺风；以冬壬癸中于邪者，为肾风（此明风邪内至于脏也）。风中五脏六腑之俞，亦为脏腑之风（风中五脏六腑之俞，即十二经脏腑之风也）。各入其门户所中，则为偏风（其有不中俞穴，乘人身之偏虚处而中之，是偏著一隅，故曰偏风。若脑风、目风是。王冰谓随俞左右而偏中之，则为偏风）。非风气循风府而上，则为脑风（风府，督脉穴。自风府而上，则入脑户，故为脑风。其证项背恶寒，脑户觉冷）。风入系头。则为目风眼寒（风自脑户入系于头，则合于足之太阳。太阳之脉起于目内眦，风邪入之，故为目风，或痛或痒，或眼寒而畏风羞涩也）。饮酒中风，则为漏风（酒性温散，善开玄府。酒后中风则汗漏不止，故曰漏风，亦谓之酒风）。入房汗出中风，则为内风（内耗其精，外开腠理，风邪因乘虚入，故曰内风）。新沐中风，则为首风（沐头而中风也）。久风入中，则为肠风飧泄（久风不散，传入肠胃之中，热则为肠风下血，寒则为水谷不化而为飧泄泻利）。外在腠理，则为泄风（风在腠理，则汗泄不止，故曰泄风）。故风者，百病之长也。至其变化，乃为他病也。无常方，然致自风气也（无常方，言变化之多，而其致之者，则皆因风耳）。

五脏之风，形状不同。肺风之状，多汗恶风，色皏然白，时咳短气，昼日则瘥，暮则甚，诊在眉上，其色白（多汗者，阳受风气，开泄腠理也。恶风者，伤风恶风也。下文诸脏皆同。皏然，浅白貌。肺主气，在变动为咳。风邪迫之，故时咳短气也。昼则阳气充，故觉其瘥；暮则阳气虚，故为甚也。眉上，乃阙庭之间，肺之候也，故肺病则白色见于此）。心风之状，多汗恶风，焦绝，善怒吓，赤色，病甚则言不可快，诊在口，其色赤（焦绝者，唇舌焦燥，津液干绝也。风薄于心，则神志溃乱，故或为善怒，或为惊吓。心主舌，病甚则舌本强，故言不可快。“口”，应作“舌”。心和则舌能知味，故诊之，详拙著《读内经记》）。肝风之状，多汗恶风，善悲，色微苍，嗌干，善怒，时憎女子，诊在目下，其色青（善悲二字，疑从肺风条误录于此。足厥阴脉循喉咙之后，上入颃颡，故嗌干也。善怒，肝之志也。肝为阴中之阳，其脉环阴器，强则好色，病则妒阴，故时憎女子也。肝气通于目，故诊在目下，色当青也）。脾风之状，多汗恶风，身体怠惰，四肢不欲动，色薄微黄，不嗜食，诊在鼻上，其色黄（身体怠惰，四肢不用者，脾主肌肉四肢也。不嗜食，脾病不能化也。鼻为面王，主应脾胃，故色诊当见于鼻上）。肾风之状，多汗恶风，而庞然浮肿，脊痛不能立正，其色炲，隐曲不利，诊在肌上，其色黑（庞然，浮肿貌。风邪入肾，则输泌失职，故面浮肿。肾脉贯脊属肾，故令脊痛不能正立。炲，烟炲也。隐曲，阴道也。肾主水，故色黑如炲。肾开窍于二阴，故为隐曲不利。肌，当作䐓。䐓者，颧下也。张景岳谓肌肉本主于脾，今其风水合邪，反侮乎土，故诊在肌上，非。详《读内经记》）。胃风之状，颈多汗，恶风，食不下，膈塞不通，腹善满，失衣则䐜胀，食寒则泄，诊形瘦而腹大（胃脉从大迎前下人迎，循喉咙，入缺盆，故胃风之状，颈必多汗恶风。胃主受纳水谷，风邪居之，故饮食不下，膈塞不通。胃脉循腹里，故善满。失衣，不更衣也。若腑气不行则不特满，而且加䐜胀；饮食寒冷则不特满，而且加飧泄。胃者，肉其应，胃病故形瘦。腹者，胃所居，邪实故腹大）。首风之状，头面多汗，恶风，当先风一日则病甚，头痛不可以出内，至其风日，则病少愈（首为诸阳之会，因沐中风，则头面之皮腠疏，故多汗恶风。凡患首风者，止作无时，故凡于风气将发，必先风一日而病甚。头痛，以阳邪居于阳分，阳性先而速也。至风胜之日，气随风散故少愈）。漏风之状，或多汗，常不可单衣，食则汗出，甚则身汗，喘息，恶风，衣常濡，口干善渴，不能劳事（漏风之病，因于饮酒中风也。倘若酒行风动则多汗，酒气外充则无汗，故著一“或”字，而与别证仅云“多汗者”不同。阳胜则身热，故不可单衣，王冰所谓脾胃有风热也。《千金方》云：漏风之状，恶风多汗，少气，口干善渴，近衣则身热如火，临食则汗流如雨，骨节懈惰，不欲自劳，可引为证。张景岳以“不可单衣”为“必须衣絮”，陋甚。食入于阴，长气于阳，故食则汗出。甚则阳浮于上，故喘息。津亡于内，所以口干善渴，身不能劳也）。泄风之状，多汗，汗出泄衣上，口中干，上渍其风，不能劳事，身体尽痛则寒（泄风者，表不固也。上渍者，身半以上汗多如渍也。口中干，津液涸也。液涸则血虚，故不耐劳而身尽痛也。汗多则亡阳，故令人寒也）。

【秦按】此章论中风诸证也。《内经》言风邪所中各病，范围至广。至仲景所称之中风，即后世之伤风证。后世所称之中风，即西医之脑充血症。今将后世之所谓中风略述如下。中风分真、类二途。凡虚风外中，轻则麻痹不仁，重则瘫痪不用。其痰火内生，轻则舌强难语，重则痰壅神昏。而入手先分闭证、脱证。如牙关紧闭，两手握固，为闭；口开脾绝，手撒心绝，眼合肝绝，遗尿肾绝，鼻鼾肺绝，以及吐沫直视摇头，面赤如妆，汗出如珠，为脱。真中风虽风从外中，亦由内虚召风。其挛急偏枯，口㖞舌强，二便不爽，由风挟痰火壅塞，致营卫脉络失和。先用通关，继则养血顺气，佐以消痰清火。风闭，用桂枝、羌活；寒凝，用姜、附、桂心；热痞，用栀、芩、石膏；湿滞，用苍、朴、五苓；血瘀，用桃仁、牛膝；气滞，用木香、枳壳、青、陈；痰阻，用星、夏、浮石、牛黄。类中风，本非外风，猝然昏厥，无㖞斜偏废等证，是宜辨也。李士材以类中证条分火中、虚中、湿中、寒中、暑中、气中、食中、恶中等。《金鉴》因之。火中，即河间所谓瘫痪，多由火盛水衰，心神昏冒，筋骨不用也。虚中，即东垣所谓猝中昏愦，皆属气虚。湿中，即丹溪所谓东南湿土生痰，痰热生风，因而昏冒。寒中，体强口噤，脐腹冷痛，身寒无汗。暑中，面垢晕倒，须分阴阳，得之避暑纳凉，寒外暑内；或赤日长途，中外皆热。气中，气逆痰潮，牙关紧急，极似中风，但中风身温，中气身冷。中风脉浮，应人迎；中气脉沉，应气口。食中，醉饱后，或感寒，或恼怒，胃气不行，忽然厥逆。恶中，飞尸鬼击，卒厥客忤，肢冷口噤，此其别也。至或谓西北高寒风劲，真气空者，猝为所中，是为真中；东南卑湿酿热，真阴虚者，风自内生，虚阳上冒，亦致昏仆，是为类中，则胶柱之谈，未可深信。

二、伤　寒

【语译】今夫热病者，皆伤寒之类也。或愈或死，其死皆以六七日之间，其愈皆以十日以上者，何也（伤寒者，中阴寒杀厉之气也。世人以为寒盛于冬，中而病者，是为伤寒。实则四时皆有之，不限于冬令也）？然巨阳者，诸阳之属也（巨，大也。太阳为六经之长，统摄阳分，故诸阳皆其所属）。其脉连于风府，故为诸阳主气也（风府，督脉穴。太阳经脉覆于巅背之表，故主诸阳之气分）。人之伤于寒也，则为病热，热虽甚不死（病热，言发热也。《本经》云：体若燔炭，汗出而散，故不死。历来学者作热病解，大误）；其两感于寒而病者，必不免于死矣（表里俱受，是谓两感）。伤寒一日，巨阳受之，故头项痛，腰脊强（巨阳，足太阳也；为三阳之表，而脉连风府。故凡病伤寒者，多从太阳始。太阳之经，从头项下肩髆，挟脊抵腰中，故其为病如此。人身经络，三阳为表，三阴为里。三阳之序，则太阳为三阳，阳中之阳也；阳明为二阳，居太阳之次；少阳为一阳，居阳明之次，此三阳为表也。三阴之序，则太阴为三阴，居少阳之次；少阴为二阴，居太阴之次；厥阴为一阴，居少阴之次，此三阴为里也。其次序之数，则以内而外，故有一二三之先后者如此。邪之中人，必自外而内。邪客于皮则腠理开，开则邪入，客于络脉，络脉满则注于经脉，经脉满则入，舍于腑脏。此所以邪必先于皮毛，经必始于太阳，而后传舍三阴三阳，五脏六腑皆受病也）。二日，阳明受之，阳明主肉，其脉挟鼻，络于目，故身热目疼而鼻干，不得卧也（伤寒多发热，而独此言“身热”者，盖阳明主肌肉，身热尤甚也。邪热在胃则烦，故不得卧。余证皆本经之所及）。三日，少阳受之，少阳主胆，其脉循胁，络于耳，故胸胁痛而耳聋（邪在少阳者，三阳已尽，将入太阴，故为半表半里之经。其经脉出耳前，后下循胸胁，故为胁痛、耳聋等证）。三阳经络，皆受其病，而未入于脏者，故可汗而已（三阳为表，属腑，邪在表而未入于三阴之脏者，皆可汗而散也）。四日，太阴受之，太阴脉布胃中，络于嗌，故腹满而嗌干（邪在三阳，失于汗解，则入三阴，自太阴始也）。五日，少阴受之，少阴脉贯肾，络于肺，系舌本，故口燥舌干而渴（肾经属水，而邪热涸之，故口舌为之干渴）。六日，厥阴受之，厥阴脉循阴器而络于肝，故烦满而囊缩（六经传遍，乃至厥阴。邪热甚于阴分，故为烦满）。三阴三阳、五脏六腑皆受病，营卫不行，五脏不通，则死矣（伤寒邪在经络，本为表证，经尽气复，自当渐解。若六经传遍而邪不退，则深入于腑，腑不退，则深入于脏，故五脏六腑皆受病矣。邪盛于外，则营卫不行；气竭于内，则五脏不通，故六七日间致死也。善治此者，必不使其邪入内，亦必不使其脏气竭。知斯二者，近于道矣）。其不两感于寒者。七日，巨阳病衰，头痛少愈（邪气渐退，则正气渐复）。八日，阳明病衰，身热少愈。九日，少阳病衰，耳聋微闻。十日，太阴病衰，腹减如故，则思饮食。十一日，少阴病衰，渴止不满，舌干已而嚏。十二日，厥阴病衰，囊纵，少腹微下，大气皆去，病日已矣（所谓其愈皆十日以上如此）。治之之法，各通其脏脉，病日衰已矣。其未满三日者，可汗而已；其满三日者，可泄而已（各通其脏脉，谓当随经分治也。凡传经之邪未满三日者，其邪在表，故可以汗已；满三日者，其邪传里，故可以下。然此言表里之大体耳。按脉大浮数，病为在表，可发其汗；脉实沉数，病为在里，可下之。故曰邪虽多，但有表证而脉浮大者，犹宜发汗；曰邪虽少，但有里证而脉沉实者，即当下之。此汗下之法，但当以表里为据，有不可以执一也）。其两感于寒者，一日则巨阳与少阴俱病，则头痛口干而烦满（两感者，表里同病也。足太阳与少阴为表里，故在太阳则为头痛，在少阴则为口干烦满）；二日则阳明与太阴俱病，则腹满身热，不欲食，谵言（阳明、太阴为表里，二经同病也。谵言，妄言也。阳明病则身热谵言，太阴病则腹满不欲食）；三日则少阳与厥阴俱病，则耳聋囊缩而厥，水浆不入，不知人，六日死（少阳、厥阴表里同病也。少阳病则为耳聋，厥阴病则为囊缩而厥。至是则三阴三阳俱受病，故水浆不入，于六日之际当死也）。五脏已伤，六腑不通，营卫不行，如是之后，三日乃死，何也（谓两感传遍之后，复三日而死也，盖即六日之义）？盖阳明者，十二经脉之长也。其血气盛，故不知人，三日其气乃尽，故死矣（阳明为十二经脉之长，多气多血之经。若感于邪，邪必甚，故不知人。凡两感于邪者，三日之后，胃气乃尽，故当死也。两感者，本表里之同病，似若皆以外邪为言，而实未必有尽然者。正以内外俱伤，便是两感。今见少阴先溃于内，而太阳继之于外者，即纵情肆欲之两感也；太阴受伤于里，而阳明重感于表者，即劳倦竭力，饮食失调之两感也；厥阴气逆于脏，少阳复病于腑者，必七情不慎，疲筋败血之两感也。人知两感为伤寒，而不知伤寒之两感内外俱困，病斯剧矣）。

【秦按】此章论伤寒证状也。伤寒一病，传变无穷。《内经》仅言传经之常，而未及于变。自仲景而后，诸大家俱有名言可法。学者所当旁考而精思之。然仲景全书，其变化之迹，亦得综要言之矣。大抵伤寒证，有表寒、有里寒、有表热、有里热、有表里皆热、有表里皆寒、有表寒里热、有表热里寒。何谓表寒？伤寒初客太阳，头痛发热而恶寒者，名曰外感，《内经》所谓“体若燔炭，汗出而散”是也。阳明解肌，少阳和解，其理一也。何谓里寒？凡伤寒不由阳经传入，而直入阴经者，手足厥冷，脉微细，下利清谷，名曰中寒，仲景所谓“急温之，宜四逆汤”是也。何谓表热？凡伤于寒，则为病热，表邪壅遏，不得外泄；或荣弱卫强，自汗不解，宜“桂芍和荣，柴葛解肌”是也。何谓里热？凡伤寒渐次传里，与春温夏热证，热邪内发，皆为里热。其在太阴则津液少，少阴则咽干口燥，厥阴则消渴，仲景所谓“急下之，而用大柴胡、三承气”是也。何谓表里皆热？如伤寒阳明证，传于本腑，外而肌肉，内而胃腑，热气熏蒸，口渴谵语，此散漫之热邪未结聚，治用白虎汤，外透肌肤，内清脏腑，俾得两解，不比邪热结实，专在肠胃，可下而愈也。正伤寒有此，温热证更多有此。何谓表里皆寒？凡伤寒表受寒邪，更兼直中于里，此为两感寒证，仲景用麻黄附子细辛汤是也。何谓表寒里热？如两感之证，一日太阳与少阴同病，二日阳明与太阴同病，三日少阳与厥阴同病，三阳为寒，三阴已成热证，岂非表寒而里热乎？亦有火郁在内，更加外感于寒，亦为表寒里热之候。又有火亢已极，反兼水化，内热闭结，而外有恶寒之状者，表似寒而里实热，误投热剂，下咽即败矣。何谓表热里寒？如人本体虚寒，而外感温热之邪，此为标热本寒，清剂不宜太过。更有阴寒在下，逼其无根失守之火，发扬于上，肌肤大热，欲坐卧泥水中，表似热而里实寒，误投寒剂，入胃即危矣。伤寒变证不一，总不外表里寒热。其表里寒热之变，总不外此八言以为纲领。

若夫《伤寒论》所列六经，与《内经》热病论不同。热病论依气行之脉络言，故所著证与经脉篇义合。《伤寒论》依邪入之次序言，故所著证与经脉篇义不合。经脉三阳经皆头痛，阳明始有恶寒，而仲景乃皆入之太阳，更以胃实为正阳明；经脉嗜卧属足太阴，而仲景乃谓少阴病欲寐；经脉渴而欲饮，饥不能食，属足少阴，而仲景乃谓厥阴病消渴，饮不欲食，种种皆殊。惟少阳、太阴为近之，而亦有殊者：经脉目䀮䀮属足少阴，而仲景少阳目眩；经脉飧泄属足厥阴，而仲景三阴俱列。所以然者，经但以阴阳分表里两层，而以身之前后两侧分为三阴三阳；仲景不但分表里两层，且分表之表为太阳，表之里为少阳，里之表为太阴，里之里为少阴，里之至里为厥阴，其腑为阳明，义取递进，不取平按。故仅列热病论六经证于伤寒例，而不即引之以冠六经篇首，别自为说，以著其名同实异也。所以实异而名仍同者，以太阳等六者，古今纪阴阳之大名。《内经》六元以纪天之六气，《难经》以纪岁之六节，《脉经》以纪一日之六候，而仲景因以纪表里，其义一也。故欲穷《伤寒》六经证者，勿缠合《内经》以乱之，不可不明。

三、温　热

【语译】凡病伤寒而成温者，先夏至日者为病温，后夏至日者为病暑（寒邪中人而成温病、暑病者，其在时则以夏至前后言，在病则以热之微甚言）。热病已愈，时有所遗者，热甚而强食之，故有所遗也。若此者，皆病已衰而热有所藏，因其与谷气相薄，两热相合。治之，视其虚实，调其逆从，可使必已（病虽衰而余热未除，尚有所藏，因而强食，则病气与食气相并，两热合邪，以致留连不解，故名曰“遗”。食滞于中者病之实，脾弱不能运者病之虚，实则泻，虚则补，虚实勿失，则逆从可调，病必已矣）。当何禁之？病热少愈，食肉则复，多食则遗，此其禁也（复者，病复作。遗，则延久也。凡病后脾胃气虚，未能消化饮食，故于肉食之类，皆当从缓。但其有挟虚内馁者，又不可过于禁制，所以贵得宜也）。有病温者，汗出辄复热，而脉躁疾，不为汗衰，狂言，不能食，病名阴阳交，交者死也（汗者，阴阳之液。身热脉躁者，阳之邪。病温汗出之后，则当邪从汗解，热退脉静矣。今其不为汗衰者，乃阳胜之极，阴气不能复也，故为狂言，为不食。正以阳邪交入阴分，则阴气不守，故曰“阴阳交，交者死”也）。人所以汗出者，皆生于谷，谷生于精（谷气内盛则生精，精气外达则为汗。“于”字，语辞，详《读内经记》）。今邪气交争于骨肉而得汗者，是邪却而精胜也，精胜则当能食而不复热（惟精胜邪，所以能汗）。复热者，邪气也。汗者，精气也。今汗出而辄复热者，是邪胜也；不能食者，精无俾也（俾，使也）。病而留者，其寿可立而倾也（病气留而不退，则元气日败）。汗出而脉尚躁盛者死（凡汗后脉当迟静，而反躁盛者，阴竭而邪胜也，故病必死）。今脉不与汗相应，此不胜其病也，其死明矣。狂言者是失志，失志者死（此总五志为言也。志舍于精，精不胜邪，则五脏之志皆失，故致狂言者多死）。今见三死，不见一生，虽愈必死也（汗后辄复热，不能食者，一死；汗后脉尚躁盛者，二死；汗后而狂言失志者，三死。有此三者，则必死之候）。

肝热病者，小便先黄，腹痛，多卧，身热（此节当与脾热病条互易，详《读内经记》）。热争则狂言及惊，胁满痛，手足躁，不得安卧（热入于脏，则邪正相胜，故曰争，下同。气争于肝则肝气乱，故狂言而惊，肝病主惊骇也。肝脉布胁肋，故胁为满痛。热极则血枯筋燥，故手足躁扰）。庚辛甚，甲乙大汗，气逆则庚辛死。刺足厥阴、少阳。其逆则头痛员员（肝脉与督脉会于巅，故气逆于上则头痛员员。员员，靡定貌），脉引冲头也（此申所以头痛之故）。心热病者，先不乐，数日乃热（心者，神明之所出，邪不易犯，犯必先觉之，故热邪先入于脏，则先有不乐之兆）。热争则卒心痛，烦闷善呕，头痛面赤无汗（热与心气分争，故卒然心痛而烦闷。心火上炎，故善呕。头者，精明之府，手少阴之脉上出于面，故头痛面赤。汗为心液，心热则液亡，故无汗）。壬癸甚，丙丁大汗，气逆则壬癸死，刺手少阴、太阳。脾热病者，先头重颊痛，烦心，颜青，欲呕，身热（此节当与肝热病者对调，详《读内经记》）。热争则腰痛不可俯仰，腹满泄，两颔痛（太阴之脉，入腹，属脾络胃，故腹满而泄。阳明脉，循颐后下廉，出大迎，故两颔痛）。甲乙甚，戊己大汗，气逆则甲乙死，刺足太阴、阳明。肺热病者，先淅然厥起毫毛，恶风寒，舌上黄，身热（肺主皮毛，热则畏寒，故先淅然恶风，寒起毫毛也。肺脉起于中焦，循胃口，肺热入胃，则胃热上升，故舌上黄而身热）。热争则喘咳，痛走胸膺背，不得太息，头痛不堪，汗出而寒（热争于肺，其变动则为喘为咳。肺者，胸中之脏；背者，胸中之腑，故痛走胸膺及背，且不得太息也。喘逆在肺，气不下行，则三阳俱壅于上，故头痛不堪。热邪在肺则皮毛不敛，故汗出而寒）。丙丁甚，庚辛大汗，气逆则丙丁死。刺手太阴、阳明，出血如大豆，立已。肾热病者，先腰痛胻酸，苦渴数饮，身热（足少阴之络，贯腰脊，故先为腰痛；其脉循内踝之后，以上腨内，故为胻酸；又其直者，循喉咙，挟舌本，邪火耗伤肾阴，故苦渴数饮。肾与太阳为表里，太阳之脉从巅下背，抵腰走足，故为身热）。热争则项痛且强，胻寒且酸，足下热，不欲言（热争在表，则太阳经也。太阳之脉，别下项，故项痛而强。热争在里，则少阴经也。少阴之脉，斜走足心，挟腨内，上舌本，故为胻寒且酸、足热不言等病）。其逆则项痛员员，澹澹然（澹澹，精神短少貌）。戊己甚，壬癸大汗，气逆则戊己死。刺足少阴、太阳。诸汗者，至其所胜日汗出也（所胜日，即王日也）。诸治热病，以饮之寒水，乃刺之，必寒衣之，居止寒处，身寒而止也。

【秦按】此章论温热之证状也。考温热一病，历来医家，均以伏气为主。其根据者，为《内经》“藏于精者，春不病温”“冬伤于寒，春必病温”二文。且目精藏于肾，寒属水气，遂牵及少阴。其间亦有反对伏气者，乃指冬不藏精为阳气大泄。如冬无冰、桃李反花之类，亦觉牵强。要知《内经》冬不藏精、冬伤于寒、冬不按跻三文，同属一意。“精”字，作精气解，与汗生于谷，谷生于精之“精”同。谓因努力强用力而汗泄也。“寒”字直指病名，谓冬病伤寒，则必用辛温发汗，汗多则伤精也。而按跻，尤为与汗透泄之机会。故合三者观之，无非冬令汗泄太过，津液内亏，至春不胜和暖之温气而发病，亦即“邪之所凑，其气必虚”之旨。然则，纵有伏气亦不过发病之机，而非伏邪于内也，犹之花炮之有导火线耳。自伏气之说盛，而温病之治，竞尚凉腻。皆不明《内经》原旨，更反谓创自《内经》，岂不冤乎？至于温热病，不可作为伤寒证治，而用大汗大下。初病，憎寒发热头痛，得汗则解。温邪化热伤肺，上焦气阻，用辛凉轻剂。叶氏《温热论》云：肺主气，属卫；心主血，属营。临证者，卫之后方言气，营之后方言血。邪在卫汗之，到气方可清气，入营犹可透热转气；入血乃恐耗血动血，直须凉血散血。否则前后不循缓急之法，动手便错。且温邪而面色白者，须顾其阳气，湿胜则阳微也。虽湿邪化热后，法应清凉，然到十分之六七，不可过用寒凉，恐成功反弃，何也？湿热一去，阳亦衰微也。面色苍者，须顾其津液，清凉到十分之六七，往往热减身寒，不可遽谓虚寒，而投补剂，恐炉焰虽熄，灰中有火也。凡温热病，救阴易，通阳难。救阴不在血，而在津与汗；通阳不在温，而在利小便，较杂证自不同也。如热结于腑，必舌灰黄，或老黄，乃下之。舌苔黄不厚，而带滑者，热未伤津，犹可清热透表。苔薄而干者，津伤也，宜禁苦寒，以甘寒轻剂治之。若热传营，舌色必绛，其绛色中兼黄白色者，气分之邪未尽，泄卫透营，两和可也。纯绛鲜泽者，胞络受病也，宜清心宣窍。舌心绛而黏腻，似苔非苔，湿热熏蒸为痰，将闭心包也，急加芳香逐之，以开其闭，恐昏厥为痉也。平昔心虚有痰，外热一陷，里络就闭，非郁金、菖蒲所能开，须牛黄丸、至宝丹。舌绛而干燥者，火邪劫营，凉血清火为要。舌绛而有碎点黄白者，当生疳也；大红点者，热毒乘心也，用黄连、金汁。色绛而不鲜，干枯而痿者，此肾阴涸，急以阿胶、鸡子黄、地黄、天冬等救之，缓则不及矣。舌独中心绛干者，胃热而心营受烁也，清胃方中加入清心之品，否则延及舌尖，为火盛津干也。舌尖绛独干，此心火上炎，宜利其腑。苔白而薄，外感风寒也，当疏散之。白而干薄，肺津伤也。白苔绛底者，湿遏热伏也，当先泄湿透热，防其就干也。再从里透于外，则变润矣。舌生芒刺，上焦热极也，舌苔不燥，自觉闷极者，脾湿盛也。舌苔黏腻，吐出浊沫者，口必甜味，乃湿热与谷气相搏，芳香辛散以逐之，自退。若苔如碱，胃中宿滞，挟秽浊郁伏，当急急开泄，否则闭结中焦，不能从募原达出矣。舌黑而滑者，水来克火，为阴证，宜温之；若见短缩，为肾气竭。舌黑而干者，津干火炽，急泻火补水。舌淡红无色，或干而色不荣，胃津伤，气不化也，勿用寒凉。总之，温病变化，至速綦繁，全在心灵手敏以驾驭之。今人拘执《伤寒论》可以统治温病，不知伤寒之法，可以通治。而温病之方，后贤殊多心得。故于温热病各书，未可废弃。所谓合之则得其全，分之则极其偏也。

四、痎疟

【语译】夫痎疟皆生于风，蓄作有时（痎疟发于夜者也。疟，残虐之谓）。其始发也，先起于毫毛，伸欠乃作，寒栗鼓颔，腰脊俱痛，寒去则内外皆热，头痛如破，渴欲冷饮（起于毫毛，憎寒而毛竖也。伸者，伸其四体，邪动于经也。欠，呵欠也，阴阳争引而然也）。阴阳上下交争，虚实更作，阴阳相移也。阳并于阴，则阴实而阳虚。阳明虚则寒栗鼓颔也（阳并于阴，则阴邪胜，阴胜则寒也。阳明者，胃气之所出，其主肌肉，其脉循颐颊，故阳明虚则为寒栗鼓颔。鼓者，振栗之谓），巨阳虚则腰背头项痛（腰背头项，皆太阳经也。阳虚则寒邪居之，故为痛）。三阳俱虚，则阴气胜，阴气胜，则骨寒而痛（三阳者，兼阳明、少阳而言。阴气胜则阳气不行，血脉凝滞，故骨寒而痛）。寒生于内，故中外皆寒（表里阴邪皆胜也）。阳盛则外热，阴虚则内热。外内皆热，则喘而渴，故欲冷饮也（此邪在阴分而复并于阳分，并于阳则阳胜，阳胜则外内皆热，而喘渴喜冷）。此皆得之夏伤于暑，热气盛，藏于皮肤之内，肠胃之外，此营气之所舍也（于皮肤之内，肠胃之外，即经脉间耳。荣行脉中，故曰荣气所舍）。令人汗孔疏，腠理开（暑气能开肌表也）。因得秋气，汗出遇风，及得之以浴，水气舍于皮肤之内，与卫气并居。卫气者，昼日行于阳，夜行于阴，此气得阳而外出，得阴而内薄，内外相薄，是以日作（风寒自表而入，则与卫气并居，故必随卫气以为出入。卫气一日一周，是以新感之疟亦一日一作。然则日作之疟，邪在卫也其气浅，故其治亦易）。其间日而作者，气之舍深，内薄于阴，阳气独发，阴邪内著，阴与阳争不得出，是以间日而作也（其气之舍深，则邪居荣气之间，连乎脏也。荣为阴，卫为阳。阳气独发者，其行本速；阴邪内著者，其行则迟。一速一迟，相拒而争，则阴邪不得与卫气俱出，故间日而作也）。其作日晏与日早者，邪气客于风府，循膂而下（风府，督脉穴。膂，吕同。脊骨曰膂，象形也；一曰挟脊两旁之肉曰膂。下者，下行至尾骶也）。卫气一日一夜大会于风府，其明日日下一节，故其作也晏（卫气每至明旦则出于足太阳之睛明穴，而大会于风府，此一日一夜卫气周行之常度也。若邪气客于风府，又循膂而下，其气循深，则日下一节，自阳就阴，其会渐迟，故其作渐晏也）。此先客于脊背也，每至于风府则腠理开，腠理开则邪气入，邪气入则病作，以此日作稍益晏也。其出于风府，日下一节，二十五日下至骶骨，二十六日入于脊内，注于伏膂之内（项骨三节，脊骨二十一节，共二十四节。邪气自风府日下一节，故于二十五日下至尾骶，复自后而前，故于二十六日入于脊内，以注伏膂之脉。冲脉之循背者伏行脊膂之间，故曰“伏膂”也）。其气上行，九日出于缺盆之中，其气日高，故作日益早也（邪在伏膂之脉，循脊而上，无关节之窒，故九日而出缺盆。其气日高，则自阴就阳，其邪日退，故作渐早也）。其间日发者，由邪气内薄于五脏，横连募原也。其道远，其气深，其行迟，不能与卫气俱存，不

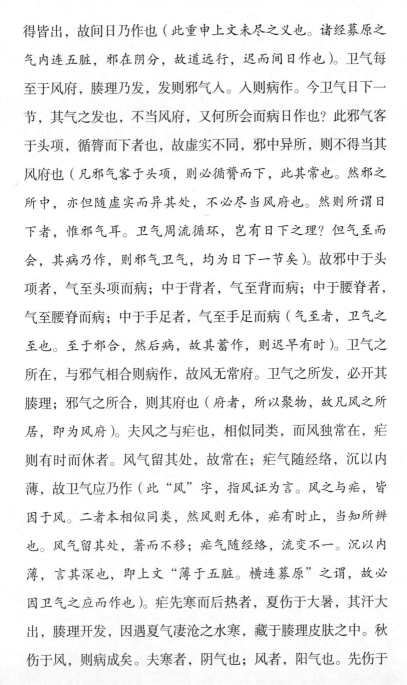

得皆出，故间日乃作也（此重申上文未尽之义也。诸经募原之气内连五脏，邪在阴分，故道远行，迟而间日作也）。卫气每至于风府，腠理乃发，发则邪气入。入则病作。今卫气日下一节，其气之发也，不当风府，又何所会而病日作也？此邪气客于头项，循膂而下者也，故虚实不同，邪中异所，则不得当其风府也（凡邪气客于头项，则必循膂而下，此其常也。然邪之所中，亦但随虚实而异其处，不必尽当风府也。然则所谓日下者，惟邪气耳。卫气周流循环，岂有日下之理？但气至而会，其病乃作，则邪气卫气，均为日下一节矣）。故邪中于头项者，气至头项而病；中于背者，气至背而病；中于腰脊者，气至腰脊而病；中于手足者，气至手足而病（气至者，卫气之至也。至于邪合，然后病，故其蓄作，则迟早有时）。卫气之所在，与邪气相合则病作，故风无常府。卫气之所发，必开其腠理；邪气之所合，则其府也（府者，所以聚物，故凡风之所居，即为风府）。夫风之与疟也，相似同类，而风独常在，疟则有时而休者。风气留其处，故常在；疟气随经络，沉以内薄，故卫气应乃作（此“风”字，指风证为言。风之与疟，皆因于风。二者本相似同类，然风则无体，疟有时止，当知所辨也。风气留其处，著而不移；疟气随经络，流变不一。沉以内薄，言其深也，即上文“薄于五脏。横连募原”之谓，故必因卫气之应而作也）。疟先寒而后热者，夏伤于大暑，其汗大出，腠理开发，因遇夏气凄沧之水寒，藏于腠理皮肤之中。秋伤于风，则病成矣。夫寒者，阴气也；风者，阳气也。先伤于寒而后伤于风，故先寒而后热也。病以时作，名曰“寒疟”。先热而后寒者，此先伤于风，而后伤于寒，故先热而后寒也，亦以时作，名曰“温疟”。其但热而不寒者，阴气先竭，阳气独发，则少气烦冤，手足热而欲呕，名曰“瘅疟”。有余者泻之，不足者补之。今热为有余，寒为不足。夫疟者之寒，汤火不能温也；及其热，冰水不能寒也，此皆有余、不足之类。当此之时，良工不能止，必须其自衰，乃刺之，故曰：无刺熇熇之热（熇熇，热正盛也），无刺浑浑之脉（浑浑之脉，阴阳虚实未定也），无刺漉漉之汗（漉漉，汗大出也）。故为其病逆，未可治也。凡为疟者，药法饮食皆然也（当其时宜避其锐）。夫疟之始发也，阳气并于阴。当是之时，阳虚而阴盛，外无气，故先寒栗也（卫气并于阴分则表虚，故曰“外无气”）。阴气逆极，则复出之阳，阳与阴复并于外，则阴虚而阳实，故先热而渴（气极于里，则复出于外。阴虚阳实，故病热而渴）。夫疟气者，并于阳则阳胜，并于阴则阴胜。阴胜则寒，阳胜则热（此疟证或寒或热之故也）。疟者，风寒之气不常也，病极则复（或阴或阳，疟本不常：有先寒后热者，阴极则复于阳也；有先热后寒者，阳极则复于阴也）。至病之发也，如火之热，如风雨之不可当也。方其盛时必毁，因其衰也，事必大昌，此之谓也。夫疟之未发也，阴未并阳，阳未并阴，因而调之，真气得安，邪气乃亡，故工不能治其已发，为其气逆也。攻之早晏如何？疟之且发也，阴阳之且移也，必从四末始也。阳已伤，阴从之，故先其时坚束其处，令邪气不得入，阴气不得出，审候见之，在孙络盛坚而血者皆取之，此真往而未得并者也（阴阳且移，必从四末始者，以十二经井、原之气皆本于四肢也。故凡疟之将发，则四肢先有寒意，此即其候。故治之者，当于先时未发之顷，坚束其处，谓四关之上也，使邪气不得流行，乃察其经络之坚盛者皆取之，今北人多行此法。砭出其血，谓之“放寒”，其义即此。故可令真气自为往来，而邪则能无并也）。疟不发，其应何如？疟气者，必更盛更虚，当气之所在也。病在阳则热而脉躁，病在阴则寒而脉静（疟不发，谓其未作时也）。极则阴阳俱衰，卫气相离，故病得休，卫气集则复病也。时有间二日或至数日发，或渴或不渴。其间日者，邪气与卫气客于六腑，而有时相失，不能相得，故休数日乃作也（客，犹言会也。邪在六腑，则气远会希，故或间二日，或休数日乃作也。此言疟之间二日及数日发者，以邪气深客于腑，时与卫气相失而然，其理甚明。丹溪谓作于子、午、卯、酉日为“少阴疟”，作于寅、申、巳、亥日为“厥阴疟”，作于辰、戌、丑、未日为“太阴疟”，此不过以六气司天之义为言。然子、午虽曰少阴，而卯、酉则阳明矣；巳、亥虽曰厥阴，而寅、申则少阳矣；丑、未虽曰太阴，而辰戌则太阳矣。如三日作者，犹可借此为言，若四日，又将何以辨之？不可为训）。疟者，阴阳更胜也。或甚或不甚，故或渴或不渴。夏伤于暑，秋必痎疟，此应四时者也。今疟有不必应，其病异形者，反四时也。其以秋病者寒甚（秋以盛热之后，而新凉束之，阴阳相激，故病为寒甚），以冬病者寒不甚（阳气伏藏于内，故冬病者虽寒不甚），以春病者恶风（春时阳气外泄，腠理渐疏，余寒未去，故多病恶风），以夏病者多汗（夏时热甚，熏蒸肌表，故病此者多汗）。温疟与寒疟，而皆安舍，舍于何脏（安舍者，言其何所居也）？温疟者，得之冬中于风寒，气藏于骨髓之中，至春则阳气大发，邪气不能自出，因遇大暑，脑髓烁，肌肉消，腠理发泄，或有所用力，邪气与汗皆出。此病藏于肾，其气先从内出之于外也。如是者，阴虚而阳盛，阳盛则热矣。衰则气复反入，入则阳虚，阳虚则寒矣。故先热而后寒，名曰温疟。又有瘅疟者，肺素有热，气盛于身，厥逆上冲，中气实而不外泄，因有所用力，腠理开，风寒舍于皮肤之内、分肉之间而发，发则阳气盛，阳气盛而不衰则病矣。其气不及于阴。故但热而不寒（肺素有热者，阳盛气实之人也，故邪中于外，亦但在阳分而不及于阴，则但热不寒也）。气内藏于心，而外舍于分肉之间，令人消烁脱肉，故命曰瘅疟（气藏于心，阳走脏也。热在肌肉之间，故令人消烁。然则瘅疟之所舍者，在肺、心两经）。

【秦按】此章论痎疟之证候也。考疟之原因，西医归之寄生虫病，谓疟虫皆原生动物类，由单一细胞而生，孳乳生息于人血之中，以赤血球为巢穴。其增殖也，一细胞分裂而为数细胞，则一虫分裂而为数虫矣。既分裂破坏其所寄之旧血球，出游血液之中。又复别选新赤血球而居之，以发育生长于其中。及时则又分裂，又破坏血球，舍旧而即新矣。此谓之无性生殖，生生不息，以繁殖丑类于人血，而戕贼吾人。又谓疟虫凡分三种：①恶性疟虫，此为疟虫中之最小者，其长成者之长度，约得赤血球三分之一，其分裂或每日或间日不等；②间日热疟虫，其分裂也，以四十八小时。凡一个原虫，能分裂至十五个至二十个；③四日热疟虫，发育最缓，其分裂也，须阅七十二小时，一原虫有分裂至九个至十二个。以上三种，凡分裂之时，能使人温度上升，其率甚速。其始发也，能使末梢动脉收缩，故皮肤之血量大减，于是洒然毛发起立，而寒栗作矣；继则血管渐服，蒸然热矣；终则末梢动脉大胀，汗出淋漓，溢热排泄，而病证乃失。

是盖以寒热之作，疟虫分裂为之也。其在《内经》，则归之于风寒暑三气。因三气所中处所之不同，别为日作、间作；亦因三气所感之先后，别为风疟、温疟。后人复增益之，而定温疟、痰疟、食疟等名。兹汇录于后，以资临证之参考。风疟，脉浮大，春夏为多，感风而得，恶风自汗头痛。风为阳邪，故先热后寒，宜紫苏、川芎、白芷、姜皮等。寒疟，脉紧盛，秋冬为多，乘凉浴水，感寒而成，恶寒无汗。寒为阴邪，故先寒后热，宜桂枝、生姜、厚朴、草果等。暑疟，脉虚受暑，热炽烦冤，邪伤上焦肺气，发必寒轻热重，唇燥舌绛，渴喜热饮。盛暑发者，白虎汤，虚加人参、麦冬；秋凉伏暑发者，杏仁、贝母、花粉、黄芩、半夏、知母、青蒿等。湿疟，脉濡缓，面浮身痛，脘闷不饥，呕恶，邪阻中焦脾络，发必寒重肢冷，舌白苔腻，喜热饮，大便不爽，忽秘忽溏，为湿结气痹，宜半夏、厚朴、白蔻、草果、薏苡、滑石、茯苓、通草；

或胃苓汤去桂、草。其湿热交蒸阻气，泄热渗湿，审其重轻，切忌柴、葛劫津，宜杏、朴、苓、夏、橘红、生姜、竹茹、麦冬、栝蒌、枳壳。瘅疟，但热不寒，由阴气先伤，阳气独发，壮热少气烦冤，手足热，欲呕。邪内藏于心，外舍肌肉，令人消烁肌肉，宜甘寒生津，生地、麦冬、知母、竹叶、丹皮、杏仁、贝母、花粉、梨汁、蔗浆；盛暑发者，白虎汤。温疟，脉如平人，但热不寒，骨节烦疼，时呕，《金匮》用桂枝白虎汤。若温邪兼湿，宜半夏、杏仁、蔻仁、滑石，俱忌柴、葛升举。牝疟，多寒，《金匮》用蜀漆散，宜酌用二陈汤加姜、桂枝。牝疟，邪伏于肾经气分。寒疟，邪伏于胆经营分，若但寒不热，柴胡姜桂汤。痰疟，素脾虚多痰，暑热又能蒸痰，胸闷欲呕。热痰，君贝母，佐以竹茹、橘红、栝蒌霜、茯苓皮；寒痰，君白术，佐以半夏、陈皮、姜汁、苏子。食疟，饮食生冷不节，致寒热较重，饥不思食，满闷腹疼，养胃汤减参、术。瘴疟，岭南气炎，感受山岚涧溪之毒，乍寒乍热，迷闷发狂，须祛瘴涤痰，平胃散加减。疫疟，因染时邪，寒热成疟，其证沿门阖境，达原饮。鬼疟，夜发，为邪入血分，宜升散营中之邪，内补建中汤加升、柴、生首乌；脾虚者，补中益气汤。劳疟，病久延虚，尪羸气怯，因劳即发，寒热模糊，最难调治，补中益气汤加牛膝、鳖甲、制首乌。疟母，久病失调，邪入肝经，挟瘀血痰涎，胁下结块，宜疏通血络，鳖甲煎丸。疟疾变痢，因暑湿迫注，失于解散，由经入腑，宜表里分消，用柴胡、半夏、黄芩、枳壳、陈皮、红曲、滑石、茯苓、炙甘草。连进大剂，以痢愈为度，疟亦止。此治诸疟之大概也。此外，又有似疟非疟，同一恶寒发热，或寒热往来，最宜详辨脉证虚实，勿以阴阳内损之初证，误认疟邪，轻用表散，如小柴胡汤、祛疟饮之类。若脉证皆虚，即宜黄芪建中汤、补中益气汤，升、柴少用。血虚发热者，逍遥散。盖阳虚则恶寒，阴虚则发热。且伤寒后，及大病后、产后劳怯等证，俱有寒热往来，或一日一二发，俱宜作虚治。以疟之寒热有定时、杂证之寒热无定时为辨。余每见世人疏忽贻误，特及之。

五、厥　逆

【语译】夫厥之寒热者，阳气衰于下则为寒厥，阴气衰于下则为热厥（凡物之生气，必自下而升，故阴阳之气衰于下，则寒厥热厥由此而生也）。热厥之为热也，必起于足下者，阳气起于足五趾之表，阴脉者集于足下而聚于足心，故阳气胜则足下热也（足趾之端曰表，三阳之所起也。足下、足心，三阴之所聚也。若阳气胜则阴气虚，阳乘阴位，故热厥必从足下始。凡人病阴虚者，所以足心多热也）。寒厥之为寒也，必从五趾而上于膝者。阴气起于五趾之里，集于膝下而聚于膝上，故阴气胜则从五趾至膝上寒，其寒也不从外，皆从内也（里，言内也，亦足下也。若阴气胜则阳气虚，阳不胜阴。故寒厥必起于五趾而上寒至膝。然其寒也，非从外入，皆由内而生也。故凡病阳虚者，必手足多寒，皆从趾端起也）。寒厥何失而然也（厥之将发，手足先寒者，是为寒厥）？前阴者，宗筋之所聚，太阴、阳明之所合也（前阴者，阴器也。宗筋者，众筋之所聚也。如足之三阴、阳明、少阳及冲、任、督、跻，诸脉皆聚于此，故曰宗筋。此独言太阴、阳明之合者，重水谷之气也。盖胃为水谷气血之海，主润宗筋；又阴阳总宗筋之会，会于气冲，而阳明为之长，故特言之，以发明下文之义）。春夏则阳气多而阴气少。秋冬则阴气盛而阳气衰。此人者质壮，以秋冬夺于所用，下气上争不能复，精气溢下，邪气因从之而上也（质壮者有所恃，当秋冬阴胜之时，恒多劳欲以夺精气，精虚于下则取足于上，故下气上争也）。气因于中（气，即上文之精气、邪气也。精气之原，本于水谷；水谷之化，出于脾胃。故凡病为寒厥，为下气上争，为精气溢下，皆气因于中也。然水在胃，命门在肾。以精气言，则肾精之化因于胃；以火土言，则土中阳气根于命门。阴阳颠倒，互有所关，故上文云“厥起于下”，此云“气因于中”，正以明上下相因之义），阳气衰不能渗营其经络，阳气日损，阴气独在，故手足为之寒也。热厥何如而然也（厥之将发，手足皆热者，是为热厥）？酒入于胃，则络脉满而经脉虚（酒为熟谷之液，其气悍而疾，故先充络脉。络满而经虚者，酒能伤阴，阳盛则阴衰也）。脾主为胃行其津液者也，阴气虚则阳气入，阳气入则胃不和，胃不和则精气竭，精气竭则不营其四肢也（脾主为胃行其津液，故酒入胃必归于脾。湿热在脾，则脾阴虚，阳独亢，而胃不和矣）。此人必数醉，若饱以入房，气聚于脾中不得散，酒气与谷气相薄，热盛于中，故热遍于身，内热而溺赤也。夫酒气盛而慓悍，肾气日衰，阳气独胜。故手足为之热也（数醉若饱入房者，既伤其脾，复伤其肾，皆阴虚也，故手足为热）。厥或令人腹满，或令人暴不知人，或至半日，远至一日，乃知人者。阴气盛于上则下虚，下虚则腹胀满（阴气盛于上，则不守于下，故下虚。阴虚于下，则脾肾之气不化，故腹为胀满）；阳气盛于上，则下气重上而邪气逆，逆则阳气乱，阳气乱则不知人也（重，并也。阳气盛于上，则下气并而上行。并则逆，逆则乱，阳气乱则神明失守，故暴不知人也）。其六经脉之厥状病能（能，犹形也。前言病厥之本，此明各经之状）：巨阳之厥，则肿首头重，足不能行，发为眩仆（眩。目眩乱也。仆，猝倒也。足太阳之脉起于目内眦，上额交巅，入络脑，故为肿首头重眩仆。其下行之支者，合腘中，贯腨，故为足不能行）；阳明之厥，则癫疾，欲走呼，腹满不得卧，面赤而热，妄见而妄言（阳明，胃脉也，为多气多血之经。气逆于胃则阳明邪实，故为癫狂之疾而欲走且呼也。其脉循腹里，故为腹满。胃不和则卧不安，故为不得卧。阳明之脉行于面，故为面赤而热。阳邪盛则神明乱，故为妄见妄言）。少阳之厥，则暴聋颊肿而热，胁痛，胻不可以运（厥在足少阳经者，其脉入耳中，故暴聋；下加颊车，故颊肿而热。下腋循胸过季胁，故胁痛。下出膝外廉，下外辅骨之前，故胻不可以运）；太阴之厥，则腹满䐜胀，后不利，不欲食，食则呕，不得卧（足太阴之脉，入腹属脾络胃，故厥则腹满䐜胀。逆气在脾，故大便不利，且令不欲食而食则呕。脾与胃为表里，胃不和者卧不安，脾亦然也）；少阴之厥，则口干溺赤，腹满心痛（厥逆在足少阴者，其脉循喉咙挟舌本，故口干。肾脉络膀胱，故溺赤。其直者从肾上贯肝膈，其支者从肺出络心注胸中，故腹满心痛）；厥阴之厥，则少腹肿痛，腹胀，泾溲不利，好卧屈膝，阴缩肿，胻内热（足厥阴之脉抵少腹挟胃，故厥则少腹肿痛而腹胀。其脉环阴器，故泾溲不利，阴缩而肿。肝主筋，为罢极之本，故足蜷好卧而屈膝。其下者，行足胫内侧，故胻内为热）。盛则泻之，虚则补之，不盛不虚取经调之（不盛不虚者，惟逆气在经而无关于虚盛也，故但取其经而调之）。人有病头痛，数岁不已，当有所犯大寒，内至骨髓。髓者，以脑为主，脑逆故令头痛，齿亦痛，病亦名曰厥逆（髓以脑为主，诸髓皆属于脑也，故大寒至髓则上入头脑而为痛。其邪深，故数岁不已。髓为骨之充，故头痛，齿亦痛。是因邪逆于上，故亦名曰厥逆）。有癃者，一日数十溲，此不足也；身热如炭，颈膺如格，人迎躁盛，喘息，气逆，此有余也。太阴脉细微如发者，此不足也（癃，小水不利也。一日数十溲，数欲便而所出不多也。如炭者，热之甚也。如格者，上下不通，若有所格也。惟拙见疑"烙"字之误。人迎躁盛者，足阳明动脉在结喉两旁，所以候阳也。喘息者，呼吸急促也。气逆者，治节不行也。太阴脉微细者，即两手寸口之脉，所以候阴也）。病在太阴（脾、肺二脏，皆属太阴。下文"颇在肺"，此则专言脾脏也。太阴之脉细微者，正以气口亦太阴也。脏不足则脉见于此。又中气不足，溲便为之变。今其癃而数十溲者，亦由中气之不足耳，故病在脾），其盛在胃（上云身热如炭者，胃主肌肉也。颈膺如格者，胃脉循喉咙，入缺盆，下膈也。人迎躁盛者，一盛、二盛、三盛、四盛，且大且数，名曰溢阳也。凡三上者，皆属阳明，故曰其盛在胃），颇在肺（即喘息气逆也），病亦名曰厥，死不治（阴不入阳，故其盛在胃；阳不入阴，故太阴细微。病亦名曰厥者，阴阳皆逆也，故死不可治）。此所谓得五有余、二不足也。所谓五有余者，五病之气有余也；二不足者，亦病气之不足也。今外得五有余，内得二不足，此其身不表不里，亦正死明矣（外得五有余者，一身热如炭，二颈膺如格，三人迎躁盛，四喘息，五气逆也；内得二不足者，一癃而一日数十溲，二太阴脉细微如发也。若此五病者，邪气有余也；二病者，正气不足也。欲泻其邪，则阴虚于里；欲补其虚，则阳实于外。救里不可，治表亦不可，此不表不里之病，即阳证阴脉之类，有死而已，不能为也）。有病厥者，诊右脉沉而紧，左脉浮而迟，不知病主安在（此言厥逆而为腰痛者，其病在肾也。右脉、左脉皆以两尺为言）？然冬诊之，右脉固当沉紧，此应四时；左脉浮而迟，此逆四时（冬气伏藏，故沉紧者为应时，浮迟者为逆，逆则为厥矣）。在左当主病在肾，颇关在肺，当腰痛也（在左者当主病在肾，此正以尺为言也。然浮者为肺脉，故云颇关在肺）。何以言之？少阴脉贯肾络肺，今得肺脉，肾为之病，故肾为腰痛之病也（肾脉本络于肺，今以冬月而肺脉见于肾位，乃肾气不足，故脉不能沉而见浮迟。此非肺病，病在肾也。腰为肾之府，故肾气逆者，当病为腰痛）。有病膺肿颈痛，胸满腹胀，亦名厥逆（膺肿颈痛，胸满腹胀，皆在上、中二焦，此以阴并于阳，下逆于上，故亦病名厥逆）。灸之则喑，石之则狂，须其气并，乃可治也（喑，失音也。石，总针石而言）。何以然？阳气重上，有余于上，灸之则阳气入阴，入则喑（阳气有余于上而后灸之，是以火济火也。阳极乘阴则阴不能支，故失声为喑）；石之则阳气虚，虚则狂（阳并于上，其下必虚，以石泄之，则阳气随刺而去，气去则上下俱虚而神失其守，故为狂也）。须其气并而治之，可使全也（气并者，谓阴阳既逆之后，必渐通也。盖上下不交，因而厥逆，当其乖离而强治之，恐致偏绝，故必须其气并）。

【秦按】此章论厥逆之病证也。厥之为义，逆也。凡一切失常悖逆之候，《内经》均谓之厥。近今都以“厥”字作厥冷解，遂于《内经》文字，每每格不相入，此不明训诂之弊也。今以后世所论厥证述之，有寒热、气血、食痰、尸蚘、煎薄、痿痹、风痫、喑郁、骨痛、肾色、暴疰诸厥之分。寒厥，初病即肢冷，腹痛脉微，或表热里寒，下利清谷，厥逆，干呕咽痛，脉沉细而微。热厥，初病身热，烦躁脉滑，数日后忽肢冷乍温，乃热深发厥。烦渴躁妄，失下而手足冷，乃阳极似阴，热极似寒，不可疑作阴证，轻用热药。凡伤寒之厥，辨邪气，寒厥宜温，热厥可散可攻。若由阴阳之衰，则元气为重，寒厥宜补阳，热厥宜补阴。气厥证有二，气虚气实，皆能致厥。气虚而厥者，必形色消索，身微冷，脉微弱，为气脱；气实而厥者，形色郁勃，脉沉弦而滑，胸膈喘满，为气逆。血厥证亦二，血脱血逆，皆能致厥。吐衄暴崩，及产后血大脱，则气随之，故猝仆。血逆者，暴怒伤阴，血逆于上。食厥，由醉饱过度，偶感风寒、恼怒，食气填中，脾阳不运，忽仆不省，误作中风中气治则死。痰厥，由痰热阻蔽心胞，肢冷猝仆。尸厥，即中恶之候，因犯不正之气，忽手足厥冷，牙紧口噤，昏不知人；或由登冢吊死，飞尸鬼击，语妄面青。蚘厥，多因胃寒，蚘虫攻胃，心腹痛不可忍，或吐涎沫，或吐蛔虫，发有休止。煎厥者，诸动属阳，烦劳则阳气暴张，劳火亢炎而精绝，迁延至夏，内外皆热，孤阳厥逆，如煎如熬。薄厥者，肝本藏血，怒则火起于肝，迫血上行而厥。痿厥，亦热厥证，厥从肝起，致四末不用，因水亏则阳浮，灼筋络热沸腾。痹厥，脚气顽麻，初发必身痛，肢筋肿。风厥，手足搐搦，身体强直，名痉厥。痫厥，肝风发痉，肢掣液涸。喑厥，乃类中风证，暴喑不语，《经》所谓“内夺而厥，则为喑痱”。郁厥，乃血厥证，平居无疾，忽默默无知，目闭口噤，恶闻人声，移时方寤，由热升风动，郁冒而厥，妇人多有之。痛厥，由胃阳久衰，肝木来乘，浊气攻胃。肾厥，火由背脊上升，肢逆吐沫。色厥，乃纵欲竭精，精脱于下，气脱于上。暴厥，脉至如喘，气闭肢冷。若鼻及心腹微温，目中神采不变，口无涎，卵不缩，皆可救。凡诸厥，脉大浮洪有力易醒，脉细沉数急不连贯，凶。厥仆，大指陷拳者，轻；面青，环口青，唇白，鼻孔黑，人中吊，危也。

六、肿　胀

【语译】寸口脉大坚以涩者，胀也（脉大者，邪之盛。脉坚者，邪之实。涩，因气血之虚而不能流利。大抵洪大之脉，阴气必衰；坚强之脉，胃气必损，故大坚以涩，病当为胀）。何以知脏腑？阴为脏，阳为腑也（涩而坚者为阴，其胀在脏。大而坚者为阳，其胀在腑）。夫气之令人胀也，血脉之中，脏腑之内，三者皆存焉，然非胀之舍也（舍，言留止之处也）。胀之舍，在于脏腑之外，排脏腑而郭胸胁，胀皮肤，故名曰胀。脏腑之在胸胁腹里之内也，若匣匮之藏禁器也，各有次舍，异名而同处。一域之中，其气各异。盖胸腹，脏腑之郭也（胸腹者，所以保障五内也）。膻中者，心主之宫城也（膻中者，胸中也。肺覆于上，膈膜障于下，为清虚周密之宫，心主之所居也）。胃者，太仓也（胃为水谷之海也）。咽喉、小肠者，传送也。胃之五窍者，闾里门户也（闾，巷门也。里，邻里也。五家为比，五比为闾，盖二十五家为闾也。五家为轨，十轨为里，盖五十家为里也。胃之五窍为闾里门户者，非言胃有五窍，正以上自胃脘，下至小肠大肠，皆属于胃，故曰闾里门户。如咽门、贲门、幽门、阑门、魄门，皆胃气之所行也，故总属胃，谓之五窍）。廉泉、玉英者，津液之道也（二穴俱属任脉。玉英，即玉堂）。故五脏六腑者，各有畔界，其病各有形状（畔界各有所属，故病之形状可按也）。营气循脉，卫气逆为脉胀（营在脉中，其气精专，卫行脉外，其气慓疾滑利而行于分肉之间，故必由卫气之逆，而后病及于营，则为脉胀。是以凡病胀者，皆发于卫气也）。卫气并脉，循分肉为肤胀（卫气逆而并于脉，复循分肉之间，故为肤胀）。三里而泻，近者一下，远者三下，无分虚实，工在疾泻（三里，足阳明经穴。阳明为五脏六腑之海而主肌肉，故胀在肌肤者当以针泻之。一下、三下，谓一次、三次也。盖邪有远近，故治有难易耳）。心胀者，烦心短气，卧不安。肺胀者，虚满而喘咳。肝胀者，胁下满而痛引少腹。脾胀者，善哕，四肢烦悗，体重不能胜衣，卧不安。肾胀者，腹满引背央央然，腰髀痛（央央然，困苦貌）。胃胀者，腹满，胃脘痛，鼻闻焦臭，妨于食，大便难。大肠胀者，肠鸣而痛濯濯，冬日重感于寒，则飧泄不化。小肠胀者，少腹䐜胀，引腰而痛。膀胱胀者，少腹满而气癃。三焦胀者，气满于皮肤中，轻轻然而不坚。胆胀者，胁下痛胀，口中苦。善太息。凡此诸胀者，其道在一，明知逆顺，针数不失，泻虚补实，神去其室，致邪失正，真不可定。粗之所败，谓之夭命。补虚泻实，神归其室，久塞其空，谓之良工。卫气之在身也，常然并脉，循分肉。行有顺逆，阴阳相随，乃得天和，五脏更始，四时循序，五谷乃化（此卫气之常度也）。然后厥气在下，营卫留止，寒气逆上，真邪相攻，两气相搏，乃合为胀也（此明卫气之逆也。厥逆之气，自下而上，营卫失常，故真邪相攻而合为胀也）。合之于真，三合而得（胀虽由于卫气，然有合于血脉之中者，在经络也；有合于脏者，在阴分也；有合于腑者，在阳分也。三合既明，得其真矣）。水与肤胀、鼓胀、肠覃、石瘕、石水，有以别之（此六证者，病异而形相似，故宜有以别之）。水始起也，目窠上微肿，如新卧起之状（目之下为目窠。微肿如新卧起之状者，形如卧蚕也），其有颈脉动，时咳（颈脉，足阳明人迎也。阳明之脉，自人迎下至腹里，而水邪乘之，故为颈脉动。水之标在肺，故为时咳），阴股间寒，足胫肿，腹乃大，其水已成矣（阴邪始于阴分也）。以手按其腹，随手而起，如裹水之状，此其候也（凡按水囊者必随手而起，故病水者亦若是。以上皆水肿之候）。肤胀者，寒气客于皮肤之间，鼟鼟然不坚，腹大，身尽肿，皮厚（鼟鼟，鼓声也。寒气客于皮肤之间，阳气不行，病在气分，故有声若鼓。气本无形，故不坚。气无所不至，故腹大身尽肿。若因于水，则有水处肿，无水处不肿；又有水则皮泽而薄，无水则皮厚，此为可辨），按其腹窅而不起，腹色不变，此其候也（寒气在肤腠之间，按散之则不能猝聚，故窅然不起。腹色不变，即皮厚之意）。鼓胀者，腹胀身皆大，大与肤胀等也，色苍黄，腹筋起也（腹胀身皆大，与上文肤胀之证同。色苍黄者，亦皮厚、腹色不变之义，但腹有筋起为稍异耳。盖此亦肿在气分，故名鼓胀也）。肠覃者，寒气客于肠外，与卫气相搏，气不得荣，因有所系，癖而内着，恶气乃起，瘜肉乃生（寒气与卫气相搏，则蓄积不行，留于肠外，有所系着，故癖积起，瘜肉生，病日以成矣。瘜肉，恶肉也）。其始生也，大如鸡卵，稍以益大，至其成，如怀子之状，久者离岁，按之则坚，推之则移，月事以时下也（离岁，越岁也。寒邪客于肠外，不在胞中，故无妨于月事，其非血病可知。盖由汁沫所聚而生，此肠覃之候也）。石瘕生于胞中，寒气客于子门（胞，即子宫也，男女皆有之，在男谓之精室，在女谓之血海。子门，即子宫之门也）。子门闭塞，气不得通，恶血当泻不泻，衃以留止，日以益大，状如怀子，月事不以时下，皆生于女子，可导而下（衃，凝败之血也。子门闭塞，则衃留血止，其坚如石，故曰石瘕。月事不以时下，惟女子有之也，故可以导血之剂下之）。肤胀鼓胀，亦可刺。先泻其胀之血络，后调其经，刺去其血络也（先泻其胀之血络，谓无论虚实，凡有血络之外见者，必先泻之，而后因虚实以调其经也。刺去其血络，即重明先泻之义。所言者凡六证，而独云肤胀鼓胀者，盖兼五证而统言之也，辞虽简而意则在也）。

【秦按】此章论肿胀之证状也。张景岳云：肿胀一病，五脏六腑，无不有之。然考“诸湿肿满，皆属于脾”，又其本在肾，其末在肺，皆聚水也。又肾者，胃之关也。关门不利，故聚水而从其类也。则诸经虽皆有胀，无不干于脾肺肾三脏。盖脾主运化，肺主气，肾主五液。凡五气所化之液，悉属于肾；五液所行之气，悉属于肺；转输于二脏之中，以制水生金者，悉属于脾。所以肿胀之生，无不由此三者也。

凡肿在外属水，胀在内属气。肿分阳水、阴水，胀别气实、气虚。因湿热浊滞致水肿者，为阳水。因肺脾肾虚致水溢者，为阴水。浊气在上为实胀，中气不运为虚胀。辨其位，则脏腑、脉络、皮肤、上下、表里皆有之。辨其因，则寒热、湿瘀、气血郁滞、虫积皆致之。阳证必热，热者多实；阴证必寒，寒者多虚。溺赤便秘，脉数有力，为实；溺清便泻，脉微无力，为虚。实者，六淫外客，饮食内伤，忽然浮肿，其来必速；虚者，情志操劳，酒色过度，病后气虚，其肿渐至，知此而后治法可详。治水肿，必健脾导水；治鼓胀，必通腑疏肝。湿在下者，用分利；湿在上中下者，用分消；湿浊在里者，洁净腑。风水脉浮者，开鬼门。肺脾不运者，消皮水。肺气壅热者，用肃降。脘痞郁热者，用苦降。清阳痞结者，通腑阳。胃满浊逆者，泄肝木。胃阳虚者，用温通。脾阳虚者，用健运。脾肾阳虚者，用气化。中气陷者，用升提。木邪侮土者。和肝胃。肝经郁热者，降逆火。暴怒伤肝者，平逆气。三焦壅滞者，用疏利。湿热夹滞者，兼消利。食滞中满者，专消导。气虚中满者，兼消补。气虚兼寒者，宜温补。气血郁积夹湿热者，平肝胃。清浊混淆，气喘溺少，通身肿痛者，暖下泄浊。湿热瘀积，脉实有力者，涤宿水。血沫凝涩经隧者，利搜逐。胀实坚满拒按者，急攻下。病后虚肿，及产后面浮足肿者，补元气。单腹胀证，多属腑，腑宜通，勿用滋腻守补。妇人先肿胀而后经断者，为水分；先经断而后肿胀者，为血分。先喘而后胀者，治在肺。先胀而后喘者，治在脾。水肿先起于腹，后散四肢者，可治；先起于四肢，后归于腹者，死。凡病水分，皆阴胜，与气分不同。水肿之证，其色明润，其皮光薄，其肿不速，每自下而上，按肉如泥，肿有分界，病在气分，则阳证阴证皆有之。若病在水分，多阴证，当细辨。

七、诸 痛

【语译】人之五脏卒痛者，经脉流行不止，环周不休，寒气入经而稽迟，泣而不行（泣字，当是冱字，形似之讹，详《读内经记》），客于脉中则血少，客于脉外则气不通，故卒然而痛。其痛或有卒然而止者，或痛甚不休者，或痛甚不可按者，或按之而痛止者，或按之无益者，或喘动应手者，或心与背相引而痛者，或胁肋与少腹相引而痛者，或腹痛引阴股者，或痛宿昔而成积者，或卒然痛死不知人，有少间复生者，或痛而呕者，或腹痛而后泄者，或痛而闭不通者，凡此诸痛，皆当别之。寒气客于脉外则脉寒。脉寒则缩蜷，缩蜷则脉绌急，绌急则外引小络，故卒然而痛，得炅则痛立止（蜷，不申也。绌，屈曲也。炅，热也。寒气客于脉外者，邪不甚深，卫气不得流通，则外引小络而卒然为痛，故但得炅热之气，其痛立止）。因重中于寒，则痛久矣（重中于寒，则不易解散也）。寒气客于经脉之中，与炅气相薄，则脉满，满则痛而不可按也（阳气行于脉中而寒袭之，则寒热相薄，留而不行，则邪实于经，故脉满而痛不可按）。寒气稽留，炅气从上，则脉充大而血气乱，故痛甚不可按也（炅气从上，阳主升也。寒邪遏之，则脉充于内而血气乱，故其痛必甚）。寒气客于肠胃之间，膜原之下，血不得散，小络急引故痛。按之则血气散，故按之痛止（肠胃之间，膜原之下，皆有空虚之处，血不散而小络满，则急引而痛。按之则寒气可散，小络可缓，故其痛止，非若经脉之无罅隙者，按之则愈实而愈痛也）。寒气客于挟脊之脉，则深按之不能及，故按之无益也（挟脊者，足太阳经也。其最深者则伏冲、伏膂之脉，故按之不能及其处）。寒气客于冲脉，冲脉起于关元，随腹直上，寒气客则脉不通，脉不通则气因之，故喘动应手矣（关元，任脉穴，在脐下三寸。冲脉起于胞中，即关元也。其脉并足少阴肾经，挟脐上行，会于咽喉，而肾脉上达于肺。若寒气客之，则脉不通，脉不通则气亦逆，故喘动应手也）。寒气客于背俞之脉，则脉泣，脉泣则血虚，血虚则痛。其俞注于心，故相引而痛。按之则热气至。热气至则痛止矣（背俞，五脏俞也，皆足太阳经穴。太阳之脉，循膂，当心入散，上出于项，故寒气客之则脉涩血虚，为背与心相引而痛，因其俞注于心也。按之则热至而痛止者，正以血虚故耳）。寒气客于厥阴之脉，厥阴之脉者，络阴器，系于肝。寒气客于脉中则血泣脉急，故胁肋与少腹相引痛矣（肝经之脉循阴股，入髦中，抵少腹，布胁肋也）。厥气客于阴股，寒气上及少腹，血泣在下相引，故腹痛引阴股（厥气，寒逆之气也。少腹阴股之间，乃足少阴、冲脉之所循行也。小肠为受盛之府，化物所出。若寒气客其膜原血络之间，则血涩不行，故不得注于大经。稽留渐久，因成积也）。寒气客于五脏，厥逆上泄，阴气竭，阳气未入，故卒然痛，死不知人，气复反则生矣（寒伤脏气，则气不得降而厥逆上泄，乃致真阴暴竭，阳气未能遽入，故卒然痛死，必待脏气复返则生矣）。寒气客于肠胃，厥逆上出，故痛而呕也（肠胃，亦言腑也。水谷之在六腑，必自上而下，乃其顺也。若寒气客之，则逆而上出，故为痛而呕）。寒气客于小肠，小肠不得成聚，故后泄腹痛矣（小肠为寒邪所胜，则阳气不化，水谷不得停留，故病为后泄腹痛）。热气留于小肠，肠中痛，瘅热焦渴，则坚干不得出，故痛而闭不通矣（热留小肠，是阳脏阳病也，故为瘅热、焦竭、坚干、痛闭之疾）。

【秦按】此章论诸痛之证候也。治痛之法，有曰痛无补法者，有曰通则不痛、痛则不通者，有曰痛随利减者。人相传诵，皆以此为不易之法。凡是痛证，无不执而用之。不知“痛随利减”，“利”字训作“通”字，非下也。假令在表者实，汗而利之；在里者实，下而利之。在气血者实，散之、行之而利之，则得治实之法也。然痛证亦有虚、实，治法亦有补、泻。其辨之之法，不可不详。凡痛而胀闭者多实，不胀不闭者多虚；痛而拒按者为实，可按者为虚；喜寒者多实，恶寒者多虚；饱而甚者多实，饥而甚者多虚；脉实气粗者多实，脉虚气少者多虚；新病壮年者多实，愈攻愈剧者多虚。痛在经者脉多弦大，痛在脏者脉多沉微。必兼脉证而察之，则虚实自有明辨。实者可利，虚者亦可利乎？不当利而利之，则为害不浅。故凡治表虚而痛者，阳不足也，非温经不可；里虚而痛者，阴不足也，非养荣不可；上虚而痛者，心脾受伤也，非补中不可；下虚而痛者，脱泄亡阴也，非速救脾肾、温补命门不可。夫以温补而治痛者，古人非不多也，惟薛立斋尤得之。奈何明似丹溪，而亦曰“诸痛不可补气”，局人意见如此。

至于痛有局部、全部之分。兹以全部言之：凡一身尽痛，伤寒、伤暑、伤湿、霍乱、阴毒，及一切寒湿、风湿、湿热、内伤寒热、气血经脉不和诸证皆有之。如伤寒发热，身痛拘急。中暑伤气，自汗身痛，神倦脉虚。中湿身痛，身重不能转侧，脉细缓。霍乱吐泻，身痛，口渴溺少，脉伏。阴毒，身痛如被杖，面青，咽肿痛，脉沉细而疾。寒湿相搏，但头汗出，背强身痛，脉沉涩。风湿相搏，一身尽痛，脉虚浮而涩。湿热相搏，遍身烦痛，脉滑而疾。内伤身痛，劳倦神疲，脉虚软无神。凡肢节痹痛属火，身体沉重属湿，拘急属寒，肿属水，游走不定属风。痛在一处如冰冷，属痰。下体痛而溺少，宜分利。上体肿痛，脉浮，自汗恶风，宜泄湿。兼实表，尤宜察其兼证而审治之。

八、痹

【语译】风寒湿三气杂至，合而为痹（痹者，闭也。一阴一阳结谓之喉痹，食痹而吐，皆闭塞之义。故风寒湿三气杂至，则壅闭经络，血气不行而病为痹，即痛风不仁之属也）。其风气胜者为行痹（风者善行数变，故为行痹。凡走注历节疼痛之类皆是），寒气胜者为痛痹（阴寒之气凝结不散，为气不行，故痛不可当，即痛风也），湿气胜者为着痹也（着痹者，肢体重着不移，或为疼痛，或为顽木不仁。湿性凝滞故也）。其有五者：以冬遇此者为骨痹，以春遇此者为筋痹，以夏遇此者为脉痹，以至阴遇此者为肌痹，以秋遇此者为皮痹（遇此者，指上文之三气也）。内舍五脏六腑，五脏皆有合，病久而不去者，内舍于其合也（皮、肉、筋、骨、脉，皆有五脏之合。病在外而久不去，则各因其合而内达于脏矣）。故骨痹不已，复感于邪，内舍于肾；筋痹不已，复感于邪，内舍于肝；脉痹不已，复感于邪，内舍于心；肌痹不已，复感于邪，内舍于脾；皮痹不已，复感于邪，内舍于肺。所谓痹者，各以其时，重感于风、寒、湿之气也（舍者，邪入而居之也。时，谓气王之时，五脏皆有所应也。病久不去，而复感于邪，气必更深，故内舍其合而入于脏）。凡痹之客五脏者，肺痹者，烦满喘而呕（肺在上焦，其脉循胃口故也）；心痹者脉不通，烦则心下鼓，暴上气而喘，嗌干善噫，厥气上则恐（心合脉而痹气居之，故脉不通。心脉起于心中，其支者上挟咽，其直者却上肺，故病此诸证。气复厥逆则神怯而恐）；肝痹者，夜卧则惊，多饮数小便，上为引如怀（肝藏魂，肝气痹则魂不安，故主夜卧惊骇。肝脉下者过阴器，抵小腹，上者循喉咙之后，上入颃颡，故为病如此）；肾痹者善胀，尻以代踵，脊以代头（肾阳失充，不助消化则善胀满。尻以代踵者，足挛不能伸也。脊以代头者，骨痿不能直也。以肾脉入跟中，上腨内，出腘内廉，贯脊属肾故也）；脾痹者，四肢解堕，发咳呕汁，上为大塞（脾主四肢，故令解堕。其脉属脾络胃，上膈挟咽，今其气痹不行，故发咳呕汁，甚则上焦痞隔，为大塞不通也）；肠痹者，数饮而出不得，中气喘争，时发飧泄（肠痹者，兼大小肠而言。肠间病痹，则下焦之气不化，故虽数饮而水不得出，水不出则上逆而为中气喘争，或横窜而为时发飧泄）；胞痹者，少腹膀胱，按之内痛，若沃以汤，涩于小便，上为清涕（胞，膀胱之脬也。膀胱气闭，故按之则内痛；水闭不行，则蓄而为热，故若沃以汤，且涩于小便也。膀胱之脉，从巅入络脑，故上为清涕）。

阴气者，静则神藏，躁则消亡（阴气者，脏气也。五脏者，所以藏精，神、魂、魄、志、意者也。人能安静，则邪不能干，故精神完固；而内脏若躁扰妄动，则精气耗散，神志消亡，故外邪得以乘之，五脏之痹因而生矣）。饮食自倍，肠胃乃伤（六腑者，所以受水谷而化物者也。若过用不节，致伤肠胃，则六腑之痹因而生矣）。淫气喘息，痹聚在肺；淫气忧思，痹聚在心；淫气遗溺，痹聚在肾；淫气乏竭，痹聚在肝；淫气肌绝，痹聚在脾（淫气，邪乱之气也。五脏之痹，上文虽已详言，然犹有可辨者，如此又可因之以知其聚在何脏也）。诸痹不已，亦益内也（在表者不去，必入内而益深）。其风气胜者，其人易已也（风易散，故易已；然则寒、湿二痹，愈之较难，以阴邪留滞不易行也）。痹，其时有死者，或疼久者，或易已者。然其入脏者死，其留连筋骨间者疼久，其留皮肤间者易已（死者，伤真阴也；疼久者，邪深也；易已者，邪浅也）。其客于六腑者，亦其食饮居处为其病本也（水谷之寒热，感则害及六腑；居处之邪气，感则伤在六阳，故食饮居处，为六腑致病之本）。六腑亦各有俞，风、寒、湿气中其俞，而食饮应之，循俞而入，各舍其腑也（俞，言周身之穴。

凡邪可入，皆谓之俞，非荣俞、背俞之谓。食伤于内，邪中于外，表里相应，故得乘虚而入舍于腑）。荣卫之气，不令人痹。盖荣者，水谷之精气也，和调于五脏，洒陈于六腑，乃能入于脉也。故循脉上下，贯五脏，络六腑也。卫者，水谷之悍气也。其气慓疾滑利，不能入于脉也。故循皮肤之中、分肉之间，熏于肓膜，散于胸腹（肓者，凡腔腹肉理之间，上下空隙之处也。膜，筋膜也）。逆其气则病，从其气则愈。不与风、寒、湿气合。故不为痹（营卫之气但不可逆，故逆之则病，从之则愈。然非若皮肉、筋骨、血脉、脏腑之有形者也，无迹可著，故不与三气为合，盖无形亦无痹也）。痹，或痛或不痛，或不仁，或寒或热，或燥或湿。痛者，寒气多也，有寒故痛也（寒多则血脉凝滞，故必为痛）。其不痛不仁者，病久入深，荣卫之行涩，经络时疏。皮肤不营，故为不仁。其寒者，阳气少，阴气多，与病相益，故寒也（凡病寒者，不必尽由于外寒，但阳气不足，阴气有余，则寒从中生，与病相益，故为寒证）。其热者，阳气多，阴气少，病气胜，阳遭阴，故为痹热（遭，逢也。阳盛遭阴，则阴气不能胜之，故为痹热）。其多汗而濡者，此其逢湿盛也。阳气少，阴气胜，两气相感，故汗出而濡也（上文兼燥而言，此则全从寒、湿两气也）。夫痹而不痛者，痹在于骨则重，在于脉则血凝而不流，在于筋则屈不伸，在于肉则不仁，在于皮则寒。具此五者，则不痛也（具此五者，则筋、骨、皮、肉、血脉之间，气无不痹，故不为痛也）。凡痹之类，逢寒则急，逢热则纵。周痹之在身也，上下移徙随脉，其上下左右相应。间不容空，此痛在血脉之中，邪将在分肉之间乎？何以其痛之移也？不及下针，其慉痛之时，不及定治，而痛已止（慉痛，动而痛也。不及下针，不及定治，言移易之速也）。此名众痹，非周痹也。各在其处，更发更止，更居更起，以右应左，以左应右，非能周也，更发更休也（各在其处，谓随聚而发也。不能周遍上下，但或左或右，若更发更休，患无定所，故曰众痹）。必刺其处，勿令复起（治从其本，则不复起）。周痹者，在于血脉之中，随脉上下，不能左右，各当其所（能上能下，但随血脉而周遍于身，故曰周痹，非若众痹之左右移易也）。痛从上下者，先刺其下以过之。后刺其上以脱之。痛从下上者，先刺其上以过之，后刺其下以脱之（过者，去之之谓。脱者，拔绝之谓。先刺以过之，去其标也；后刺以脱之，拔其本也）。此痛安生而有名？风寒湿气客于外，分肉之间迫切而为沫。沫得寒则聚，聚则排分肉而分裂也，分裂则痛（邪气客于肌表，渐入分肉之间，则迫切津液而为沫，沫得寒则聚而不散，故排裂肉理为痛）。痛则神归之，神归之则热，热则痛解，痛解则厥，厥则他痹发，发则如是（痛则心注其处，故神归之。神归，即气归也。气归则热，热则寒散而痛暂解，然其逆气仍在，故痛虽解而厥未除，则别有所聚，故或自上而下，或自下而上，他痹发矣）。此内不在脏，而外未发于皮，独居分肉之间，真气不能周，故命曰周痹（真气不能周，即气闭不行也，故曰痹者闭也）。

【秦按】此章论痹病之证候也。《内经》以风寒湿三气为病因，此病大都属于阴证，故《金匮》有曰：“诸痹宜针，引阳气也。”其风胜脉必浮，寒胜者脉必涩，湿胜者脉必缓。三痹各有所胜，用药以胜者为主，而兼者佐之。治行痹宜散风，兼祛寒利湿，参以补血，血行风自灭也。治痛痹宜温寒，兼疏风渗湿，参以益火，辛温能解凝寒也。治着痹宜利湿，兼祛风逐寒，参以补脾，脾强可以胜湿也。石顽有三痹汤，通治一切痹证，则不外补助真元，宣通脉络，使气血流畅而已。至五合之痹，大抵骨痹苦痛切骨，筋痹筋脉弛缓，脉痹经隧为壅，肌痹弱而肌肉麻木，皮痹搔如隔帛。治亦不外行湿流气，以解其郁滞。盖总由风入阴分，与寒湿互结，扰乱其血脉，致身中之阳不通于阴也。

九、痿

【**语译**】五脏各有所合，皆能使人痿（痿者，痿弱无力，举动不能也）。故肺热叶焦，则毛皮虚弱急薄，着则生痿躄也（肺痿者，皮毛痿也。盖热乘肺金，在内则为叶焦，在外则皮毛虚弱而为急薄。若热气留着不去而及于筋脉骨肉，则病生痿躄。躄者，足弱不能行也）。心气热，则下脉厥而上，上则下脉虚，虚则生脉痿，枢折挈，胫纵而不任地也（心痿者，脉痿也。心气热则火独上炎，故三阴在下之脉，亦皆厥逆而上，上逆则下虚，乃生脉痿。脉痿者，凡四肢关节之处，如枢纽之折而不能提挈，足胫纵缓而不能任地也）。肝气热，则胆泄口苦，筋膜干，筋膜干则筋急而挛，发为筋痿（肝痿者，筋痿也。胆附于肝，肝气热则胆汁溢泄，故为口苦；筋膜受热则血液干燥，故拘急而挛，为筋痿也）。脾气热，则胃干而渴，肌肉不仁，发为肉痿（脾痿者，肉痿也。脾与胃以膜相连而开窍于口，故脾气热则胃干而渴。脾主肌肉，今热蓄于内则精气耗伤，故肌肉不仁，发为肉痿）。肾气热，则腰脊不举，骨枯而髓减，发为骨痿（肾痿者，骨痿也。腰者肾之府，其脉贯脊，其主骨髓，故肾气热则见证若此）。何以得之？肺者，脏之长也，为心之盖也。有所失亡，所求不得，则发肺鸣，鸣则肺热叶焦，发为痿躄（肺位最高，故谓之长；覆于心上，故谓之盖。肺志不伸，则气郁生火，故喘息有声，发为肺鸣。金脏病则失其清肃之化，故热而叶焦，五脏之阴皆为之不足，此痿躄之生于肺也）。悲哀太甚，则胞络绝，胞络绝则阳气内动，发则心下崩，数溲血也（胞络者，子宫之络脉也。胞脉属心而络于胞中，故悲哀太甚则心系急而胞络绝，上下不交，亢阳内动，逼血下崩，令人数为溺血也）。故大经空虚，发为肌痹，传为脉痿（血失则大经空虚，无以渗灌肌肉，荣养脉络，故先为肌肉顽痹，而后传为脉痿者，生于心也）。思想无穷，所愿不得，意淫于外，入房太甚，宗筋弛纵，发为筋痿，及为白淫（思想无穷，所愿不得，欲不遂也。意淫于外，入房太甚，阴气伤也，故宗筋弛纵，发为筋痿。宗筋者，聚于前阴。精伤于内，气陷于下，故为白淫，即今之所谓带浊也）。故曰筋痿者，生于肝使内也（肝主筋，故使内，而筋痿者生于肝也）。有渐于湿，以水为事，若有所留，居处相湿，肌肉濡渍，痹而不仁，发为肉痿（渐，有由来也。以水为事，从事于卑湿之所也。相，并也。脾主肌肉而恶湿，湿着于肉则卫气不荣，故肌肉顽痹而为肉痿）。故曰肉痿者，得之湿地也（地之湿气，感则害皮肉筋脉，病生于脾也）。有所远行劳倦，逢大热而渴，渴则阳气内伐，内伐则热舍于肾。肾者，水脏也。今水不胜火，则骨枯而髓虚，故足不任身，发为骨痿（远行劳倦，最能生热。阳盛则内伐真阴，水不胜火，故主于肾）。故曰骨痿者，生于大热也（热甚则精髓干涸，故骨枯而为痿病，生于肾也）。何以别之？肺热者，色白而毛败；心热者，色赤而络脉溢；肝热者，色苍而爪枯；脾热者，色黄而肉蠕动；肾热者，色黑而齿枯（蠕，虫行微动貌）。

言治痿者，独取阳明（此下言治痿之法也）。以阳明为五脏六腑之海，主润宗筋，宗筋主束骨而利机关也（阳明，胃脉也，主纳水谷，化气血，以资养表里，故为五脏六腑之海而下润宗筋。宗筋者，前阴所聚之筋也，为诸筋之会。凡腰脊溪谷之筋皆属于此，故主束骨而利机关也）。冲脉者，经脉之海也，主渗灌溪谷，与阳明合于宗筋（经脉之海者，冲脉为十二经之血海也，故主渗灌溪谷。冲脉起于气街，并少阴之经挟脐上行，阳明脉亦挟脐旁去中行二寸下行，故皆会于宗筋）。阴阳总宗筋之会，会于气街，而阳明为之长，皆属于带脉，而络于督脉（宗筋聚于前阴。前阴者，足之三阴、阳明、少阳及冲、任、督、跻九脉之所会也。九者之中，则阳明为五脏六腑之海，冲为经脉之海，此一阴一阳总乎其间，故曰“阴阳总宗筋之会”也。会于气街者，气街为阳明之正脉，故阳明独为之长。带脉者，起于季胁，围身一周；督脉者，起于会阴，分三歧为任、冲，而上行腹背，故诸经者，皆联属于带脉，支络于督脉也）。故阳明虚则宗筋纵，带脉不引，故足痿不用也（阳明虚则血气少，不能润养宗筋，故至弛纵。宗筋纵则带脉不能收引，故足痿不为用，此所以当治阳明也）。治之各补其荥，而通其俞，调其虚实，和其逆顺。筋脉骨肉，各以其时受月，则病已矣（诸经之所溜为荥，所注为俞。补者所以致气，通者所以行气，上文云“独取阳明”，此复云“各补其荥而通其俞”，盖治痿者当取阳明，又必察其所受之经而兼治之可也）。

【秦按】此章论痿病之证候也。痿者，肢弱无力，筋弛不收，为热伤血脉之证，适与痹证相反。河间主血衰不能营养百骸。子和谓痿必火乘金，病多作于五六七月，脉多浮大。戴人主肾水衰，骨髓枯竭，直言痿病无寒。丹溪云泻南方则肺金清，而东方有制，土不受戕；补北方则心火降，而西方有养，金不苦燥。士材论胃虚食减，脾虚下陷，均能成痿。石顽主阳明湿热，各具确见。要之，四末之疾，动而或劲，为风；不仁或痛，为痹；弱而不用，为痿；逆而寒热，为厥。风必兼热，痹必风寒湿合邪，痿必火乘金，厥则或寒或热，皆从下起，辨别极宜分清。若拘风淫末疾，以风药例治，大误大误。

十、积　聚

【语译】病有少腹盛，上下左右皆有根，名曰伏梁（伏，藏伏也。梁，疆梁坚硬之谓）。裹大脓血，居肠胃之外，不可治，治之每切按之致死（按，抑也。切按之者，谓过于妄攻也）。何也？此下则因阴，必下脓血；上则迫胃脘，生膈挟胃脘内痈（此病连居三阴、冲、带之间，裹大脓血而伏于肠胃之外。其上下左右皆有根系，故下行者能下脓血，上行者能迫胃脘，致生膈胃间痈疡也）。此久病也，难治（此延积既久，根结日深，故不易治）。居脐上为逆，居脐下为从（居脐上则渐通心肺，故为逆；脐下者其势犹缓，故为从。《本经》有云：心脉微缓为伏梁，在心下，上下行，时唾血；又手少阴之筋病，内急，心痛伏梁；又心之积名曰伏梁，起时上大如臂，上至心下。然此既云“脐上为逆，脐下为从”，下文又云“环脐而痛，病名伏梁”，是不独以心积为伏梁也。盖凡积有内伏而坚强者，皆得名之。独言伏梁者，殆总诸积为言也）。勿动亟夺（言勿得妄攻而数夺其胃气也）。有曰人有身体髀股胻皆肿，环脐而痛，病名伏梁（此亦在冲脉之分，而结于脐腹者也。冲脉之在上者，出颃颡，循背里；在中者，挟脐腹；在下者，伏行股足之间，故其为病如此）。此风根也，其气溢于大肠，而着于肓。肓之原在脐下，故环脐而痛也（风根，即寒气也。如积之始生，得寒乃生厥，乃成积，即此谓也。肓之原在脐下，即下气海也，一名下肓，谓之脖胦者即此。今病在冲脉，则与大、小肠相附，而当气海之间，故其为病如此）。不可动之，动之为水溺涩之病（不当动而妄下之，则反伤其阴，阴伤则积气愈壅于下，而水道为之不利也）。病胁下满，气逆，二三岁不已，名曰息积（积不在中而在胁之下者，初起微小，久而至大，则胁满、气逆、喘促、息难，故名“息积”。今人有积在左胁之下，俗名为痞者，其即此证。惟小儿为尤多。盖以胃之大络名曰虚里，贯膈络肺，出于左乳下，其动应衣，为阳明宗气所出之道也。若饮食过伤，脾不及化，则余气留滞而结聚于此，其根正在胁间。阳明病剧，则上达于肺，此其所以为息积也）。此不妨于食，不可灸刺，积为导引、服药，药不能独治也（积不在胃，故不妨于食。喘者忌灸，恐助火邪；羸者忌刺，恐泻胃气。故必渐次积为导引，久久行之，以开其滞，仍用药饵以和其气。二者并行，斯病可愈。若专恃于药，而不积为导引，则药亦不能独治之，可见治之不易也）。

【秦按】此章论积聚之证候也。诸有形而坚着不移者，为积。诸无形而留止不定者，为聚。积在五脏，主阴病，属血分。聚在六腑，主阳病，属气分。《难经》，既以积聚分属脏腑;《巢氏病源》别立癥瘕之名，以不动者为癥，动者为瘕，亦犹《难经》之积聚而已。第无形之瘕聚，其散易；有形之癥积，其破难。治之者，先辨有形无形，在气在血，可略得其概矣。其生于五脏者，肺之积曰息贲，在右胁下；肝之积曰肥气，在左胁下；心之积曰伏梁，在脐上，上至心下；脾之积曰痞气，在胃脘；肾之积曰奔豚，发于少腹，上至心，上下无时。其见于腹则为癥瘕，癥者按之不移，即血癥、食癥之属；瘕者假物成形，如血鳖、石瘕之类。见于胸胁为痞癖，痞乃结块，在肌肉而可见；癖由内着，结隐僻而难踪。既分其部，必原所起。初由寒气、瘀血、痰沫，交结于肓膜，久而盘踞坚牢。至元气日削，盘踞日深，攻补两难措手。惟先理其气，气行则脉络通。或先调其中，脾运则积滞化。其药性宜辛散温通，方能入阴出阳，能散凝聚。然初为气结在经，久则血伤入络，必理血分，兼通络瘀。搜逐之中，酌补元气。即邪深积痼，务令脾胃气旺，乃可消磨坚结。否则，专事攻削，正气益衰，积聚何由去乎？知养正则邪可除，而后结者散之，客者除之，留者行之，坚者削之，强者夺之，咸者软之，苦者泻之。和其中外，可使必已。

十一、痢 疾

【语译】肠澼便血，身热则死，寒则生（肠澼，滞下也，利而不利之谓。便血，赤痢也。身热者阳胜阴败，故死；寒则荣气未伤，故生）。肠澼下白沫，脉沉则生，脉浮则死（白沫，白痢也。病在阴而见阴脉者为顺，故生；见阳脉者为逆，故死）。肠澼下脓血，脉悬绝则死，滑大则生（下脓血者，兼白赤而言也。悬绝者，为太过则坚而搏，不足则微而脱，皆胃气去而真脏见也。邪实正虚，势相悬绝，故死。滑因血盛大以气充，血气未伤，故生）。肠澼之属，身不热，脉不悬绝，亦得滑大者为生，悬涩者曰死，以脏期之（以脏期之者，肝见庚辛死，心见壬癸死，肺见丙丁死，脾见甲乙死，肾见戊己死也）。

【秦按】此章论痢疾之证候也。痢疾，《本经》谓之肠澼。由胃腑湿蒸热壅，致气血凝结，挟糟粕积滞，进入大小肠，倾刮脂液，化脓血下注，或痢白、痢红、痢瘀紫、痢五色，腹痛呕吐，口干溺涩，里急后重，气陷肛坠。因其闭滞不利，故亦名滞下也。俗以白属寒，赤属热，不知白伤气分，赤伤血分，赤白相间，气血俱伤。伤气分则调气，伤血分则和血。调气而后重除，和血则便脓愈也。然论致痢之由，其暑湿伤胃者，郁热居多；生冷伤脾者，寒滞为甚，入手宜分。气陷则仓廪不藏，阴亡则门户不闭。由脾伤肾，势所必然。故郁热者清之，寒滞者温之，湿胜者泄之，宿食者消之，积滞者导之，腹痛者和之，气陷下者举之，虚滑者摄之，脂液涸者润之，久不愈者补而固之，痢止和中调之，治法尽此矣。而证之寒热虚实，宜细审焉。凡痢挟热者多实，初起外受暑热，内因停滞，绕脐痛胀，烦渴迸迫，下痢鲜红，脉洪滑者，宜清火导滞；如挟虚感寒，生冷不节，脾失转输，因而呕逆，下痢白脓，脉弦弱者，宜温理脾胃，兼佐行气。盖因寒伤脏，忌用苦寒下夺也。况所痢脓垢，皆大小肠脂液所化，已非胃腑宿食，不得误认积滞，肆行攻下，剥削殆尽。但见下利血水，或如屋漏水，即须温摄。如痢纯血，鲜红成块者，多心脾伏热。其血紫黯稀淡，乃阳虚不能摄阴，宜温调其气，非炮姜不治。痢色黑有二，焦黑者极热，反兼胜己之化；光如黑漆者为瘀血。纯下清血者，为肠胃风袭。五色痢乃五脏化气并伤。昔人以为，肾损，盖五液不守，精室受伤，治必益火消阴，实脾防水，兼理其气。诸如此类，极宜细审。

十二、目 疾

【语译】五脏六腑之精气，皆上注于目而为之精（为之精，为精明之用也）。精之窠为眼（窠者，窝穴之谓。眼者，目之总称，五脏六腑之精气皆上注于目，故眼为精之窠而五色见焉），骨之精为瞳子（瞳子，眸子也。骨之精主于肾，其色玄，故瞳子内明而色正黑），筋之精为黑眼（黑眼，黑珠也。筋之精主于肝，故色浅于瞳子），血之精为络（络，脉络也。血脉之精主于心，故眦络之色皆赤），其窠气之精为白眼（窠气者，言目窠之气也。气之精主于肺，故为白眼），肌肉之精为约束，裹撷精、骨、血气之精，而与脉并为系，上属于脑，后出于项中（约束，眼胞也。能开能阖，为肌肉之精，主于脾也。脾，所以藏物，故裹撷筋骨、血气、四脏之精而并为目系，以上出于脑项之间）。故有邪中于项，因逢其身之虚，其入深，则随眼系以入于脑。入于脑则脑转，脑转则引目系急，目系急则目眩以转矣。邪其精，其精所中，不相比也，则精散，精散则视歧，视歧见两物（前“邪”字，邪气也；后“邪”字，与“斜”同。邪气中于风府、天柱之间，乘其虚则入脑连目，目系急则目眩精斜，故左右之脉互有缓急。视歧失正则两睛之所中于物者，不相比类而各异其见，是以视一为两也。此发邪气之中人者如此，以明下文之目见非常者，亦犹中邪之属耳）。目者，五脏六腑之精也，营卫魂魄之所常营，神气之所生也（脏腑、营卫、魂魄所至者，皆神气也）。故神劳则魂魄散，志意乱。是故瞳子黑眼法于阴，白眼赤脉法于阳也，故阴阳合传而精明也（阴阳，皆精神之本，故阴阳合传而成精明之府）。目者，心使也；心者，神之舍也。故精神乱而不转，卒然见非常处，精神魂魄散而不得，故曰惑也（精神虽统于心，而外用则在目，故目为心之使，心为神之舍。所以目见非常于外，则神魂眩惑于心也）。心有所喜，神有所恶，卒然相惑，则精气亦乱，视误故惑，神移乃复（心所喜者，忽逢奇异，神则恶之。夫神有所恶，则志有不随，喜恶相感于卒然，故精气为乱。去之则神移，神移则复矣）。是故间者为迷，甚者为惑（间者，言其未甚也，亦足相迷，况其甚者，能无惑乎）。

【秦按】此章论目疾之证候也。《本经》以目分五部，配属五脏。后人又创五轮八廓之称：肝属木，为黑睛，曰风轮；心属火，为二眦，曰血轮；脾属土，为上下胞，曰肉轮；肺属金，为白仁，曰气轮；肾属水，为瞳神，曰水轮，此五轮也。胆之府为山廓，大肠之府为天廓，膀胱之府为泽廓，肝之府为风廓，肾之府为水廓，命门之府为火廓，脾胃之府为地廓，小肠之府为雷廓，此八廓也。或蕴积风热，或郁结七情之气，各随五脏所属而见。风则散之，热则清之，气结则调之。瞳胞自痒，清泪赤痛，是谓风眼。乌轮突起，胞硬红肿，是谓热眼。眼昏而泪，胞肿而软，酸涩微赤，怒则目疼，是谓气眼。子和云：目不因火则不病。气轮赤，肺火也；肉轮赤，脾火也；水风轮翳遮，肝肾火也；赤脉贯目，火自甚也。治目者专主治火，一句可了。东垣云：目得血而能视，五脏六腑之精，皆禀受于脾，治目者宜理脾胃、养血安神为主。二说皆有见地。

十三、杂　证

【语译】人之欠者，卫气昼日行于阳，夜半则行于阴。阴者主夜，夜者卧。阳者主上，阴者主下。故阴气积于下，阳气未尽，阳引而上，阴引而下，阴阳相引，故数欠（欠者，张口呼吸，或伸臂展腰，以阴阳相引而然也。凡人之寤寐，由于卫气。卫气者，昼行于阳，则动而为寤；夜行于阴，则静而为寐。故人于欲卧未卧之际，欠必先之者，正以阳气将入阴分，阳积于下，阴犹未静，故阳欲引而升，阴欲引而降，上下相引而欠由生也。今人有神疲劳倦而为欠者，即阳不胜阴之义）。阳气尽，阴气盛，则目瞑；阴气尽而阳气盛，则寤矣（卫气不得入于阴则留于阳，留于阳则阳气满，阳气满则阳跻盛，不得入于阴则阴气虚，而目不瞑矣。卫气留于阴，不得行于阳，留于阴则阴气盛，阴气盛则阴跻满，不得入于阳则阳气虚，故目闭也）。泻足少阴，补足太阳（卫气之行于阳者，自足太阳始；行于阴者，自足少阴始。阴胜阳衰，所以为欠。又曰“肾主欠”，故当泻少阴之照海，阴跻所出也；补太阳之申脉，阳跻所出也。药法准此）。人之哕者，谷入于胃，胃气上注于肺，今有故寒气与新谷气俱还入于胃，新故相乱，真邪相攻，气并相迎，复出于胃，故为哕（人之水谷入胃，其精微必上注于肺。而后行于脏腑营卫。若中焦先有寒气，则新入之谷气凝聚而不行，气不行则新故真邪还留于胃，留则逆而上出，故为哕也。又曰“肺主为哕”，盖寒气上逆也）。补手太阴，泻足少阴（寒气自下而升，逆则为哕，故当补肺于上，以壮其气；泻肾于下，以引其寒。盖寒从水化，哕之标在胃，哕之本在肾也）。人之唏者，此阴气盛而阳气虚，阴气疾而阳气徐，阴气盛而阳气绝，故为唏（唏，欷同，歔欷也，悲泣气咽而抽息也。一云泣余声，一云哀而不泣曰唏。悲忧之气，生于阴惨，故为阳盛阴虚之候）。补足太阳，泻足少阴（亦是阳跻申脉、阴跻照海也）。人之振寒者，寒气客于皮肤，阴气盛，阳气虚，故为振寒寒栗，补诸阳（振寒者，身怯寒而振栗也。补诸阳者，凡手、足三阳之原合及阳跻等穴，皆可酌而用之）。人之噫者，寒气客于胃，厥逆从下上散，复出于胃，故为噫（噫，嗳气也，如饱食息也。此与上文之哕，皆以寒气在胃而然。但彼云“故寒气”者，以久寒在胃，言其深也；此云“寒客于胃”者，如客之寄，言其浅也。故厥逆之气从下上散，则复出于胃而为噫也）。补足太阴、阳明，一曰补眉本也（使脾胃气温，则客寒自散，而噫可除。眉本，即足太阳经攒竹穴，是亦补阳气也）。人之嚏者，阳气和利，满于心，出于鼻，故为嚏（阳气和平顺利而满溢于心，必上达于肺，故出于鼻而为嚏。然人有感于风寒而为嚏者，以寒邪束于皮毛，则阳气无从泄越，故喷而上出，是嚏从阳气而发，益又可知。仲景曰：欲嚏不能，此人肚中寒。正谓其阳虚也。故人病阳虚等证者，久无嚏而忽得之，则阳气渐回之佳兆也）。补足太阳眉本，一曰眉上也（凡阳虚于下，则不能上逆而为嚏，补足太阳之荣于眉本者，其名“攒竹”，又名“眉上”。盖太阳与肾为表里，所以补阴中之阳也）。人之亸者，胃不实则诸脉虚，诸脉虚则经脉懈惰，经脉懈惰则行阴用力，气不能复，故为亸（亸，懈惰貌，不自持也。盖胃为五脏六腑之海，故胃不实则诸脉虚而懈惰生；再行阴用力，则阳气益虚，故为亸）。因其所在，补分肉间（四体各有分部，胃者肉其应，故当因病所在，补分肉间以壮其胃气）。人之哀而泣涕出者，心为五脏六腑之主也。目为宗脉之所聚，上液之道也，口、鼻为气之门户也。故悲哀忧愁则心动，心动则五脏六腑皆摇，摇则宗脉感，宗脉感则液道开，液道开故泣涕出焉（宗，总也。盖心为五脏六腑之主，若悲哀忧愁动其心，则五脏六腑皆应而摇，脏腑摇则宗脉皆应而动，动则液道开而泣涕从之出也）。液者，所以灌精濡空窍者也。故上液之道开则泣，泣不止则液竭，液竭则精不灌，精不灌则目无所见矣，故名曰夺精（精由液而化，孔窍得液而充，故以灌精濡孔窍也。液去精伤则目昏，以至渐无所见者，是夺其精也。世之因泣而丧目者，盖亦不少矣）。补天柱，经夹颈（天柱，足太阳膀胱经穴。其经夹颈之后，又曰头中分也）。人之太息者，忧思则心系急，心系急则气道约，约则不利，故太息以伸出之（太息者，息长而大，即叹息也。约，犹约束也。忧愁思虑则气抑不伸而心系急，气道约，约则满闷于中，此叹息之不容已也）。补手少阴心主足少阳，留之也（助木火之脏，则阳气可舒，抑郁可解，故皆宜留针补之）。人之涎下者，饮食入胃，胃中有热则虫动，虫动则胃缓，胃缓则廉泉开，故涎下（足阳明之脉出于口，胃中有热则虫动胃缓，故廉泉开而涎下。凡目之多泪，鼻之多涕，亦皆因热而上液之道开也。有谓肺热甚则鼻涕出者，义亦犹此）。补足少阴（肾为胃关，而脉系于舌，故当补之，则液有所主而涎自止）。人之耳中鸣者，耳为宗脉之所聚也，故胃中空则宗脉虚，虚则下溜，脉有所竭者，故耳鸣（手足三阴、三阳之脉皆入耳中，故耳亦宗脉之所聚也。阳明为诸脉之海，故胃中空而宗脉虚，宗脉虚则阳气不升而下溜，下溜则上竭，轻则为鸣，甚则为聋。然少阳太甚，壅窒为鸣者亦有之。但虚者渐而实者暴，虚者多而实者少，其辨在有邪、无邪耳）。补客主人，手大指爪甲上与肉交者也（客主人，足少阳经穴，为手足少阳、足阳明之会。手大指爪甲上者，手太阴之少商穴，为肺气所出之井，故皆当补之，以助其阳气）。人之自啮舌者，此厥逆走上，脉气辈至也。少阴气至则啮舌，少阳气至则啮颊，阴阳气至则啮唇矣（辈者，类也。厥逆走上，则血涌气腾，至生奇疾。所至之属，各有其部，如少阴之脉行舌本，少阳之脉循耳颊，阳明之脉循唇口。故或为肿胀，或为怪痒，各因其处随而啮之，不独止于舌也）。视主病者则补之（察主病之经以补之也）。凡此十二邪者，皆奇邪之走空窍者也（不同常疾，故曰奇疾）。故邪之所在，皆为不足。故上气不足，脑为之不满，耳为之苦鸣，头为之苦倾，目为之眩（倾者，沉重不能支也）。中气不足，溲便为之变，肠为之苦鸣（水由气化，故中气不足则溲便变常，而或为黄赤，或为短涩，多由情欲劳倦，过伤精气而然。昧者概认为火，鲜不误矣。且中气不足则浊气居之，故肠中为之苦鸣也）。下气不足，则为痿厥、心悗（痿，足痿弱也。厥，四肢清冷也。悗，闷也。下气不足则升降不交，故心气不舒而为悗）。补足外踝下，留之（此昆仑穴也，为足太阳所行之经。凡于上、中、下气虚之病，皆可留针补之）。

【秦按】此章论诸杂证之证候也。其所论述，有属于病之现象，有属于生理之现象，殊不一致。盖当时料亦以其细碎，故另汇一篇，聊资佐证而已。兹以所论嗳气引伸之，嗳即噫。《本经》归寒气客胃，后人因谓脾胃气滞，起自中焦，出于上焦。凡病后及老人，脾胃虚弱者多有之。顾亦有肝气逆乘，嗳酸作饱，心下痞鞕，噫气不除者。仲景谓胃虚客气上升，必假重坠以镇逆。亦有肺气失降而作嗳者，必滑利以肃降。其他，胃虚气滞而作嗳者，胃寒气滞而作嗳者，胃虚呕痰嗳气者；胃寒饮食难化，时作虚饱嗳气者；脾肾虚寒，命门火衰，浊阴不降，致痞满嗳气者；胃有痰火嗳气者；脾胃阴虚，中气为阴邪格阻嗳气者；肝气厥逆上升嗳气者，各随其因治之可也。至于辨证有似《本经》之所谓解㑊，亦类李东垣之所谓脾倦，当于二法中求之，兹不备释。

十四、痈　疽

【语译】肠胃受谷，上焦出气，以温分肉、养骨节、通腠理（上焦出气，宗气也。宗气出于喉咙而行呼吸，其以温分肉、养关节、通腠理者，是卫气化于宗气也）。中焦出气如露，上注溪谷而渗孙脉，津液和调，变化而赤为血。血和则孙脉先满，溢注于络脉，皆盈，乃注于经脉。阴阳已张，因息乃行（中焦出气，营气也。其于阴阳已张，因息乃行，是营气化于宗气也）。行有经纪，周有道理，与天合同，不得休止。切而调之，从虚去实，泻则不足，疾则气减，留则先后（凡泻者宜疾，补者宜留，是补之与泻，有疾留先后之异也）。从虚去虚，补则有余。血气已调，形气乃持，是知气血之平与不平也。

未知痈疽之所从生？成败之时，生死之期，有远近，何以度之？然。经脉留行不止，与天同度，与地合纪。故天宿失度，日月薄蚀；地经失纪，水道流溢。草萓不成，五谷不殖。径路不通，民不往来，巷聚邑居，则别离异处。血气犹然。夫血脉营卫，周流不休，上应星宿，下应经数。寒邪客于经络之中则血泣，血泣则不通，不通则卫气归之，不得复反，故痈肿（言留聚不散也）。寒气化为热，热甚则腐肉，肉腐则为脓，脓不泻则烂筋，筋烂则伤骨，骨伤则髓消。不当骨空，不得泄泻。血枯空虚，则筋骨肌肉不相荣，经脉败漏，熏于五脏，脏伤故死矣（痈毒由浅至深，伤脏则死，不可治也）。

试言痈疽之形与忌曰名。发于颈名曰夭疽，其痈大以赤黑，不急治，则热气下入渊腋，前伤任脉，内熏肝肺。熏肝肺，十余日而死矣（颈，前颈。色赤黑者，其毒必甚。渊腋，足少阳经穴。其发在颈则连于肺系；下入足少阳则及乎肝脏矣，故至于死）。阳气大发，消脑留项，名曰脑烁，其色不乐，项痛，而如刺以针。烦心者，死不可治（阳气大发，邪热之甚也。色有不乐，伤乎神也。痛如刺以针，毒之锐也。烦心者，邪犯其脏也，故不可治。此二证，疑即夭疽锐毒）。发于肩及臑，名曰疵痈，其状赤黑，急治之。此令人汗出至足，不害五脏；痈发四五日，逞焫之（肩膊下软白肉处曰臑，此非要害之所，故不及五脏。逞，疾也。焫，艾炙也。谓宜速炙以除之也）。发于腋下赤坚者，名曰米疽，治之以砭石，欲细而长，疏砭之，涂以豕膏，六日已，勿裹之（砭石欲细者，恐伤肉也。欲长者，用在深也，故宜疏不宜密）。其痈坚而不溃者，为马刀挟瘿，急治之（此即瘰疬也，迟则伤人）。发于胸，名曰井疽，其状如大豆，三四日起，不早治，下入腹不治，七日死矣（发于胸者，能熏心肺，若不早治而使之入腹，毒尤甚矣，故死期之速如此）。发于膺，名曰甘疽，色青，其状如谷实菰薽，常苦寒热，急治之，去其寒热，十岁死，死后出脓（膺者，胸旁之高肉处也。谷实，兼五谷而言，谓痈所结聚，形如谷实之累累也。菰薽，瓜蒌也。软而不溃，中有所蓄如子也。此证延绵难愈，盖即乳痈之属）。发于股胫，名曰股胫疽，其状不甚变，而痈脓搏骨，不急治，三十日死矣（股胫，大股也。状不甚变，言外形不显也。痈脓搏骨，言脓着于骨，即今人之所谓贴骨痈也。毒甚而深，能下蚀三阴、阳明之大经，故不为急治则死矣）。发于尻，名曰锐疽，其状赤坚大，急治之，不治，三十日死矣（尻，尾骶骨也，穴名长强，为督脉之络，一名气之阴郄，故不治则死）。发于股阴，名曰赤施，不急治，六十日死；在两股之内，不治，十日而当死（股阴，大股内侧也。当足太阴箕门、血海及足厥阴五里、阴包之间，皆阴器所聚之处，故不治则死。若两股俱病，则伤阴之极，其死尤速）。发于膝，名曰疵痈，其状大，痈色不变，寒热如坚石，勿石，石之者死。须其柔，乃石之者生（膝痈未成而石之者，伤其筋府，故致于死。若柔，则脓成矣，砭之无害也。今之泛施刀针者，不特此也）。诸痈疽之发于节而相应者，不可治也。发于阳者百日死，发于阴者三十日死（诸节者，神气之所游行出入也，皆不宜有痈毒之患。若其相应，则发于上而应于下，发于左而应于右，其害尤甚，为不可治。然发于三阳之分者，毒浅在腑，其死稍缓；发于三阴之分者，毒深在脏，不能出一月也）。发于胫，名曰兔啮，其状赤至骨，急治之，不治，害人也（兔啮，如有所啮伤也）。发于内踝，名曰走缓，其状痈也，色不变，数石其输，而止其寒热，不死（数石其输，砭其所肿之处也）。发于足上下，名曰四淫，其状大痈，急治之，百日死（阳气受于四末，而大痈淫于其间，阳毒之盛极也。时气移易则真阴日败，故逾三月而死）。发于足旁，名曰厉痈，其状不大，初如小趾，发急治之，去其黑者，不消辄益。不治，百日死（不消即益，谓初如小趾，而不治则日以益大也）。发于足趾，名曰脱痈，其状赤黑，死不治；不赤黑，不死不衰，急斩之，否则死矣（六经原腧，皆在于足，痈发于足者多凶候。至于足趾，又皆六井所出。而痈色赤黑，其毒尤甚。若无衰退之状，则急当斩去其趾，庶得保生，否则毒气连脏，必至死也)。

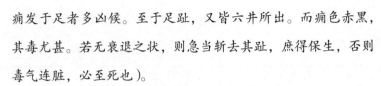

痈与疽何以别？荣卫稽留于经脉之中，则血泣而不行，不行则卫气从之而不通，壅遏而不行，故热。大热不止，热胜则肉腐，腐则为脓。然不能陷骨，髓不为焦枯，五脏不为伤，故命曰痈（此下辨痈疽之轻重也。痈毒浮浅在表，不能陷骨，则髓不为枯，五脏不为伤，故病痈者可无虑也)。热气淳盛，下陷肌肤，筋髓枯，内连五脏，血气竭，当其痈下，筋骨、良肉皆无余，故命曰疽（痈浅疽深，毒有微甚。故内连五脏，外败筋骨良肉者，是谓之疽，乃可畏也)。疽者，上之皮，夭以坚，上如牛领之皮；痈者，其皮上薄以泽，此其候也（夭以色言，黑黯不泽也。此即皮色之状，可以辨其深浅矣)。要知诸痈肿，筋挛骨痛，此皆安生（此言诸病痈肿，而有兼筋挛骨痛者也)。乃寒气之肿，八风之变也（惟风寒之变在经，所以兼筋骨之痛。今有病大头风、虾蟆瘟之属，或为头项咽喉之痈，或为支节肌肉之肿，正此类也)。治之如何？此四时之病，以其胜治之愈也（四时之病，即时气也。治之以胜，寒者热之，热者寒之，温者清之，清者温之，散者收之，抑者散之，燥者润之，急者缓之，坚者软之，脆者坚之，衰者补之，强者泻之，各安其气，必清必静，则病气衰去，此之谓也)。人病胃脘痈者，何以诊之？诊此者，当候胃脉，其脉当沉细。沉细者气逆（多气多血之腑，脉当洪大，而反见沉细，故为胃气之逆），逆者人迎甚盛，甚盛则热（胃气逆而人迎盛，逆在脏而热在经也，即“人迎三盛，病在阳明”之谓）。人迎者，胃脉也。逆而盛，则热聚于胃口而不行，故胃脘为痈也（阳明气逆而盛，则热邪聚于胃脘，故留结为痈）。有病颈痈者，或石治，或针灸治之，而皆已，其真安在（其真安在？言孰为正治之法也）？此同名异治者也（颈痈之名虽同，而证则有异，故治亦各有所宜）。夫痈气之息者，宜以针开除去之（息，止也。痈有气结而留止不散者，治宜用针，以开除其气，气行则痈愈矣）。夫气盛血聚者，宜石而泻之，此所谓同病异治也（欲泻其血，宜用砭石，血泄则气衰，而痈亦愈也）。

【秦按】此章论痈疽之证候也。《本经》云：诸痛痒疮，皆属于心。疮者，痈疽之总名。凡红肿焮热称痈，痈发六腑，为阳；白陷硬痛称疽，疽生五脏，为阴。痈发速而疽起迟。疽根深而痈毒浅。总因气血凝结，经络阻滞。所谓阴滞于阳则发痈，阳滞于阴则发疽。脉浮大滑数为阳，沉小涩迟为阴。亦有似阳不甚焮赤，似阴不甚木硬，漫肿微痛，此为半阴半阳证。凡寒热肿痛，如风邪内作，无头无根；时毒漫肿，无头有根；气血交搏，有头有根。血与气壅则成肿，血与毒胜则成脓，毒为寒凝则平陷，络为痰滞则结核。肿高而软者，发于血脉；陷下而坚者，发于筋骨；平漫色黯者，发于骨髓。宜分气血虚实、毒势浅深为治。疮根大而牢者深，根盘小而浮者浅。初起恶寒壮热，拘急烦躁者重；起居如常，饮食知味者轻；头如粟米，发如莲蓬者重；一头焮赤，肿高知痛者轻。

凡肿疡主治，初起热甚焮痛，宜清凉消散。若见表证，寒热往来，宜疏邪。无表里证，焮肿有头，宜和解兼清热。里实便闭，宜疏通。若表里不实，内热口渴，宜生津。患成未消，宜化毒。毒气内攻，呕恶，烦躁，口干，宜护膜。以指按患顶，陷而不高，起而不热者，脓未成也。按之半软半硬者，脓将成也。按之随指而起，顶已软而热盛者，脓已熟也，针以泄之。无脓宜消散，有脓勿令久留。凡脓将成，而根盘散漫者，气虚不能束血紧附也。红活而润者，气血化毒外出也。外红里黑者，毒滞于内也。紫黯不明者，气血未充不能化毒成脓也。疮口久不敛者，气血两虚也。口不敛，肌不生者，脾气虚也。溃后反痛者，亦虚也。已溃脉虚数焮痛者，营分热也。已溃作渴便秘者，胃火炽也。溃后腐肉不化者，阳虚气陷也。凡毒发阴分，平漫不硬，不甚肿痛者，乃由痰气阴寒，非阳和通腠，不能解其冰凝。营血枯衰，非温畅滋阴，何由厚其脓汁。如阳和汤，以麻黄开腠，以白芥子理痰，以熟地、鹿胶和阴阳，以姜、桂解寒凝。盖毒以寒凝，温散则毒自化脓。若清凉之剂，只可施于红肿痈疖而已。

伤寒俯视图

编按：谦斋早年为弟子讲学，有门人以“《伤寒论》错综变化，殊难领悟”为由，请秦师给以指点，其便出示了《伤寒俯视图》。该文节自日人浅田惟常《伤寒辨要》，经谦斋之大手笔润色，以鸟瞰式叙述作为全书缩影，真可谓入门之向导也。该文千言之作，一气呵成，易背、好掌握。

一、太　阳

邪气初犯表，则正气不畅，屈而为恶寒，激而为发热，使血脉动惕逆行，故显脉浮、头痛、项强、恶寒等证。此病有二，一则腠理开疏，邪气不内迫，徒泛滥肌肉，故汗出脉浮缓，是为中风。一则腠理紧闭，邪气怫郁，遂迫筋骨，故骨节烦疼，无汗脉浮紧，是为伤寒。中风为散漫之邪，阳浮而阴弱；伤寒为紧缩之邪，脉阴阳俱紧。二者轻重有别，此既表病之大纲，桂枝麻黄之分野。桂枝之轻，自有阴阳之变化；麻黄之重，亦有阴阳之机变。如桂枝加葛根汤、桂枝加朴杏汤、桂枝去芍加苓术汤，则在桂枝之部位，而因项背强或喘或小便不利而加减。桂麻各半汤、桂二麻一汤、桂二越一汤，则失汗数日，热郁不解，致寒热偏胜如疟，桂枝之力不能及，故借麻黄越婢以逞其势。因证有剧易，而方有紧慢之别也。若多汗或误汗，邪气不解，大烦渴，脉洪大，及胃气不和谵语者，则入阳明，为白虎调胃承气之所主，是为阳浮之极也。如桂枝加附子汤、桂枝去芍加附子汤，则过汗伤津，小便难，四肢微急，或气虚上迫胸满，将陷于阴位也。若误汗，烦躁，吐逆，厥冷者，为甘草干姜四逆之所主，是为阴弱之极也。麻黄汤亦然。若邪气郁遏大筋，项背强急者，为葛根汤。若势稍及里，呕逆者，为葛根加半夏汤。若内壅下利，脉促，喘而汗出者，为葛根芩连汤；邪气迫筋骨，疼痛而喘者，为麻黄汤。若其势剧一等，表热郁极而烦躁者，及邪气不迫筋骨，而沉于肌肉不能宣达，但身重者，为大青龙汤。若其势逊一筹，夹水饮而不解，咳喘者，为小青龙汤。若表既解，而饮热迫肺，汗出而喘者，为麻杏石甘汤。若表不解而热更入里，与水相得烦渴，或下滞为小便不利，上逆为水入则吐者，为五苓散。其不渴者，为茯苓甘草汤。若外已解，而胸满胁痛者，及往来寒热，胸胁苦满，默默不欲饮食，心烦喜呕者，为小柴胡汤。但热灼膈间，虚烦不得眠，或反复颠倒，或胸中窒，或心中结痛者，为栀豉汤。少气者，为甘豉汤。呕者，为姜豉汤。腹满，卧起不安者，为栀朴汤。微烦者，为栀干汤。此皆少阳也。若表邪入里，不恶寒但恶热者，及蒸蒸发热者，为调胃承气汤。不大便六七日，头痛有热者，为大小承气汤。若里热散漫，口燥渴，心烦，背微恶寒者，为白虎人参汤。若里热壅郁血中，如狂，少腹急结者，为桃仁承气汤。若蓄血甚，少腹硬满，小便自利者，为抵当汤丸。以上皆属阳明也，是为脉浮紧进于阳位之极矣。若表证兼湿邪，两邪相合，身体疼烦，不能自转侧者，为桂枝附子汤。若热少湿多，大便硬，小便自利者，为桂附去桂加术汤。若两邪迫于骨节，烦疼掣痛，不得屈伸者，为甘草附子汤。若既无表证，虚寒昼日烦躁，不得眠者，为干姜附子汤。主恶寒者，为芍甘附子汤。主烦躁者，为茯苓四逆汤。主下利清谷者，为四逆汤。以上皆属三阴也，是为脉紧陷于阴位之极矣。

二、阳　明

实热充斥于表里内外，故外之发热恶热潮热，内之腹满谵语燥屎，所谓胃家实是也。此病有二，一则胃热散漫未结实。其脉洪大或浮滑，腹满身重，谵语遗尿者，为白虎汤。渴欲饮水，口干舌燥者，为白虎人参汤。一则胃热已结实。若胃气不和，恶热心烦，将结实者，为调胃承气汤。脉滑而疾，谵语，发潮热，大便硬未至燥屎，或腹大满不通者，为小承气汤。脉已实，大迟，燥屎搏结，手足濈然汗出，身重短气，腹满而喘，谵语如见鬼状者，为大承气汤。若不识人，循衣摸床，惕而不安，微喘直视者，为胃实已极。其脉弦者，精气尚存，宜下之。若脉微涩者，为精气萎缩之候，难治。此皆太阳少阳之邪渐陷于胃者，其证属缓下之治。若目中不了了，睛不和，或汗多，或腹满痛者，剧热迅传，势近危恶，与少阴大承气汤同属急下之列，此阳明之正治也。其他表证未解，脉迟汗出多，微恶寒者，为桂枝汤。脉浮无汗而喘者，为麻黄汤。少阳未解，潮热，大便溏，小便自可，胸胁满，或胁下硬满，不大便而呕，舌上白苔者，为小柴胡汤。上焦郁热，心中懊侬，舌上苔，胃中空虚者，为栀豉汤。下焦郁热，渴欲饮水，小便不利者，为猪苓汤。热入血室，下血谵语者，为小柴胡汤。热结膀胱，其人善忘，屎虽硬大便反易，其色黑者，及脉数，消谷喜饥，不大便者，为抵当汤。瘀热在表，身黄者，为麻连小豆汤。瘀热在表里间，身黄发热者，为栀柏汤。瘀热在里，身黄如橘子色，小便不利，腹微满，渴引水浆者，为茵陈汤。此阳明之旁证，而皆属热也。若胃中有寒，食谷欲呕者，为吴萸汤。下利清谷者，为四逆汤。此亦阳明之旁证，而皆属寒也。若胃中无邪气，汗出，小便自利，大便硬者，为津液内竭，宜以蜜煎、土瓜、猪胆导之。若但汗多，胃中燥而渴欲饮水，小便数，大便硬，无所苦者，宜少少与水以润之。

三、少　阳

邪气屯巡在表里之间，不借物而结，但与正气更互分争，留于胸胁而上熏，故以往来寒热，胸胁苦满，默默不欲饮食，心烦喜呕为本，以口苦咽干目眩为标，脉不数不大而弦紧，皆为邪在于表里之征，汗吐下俱禁，为小柴胡汤。若耳无所闻，目赤，胸中满而烦，不可吐下，吐下则悸而惊。又少阳不可发汗，发汗则谵语。盖其来路必经太阳，而其归路多入阳明。于是太阳未解，微呕，心下支结者，为柴胡桂枝汤。胸胁满微结，小便不利，但头汗出，渴而不呕，心烦者，为柴胡桂干汤。其既及于阳明而少阳未解，心下急，郁郁微烦，或呕而下利者，为大柴胡汤。胸胁满而呕，日晡所发潮热者，为柴胡加芒硝汤。胸满烦惊，小便不利，谵语，一身尽重者，为柴胡加龙牡汤。其既服柴胡汤已渴者，为属阳明。无大热而烦躁者，为陷阴位，阳明厥阴篇中论柴胡汤者，随处可见，此少阳之要领也。

四、太　阴

阴寒盛于里者，其人若感寒邪，则从里化，故腹满而吐，食不下，自利不渴，腹痛，以理中四逆温其脏也。若始于太阳误下，胃气生寒，表邪陷里，而腹满时痛者，为桂枝加芍药汤。若壅塞痛甚者，为桂枝加大黄汤。若脉浮兼表证者，为桂枝汤。此太阴之要领也。但太阴脾与阳明胃，为寒热表里。阳明篇曰，不能食名中寒，曰欲作固瘕，曰攻其热必哕，曰食谷欲呕，曰饮水则哕，曰寒湿在里，曰欲作谷疸，此皆转系太阴者。可见太阴阳明几乎同局，而虚实一转，相互变也。若此证误以下之，则胃寒益甚，而胸下结硬等变证并至。不但太阴，三阴皆然，当以戒之。

五、少　阴

以脉微细，但欲寐，恶寒，四肢厥冷，下利清谷为候也。此病有二,一则里证未具。若发热者，为麻附辛汤。其轻一等，经二三日，自若者，为麻附草汤。若二三日以上，上焦燥热，心中烦，不得卧者，为黄连阿胶汤。若下焦水热相并，下利，咳而呕渴，心烦不得眠者，为猪苓汤。若热壅表里间，咳悸，腹痛，泄利下重者，为四逆散。若里实，口燥咽干，或自利清水，心下必痛，或腹胀，不大便者，为大承气汤。此皆阴寒化热之治法也。一则里证已具。若其始无发热，背恶寒，或身体骨节痛，手足寒者，为附子汤。若至四五日，加腹痛下利等里证者，为真武汤。下利滑脱，便脓血者，为桃花汤。虚寒下利甚者，为白通汤。其重一等，厥逆无脉，呕烦者，为白通猪胆汤。下利反少，脉微涩，呕而汗出，或膈上有寒饮，干呕者，为四逆汤。其重一等，下利清谷，手足厥逆，身反不恶寒者，为通脉四逆汤。若吐利手足厥冷，烦躁欲死者，为吴萸汤。此皆表里纯阴、虚寒之治法也。其他如咽痛咽疮诸方，则不过少阴治标之药。如瓜蒂散亦以其证相似，此乃对比之意也。

六、厥　阴

以消渴，气上撞心，心中疼热，饥而不能食，厥热交替为候也。此病有二，一则脏厥。其脉微而厥，甚则肤冷，躁无暂安时者，为脏厥，治法与少阴之极者无异。故大汗出，热不去，内拘急，四肢疼，又下利厥逆而恶寒者，及呕而脉弱，小便复利，身有微热者，为四逆汤。下利清谷，里寒外热，汗出而厥者，为通脉四逆汤。干呕吐涎沫，头痛者，为吴萸汤。若烦躁有时，得食则呕吐蛔者，为乌梅丸。一则寒化热。盖厥阴者，三阴之极，无有所传。然物极则必反，于是有阴化阳、寒化热之证。如干姜芩连人参汤之于吐下，则未离虚寒也。如白头翁汤之于下利，渴欲饮水，已专于热也。小柴胡汤之于呕而发热，则专于少阳也。如栀豉汤之于虚烦，则专于上焦也。如白虎汤之于脉滑而厥，则热盛于里也。如小承气汤之于下利谵语，则热实于里也。此皆阴变阳、寒化热之治法也。其他外寒暴迫，手足厥寒，脉细欲绝者，为当归四逆汤。内有久寒者，为当归四逆吴萸汤。胸中有寒饮，心中满而烦，饥不能食，脉乍紧者，为瓜蒂散。心下有水饮，悸而厥者，为茯苓甘草汤。此其旁证也。

金匮要略简释

一、痉　病

痉原文作痓，痓音翅，据《广雅》注是恶的意思，和本证不符合，《巢氏病源》和《千金方》都作痉，后来也有好多人疑是痉字传写错误，本人亦同意改为痉字，以归一致。痉是一种证状，主要现象为不柔和的背强反张。在《内经》上早有记载。如说“诸痉项强，皆属于湿”“诸暴强直，皆属于风”和“风痉身反折，先取足太阳”等，不仅说明了痉病的证状和原因，还指出了治疗途径。《金匮》依据《内经》的理论，定出方药，并补充病因和预后，没有异样。兹将原文 13 条试作如下的分析：

【原因】“太阳病发汗太多，因致痉。”

“夫风病下之则痉，复发汗必拘急。”

“疮家虽身疼痛，不可发汗，汗出则痉。”

【脉证】“病者，身热足寒，颈项强急，恶寒时头热、面赤、目赤，独头动摇，卒口噤，背反张者，痉病也。”

“夫痉脉按之紧如弦直，上下行。”

【治疗】“太阳病发热无汗，反恶寒者，名曰刚痉。”

“太阳病无汗而小便反少，气上冲胸，口噤不得语，欲作刚痉，葛根汤主之。”

“太阳病发热汗出，而不恶寒者，名曰柔痉。”

“太阳病其证备。身体强，几几然（几音如，小鸟学飞貌），脉反沉迟，此为痉，栝蒌桂枝汤主之。”

“痉为病，胸满口噤，卧不着席（形容角弓反张）脚挛急，必龂齿（咬牙切磋有声），可与大承气汤。”

【预后】“太阳病发热，脉沉而细者，名曰痉，为难治。”

“暴腹胀大者为欲解，脉如故（指浮缓），反伏弦者痉。”

“痉病有灸疮（因火灸而发生的疮，叫作灸疮），难治。”

以上情况，可以明显地看出痉病的主要脉证。在此脉证上兼太阳伤寒证的用葛根汤，兼中风证的用栝蒌桂枝汤，兼阳明实证的用大承气汤。不仅层次井然，而且与《伤寒论》的辨证论治基本相同。接着，把临证所接触到的病因和预后朴实写出，理由也是一脉相承的。

痉证发生，都属热性病范围，故《金匮》的三个方剂，都以退热为原则。热性病何以会造成痉证？因高热使津血枯燥，不能营养筋脉，即破坏《内经》“精则养神，柔则养筋”的生理所造成的病变。故仲景用葛根和栝蒌取其生津。危急时用大承气汤取其急下存阴。后世医书在这基础上发挥的，如《三因方》上说：“原其所因，多由亡血；筋失所荣，故邪得袭之。”《景岳全书》上说：“筋脉拘急故反张，血液枯燥故筋挛。”从而逐渐转向清热养阴一途，成为治痉的常法。特别是在温热病多防痉厥，治痉之方亦最多，《温病条辨》的二甲复脉汤（生地、白芍、麦冬、阿胶、麻仁、炙甘草、牡蛎、鳖甲）、三甲复脉汤（二甲复脉汤加龟板）、小定风珠（鸡子黄、阿胶、龟板、童便、淡菜）和大定风珠（白芍、阿胶、龟板、生地、麻仁、五味子、牡蛎、麦冬、炙甘草、鸡子黄、鳖甲）等，都为高热伤阴成痉而设。当然，痉病有外感证状，还是要给予透泄机会，兼有神识昏迷的，并宜加入芳香开窍。《温病条辨》在《解儿难》里又说：“风温痉宜用辛凉正法，轻者用辛凉轻剂，重者用辛凉重剂，如银翘散、白虎汤之类。伤津液者加甘凉，如银翘（散）加生地、麦冬，玉女煎，以白虎合冬、地之类。神昏谵语兼用芳香以开膻中，如清宫汤、牛黄丸、紫雪丹之类。”这意味着古今方剂虽有改变，用药的法则还如出一辙。

本人对于《金匮》痉病方，除葛根汤在治疗外感证项背强痛和头痛较剧时使用有效，并有时在一般疏风剂内加入葛根亦能取效外，其他缺乏经验。但从《金匮》上认识到痉病的成因有两种：一种是六淫侵袭化燥化风，即《金匮》所立的治法；一种是由多种疾病使津血枯燥所造成，即《金匮》所指的各项坏证。后者的痉病不能和外感痉病相提并论，尤其后人所说痉厥多属于后者的病变，故极少用辛温的麻桂剂。张介宾曾说：“中风之痉，必年力衰残，阴之败也；产妇之痉，必去血过多，冲任竭也；溃疡之痉，必血随脓化，营气涸也；小儿之痉，或风热伤阴为急惊，或吐泻亡阴为慢惊，此虽不因误治，而总属阴虚之证。”都是指后者一类。可知《金匮》方并不概括一切痉病，必须审证求因，适当使用。同时体会到，《金匮》所说痉病是疾病过程中的一个证候，凡看到背强反张，口噤不开，都当作痉。所以有人附会某症是脑脊髓膜炎，某症是恶性脑脊髓膜炎，也有拘泥疮家二字就当作是破伤风症，从而认为破伤风症非葛根汤所能治，脑脊髓膜炎的实证可用承气汤一下而愈。我以为中医治病，还是从中医理论实际出发，目前不必勉强结合。

二、湿 病

《内经》论湿，曾说，“因于湿，首如裹”；又说“伤于湿者，下先受之”；又说“地之湿气，感则害人皮肉筋脉”，又说“湿胜则濡泻”。说明湿为六气之，有天气和地气之分，感受致病，有在上、在下、在表、在里的不同，一般称作外湿和内湿。虽然没有提出具体治法，但在上在表者宜疏散发汗，在下在里者宜芳化渗利，意在言外。依据《内经》的说法来研究《金匮》，可将证候先作如下分类：

【在上】“湿家病身疼发热，面黄而喘，头痛鼻塞而烦，其脉大，自能饮食，腹中和无病，病在头中寒湿故鼻塞，内（同纳）药鼻中则愈。”

【在表】“太阳病，关节疼痛而烦，脉沉而细者，此名湿痹。”

“湿家身烦疼，可与麻黄加术汤发其汗为宜，慎不可以火攻之。”

“病者一身尽疼，发热日晡所剧者，名风湿。此病伤于汗出当风，或久伤取冷（贪凉的意思）所致也，可与麻黄杏仁薏苡甘草汤。”

“风湿脉浮，身重汗出恶风者，防己黄芪汤主之。”

“伤寒八九日，风湿相搏，身体烦疼，不能自转侧，不呕不渴，脉浮虚而涩者，桂枝附子汤主之。若大便坚，小便自利者，去桂加白术汤主之。”

“风湿相搏，骨节疼烦，掣痛不得屈伸，近之则痛剧，汗出短气，小便不利，恶风不欲去衣，或身微肿者，甘草附子汤主之。”

【在里】“湿家之为病，一身尽疼，发热身色如熏黄也。”

再从治疗大法来分：

【正治】“风湿相搏，一身尽疼痛，法当汗出而解。值天阴雨不止，医云此可发汗，汗之病不愈者何也？盖发其汗，汗大出者，但风气去，湿气在，是故不愈也。若治风湿者发其汗，但微微似欲出汗者，风湿俱去也。”

“湿痹之候，小便不利，大便反快，但当利其小便。”

【误治】“湿家其人但头汗出，背强欲得被复向火，若下之早则哕，或胸满小便不利，舌上如胎者，以丹田有热，胸中有寒，渴欲得饮而不能饮，则口燥烦也。”

“湿家下之，额上汗出，微喘小便利者死，若下利不止者亦死。”

很明显，《金匮》所载湿病，表证占极大比重，也就是偏重在外湿方面。外湿之伤于上者，即感受雾露之邪，晓行雾中，往往头胀鼻塞，内服辛夷消风散（辛夷、细辛、藁本、白芷、防风、川芎、升麻、甘草、木通）甚效。仲景但云纳药鼻中，并不出方，可能也是辛散一类的药物，查《千金方》有鼻塞脑冷方（用辛夷、细辛、通草、甘遂、桂心、芎䓖、附子研末，蜜丸，绵裹纳鼻中），又有鼻塞常流清涕方（用细辛、蜀椒、干姜、芎䓖、吴萸、附子、桂心、皂角酒浸，再用猪膏煎熬，绵裹纳鼻中），可作参考。大概前人治鼻塞多取纳药法，故《千金方》治鼻不利、鼻塞气息不通的共有八方，只有二方内服，一方灌滴，其余五方都为纳药。惟多数《金匮》注家均引瓜蒂散，我以为其意义不大，提供讨论。

外湿伤表，和感冒风寒一样，先从皮毛而入，故仲景亦称太阳病。凡是外邪郁遏太阳经，都宜发汗，因以麻黄汤为主，但属湿邪而非单纯风寒，则又采取白术（现在处方多用苍术）、薏苡等辅药。一般熟悉，发汗法只能用于表实证，不能用于表虚证，所以仲景所举六方性质并不相同，可分两大类，若干小目。

风湿表实正法：
- 轻剂——麻杏薏甘汤
- 重剂——麻黄加术汤

风湿表虚变法：
- 益气行湿——防己黄芪汤
- 助阳化湿——甘草附子汤
- 温经散湿——桂枝附子汤
- 和中理湿——白术附子汤

图 1　湿病脉证分型

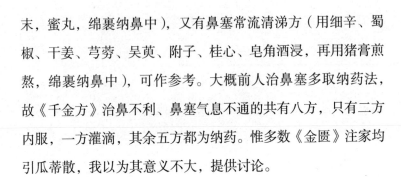

在里的，多有内脏病征，发黄仅其一例。身色如熏黄即阴黄证，亦即《伤寒论》所说："伤寒汗已，身目为黄，以寒湿在里不解。"仲景没有立方，柯韵伯认为可用五苓散，甚是。

湿证在临床上最为常见，也以中医最善治疗。由于《金匮》有"法当汗出而解"和"但当利其小便"两句，多以发汗、利小便为治湿正法。诚然，湿在表者宜汗，所谓“风能胜湿”，湿在里者宜利小便，所谓“治湿不利小便，非其治也”。然而在里湿证上应该补充为：轻在上者宜化，蔻壳、陈皮之属；阻在中者宜燥，半夏、厚朴之属；停在下者宜利，泽泻、车前之属。又：湿为浊邪，宜佐芳香，藿香、佛手之属；湿易凝滞，宜佐理气，枳壳、木香之属；湿性阴寒，宜佐温药，桂枝、生姜之属。后世治湿的方剂众多，错综变化，大要不外乎此。至于湿与热合而成为湿热证，湿邪积聚而变作饮证或水证，不在本病范畴，又当别论。

三、暍　病

暍是暑证，夏季暑热伤人都从外受，故仲景冠以太阳二字。或称中暍，或称中热，仅仅是名词上的不同。暑证并不复杂，《内经》说：“先夏至日为病温，后夏至日为病暑。”可知发病时期只在炎夏，暑证的性质不离乎热。它的特点，在于外感多实证，独伤暑多兼虚象。原因是夏季炎热，使人多汗，体内气阴不足，从而脉证上常显示出虚弱现象。最明显的如仲景所说“其脉弦细芤迟”，弦细芤迟四种脉象不能连讲，可能是或见弦细，或见芤迟。然而热证不见浮大滑数的阳脉，而反见弦细芤迟的阴脉，可以体会到暑邪极易伤气伤津，不能与一般热证并论。如果引用《内经》“脉虚身热，得之伤暑”来说，理论还是一致的。正因为邪热体虚，故仲景用白虎之清，又用人参之补，成为中暍的主方。必须说明，《金匮》的中暍是一种伤暑证，不同于后世所说的中暍，后世所说的中暍是：夏日远行，忽然头痛壮热，汗出大渴，无气以动，昏晕闷倒，即《巢氏病源》所说："夏月炎热，人冒涉途路，热毒入内，与五脏相并，致阴气猝绝，阳气暴壅，经络不通，故奄然闷绝，谓之暍。"故后世的中暍证，当用苏合香丸（苏合香、安息香、丁香、木香、檀香、沉香、荜茇、香附、诃子、犀角、朱砂、熏陆香、冰片、麝香）和来复丹（硫黄、硝石、玄精石、五灵脂、青皮、陈皮）开窍及温里来急救，等待醒后再用清暑之剂，不能与《金匮》中暍混为一谈。

夏令炎热，人多贪凉，所得疾患，并不限于热证。《金匮》上说"太阳中暍，遍身热疼重而脉微弱，此以夏月伤冷水，水行皮中所致也，一物瓜蒂汤主之"，即指夏季的寒证。由于夏季寒证的变化比较热证为多，故后来对于夏季寒证的叙述也比热证为多。大概外感阴凉，寒热无汗，头痛四肢拘急的，用消暑十全散（香薷、扁豆、厚朴、紫苏、白术、赤苓、藿香、木香、檀香、甘草），内伤瓜果生冷寒湿，腹痛吐泻的，用藿香正气散（藿香、紫苏、白芷、大腹皮、茯苓、白术、陈皮、半夏、厚朴、桔梗、甘草、姜、枣）。此外，有香薷饮（香薷、厚朴、扁豆、黄连）、六和汤（香薷、人参、半夏、杏仁、藿香、厚朴、砂仁、甘草、扁豆、赤苓、木瓜、姜、枣）、大顺散（干姜、杏仁、肉桂、甘草）、冷香饮子（附子、草果、橘红、甘草、姜）、二香饮（香薷、香附、苏叶、苍术、陈皮、厚朴、甘草、扁豆、木瓜、葱、姜）等方剂，多为夏季寒证而设。看了这些方剂，感觉到仲景用一物瓜蒂散治夏月伤冷水不够恰当。《医宗金鉴》主张改用香薷饮和大顺散，有它发展的一面，值得注意。

四、百合病

百合病因用百合为主药得名，可以说是百合证。我曾经怀疑仲景对于这种病证可能寻不到原因，所以没有定出正确的病名。观《金匮》叙述证状："意欲食复不能食，常默然，欲卧不能卧，欲行不能行，欲食或有美时，或不欲闻食臭（即气味）时，如寒无寒，如热无热，口苦小便赤，诸药不能治，得药则剧吐利，如有神灵者，身形如和，其脉微数。"只有口苦、小便赤、脉微数等比较可供诊断，其他似病非病，诚如尤在泾所谓"全是恍惚去来，不可为凭之象"。若从现在来说，近似神经衰弱症的一种，在当时既然没有发现神经，把一切神经官能症分配在各个经脏，很可能难于定出适当的总的病名。考《千金方》："百合病者，皆因伤寒，虚劳大病已后，不平复，变成斯病。"《医宗金鉴》说；"伤寒大病之后，全热未解，百脉未和，或平素多思不断，情志不遂，或偶触惊疑；猝临境遇，因而形神俱病，故有如是之现象。"倘把这两条记载综合起来，可以指出百合病的原因：一部分是病后体弱不复，另一部分是由于精神刺激。故主要病情为阴虚内热，精神不安定。仲景说"百合病不经吐、下、发汗，病形如初者，百合地黄汤主之"当为百合病的主方。百合地黄汤仅用百合补虚清热，生地黄汁养血凉血，是一个极其清淡的方剂。我深深体会到类似这类虚证，用重剂刺激往往引起反应，急切求功也会引起其他病变。曾见有人治神经衰弱，动手便是大剂人参、熟地、麦冬、当归、龙骨、牡蛎，方虽对路，服后胸闷食呆，腹痛便溏，反而加重心悸失眠，精神极度紧张，都是不从全面考虑问题的缘故，也反映了仲景治病的细心周匝。所以学习仲景著作，不是呆板地牢记方药，主要是体味其如何辨证，如何施治，大法在握，自然左右逢源了。

正因为此，我认为本文里最重要的一节是："百合病见于阴者以阳法救之，见于阳者以阴法救之，见阳攻阴，复发其汗此为逆，见阴攻阳，乃复下之，此亦为逆。"这里所说阳法救阴，阴法救阳，即《内经》所说"用阳和阴，用阴和阳"，也就是王冰所说"益火之源，以消阴翳，壮水之主，以制阳光"的意思。凡证实体实可以从正面直折，证虚体虚，必须照顾其反面。故热证为阳，虚热便为阴虚，养阴则热自退，误当实热发汗，更伤其阳了，相反地寒证为阴，虚寒便为阳虚，扶阳则寒自除，误当实寒攻下，更伤其阴了。仲景因百合病而提出虚证的治疗法规，在中医理论上是颠扑不破的。

百合病的方剂有七首之多，除百合地黄汤外都是随证配伍，例如：发汗后用知母润燥止汗；下后用滑石利尿，代赭石涩大便；吐后用鸡子黄养胃止呕。又如口渴的用栝蒌生津，牡蛎除烦，不难理解是治标的方法。后来医书上百合病的病例并不多见，兹节录《张氏医通》载治孟端士太夫人一案聊供参考："虚火不时上升，自汗不止，心神恍惚，欲食不能食，欲卧不能卧，口苦小便难，溺则洒淅头晕。自去岁迄今，历更诸医，每用一药，辄增一病，用白术则窒塞胀满，用橘皮则喘息怔忡，用远志则烦扰烘热，用木香则腹热咽干，用黄芪则迷闷不食，用枳壳则喘咳气乏，用门冬则小便不禁，用肉桂则颅胀咳逆，用补骨脂则后重燥结，用知、柏则小腹枯瘪，用芩、栀则脐下引急，用香薷则耳鸣目眩，时时欲人扶掖而走，用大黄则脐下筑筑，少腹愈觉收引，遂致畏药如蝎，惟日用人参钱许，入粥饮和服，聊借支撑。交春虚火倍剧，火气一升则周身大汗，神气骎骎欲脱，惟倦极少寐，则汗不出而神思稍宁，觉后少顷，火气复升，汗亦随至，较之盗汗迥殊，其脉微数，而左尺与左寸倍于他部，气口按之似有似无。此本平时思虑伤脾，脾阴受困而厥阳之火尽归于心，扰其百脉致病，病名百合。此证惟仲景《金匮要略》言之甚详，本文原云诸药不能治，所以每服一药辄增一病，惟百合地黄汤为其专药，奈病久中气亏乏殆尽，复经药误而成坏病。姑先用生脉散加百合、茯神、龙齿以安其神；稍进萸、连以折其势，数剂稍安，即令勿药，以养胃气，但令日用鲜百合煮汤服之。"

五、狐惑病

《金匮》上说："狐惑之为病，状如伤寒，默默欲眠，目不得闭，卧起不安，蚀于喉为惑，蚀于阴为狐，不欲饮食，恶闻食臭，其面目乍赤、乍黑、乍白，蚀于上部则声喝（一作嘎），甘草泻心汤主之。”狐惑究竟是什么病？历来注家没有明白指出，特别是因“蚀”字而认为虫病，似可考虑。我个人的浅见：狐惑是古代以为出没无常、不可捉摸的东西，狐惑病就是借狐惑来形容这病的变化，《医说》所谓“取象为类，使人易晓”，并无多大意义。所以问狐惑病究竟是什么？应该从“状如伤寒，默默欲眠，目不得闭，卧起不安”上研究，可能是一种热性病。《千金方》说“狐惑由温毒使然也”，可以作为考证。由于热邪内郁，不能透泄，上窜为喉痛，或下窜为肛门疾患，这是并不稀见的证候。用苦参汤洗下部，并用雄黄熏肛门，无疑地是热毒已经走窜后的局部疗法。问题就在是不是用甘草泻心汤能如赵献可所说“不特使中气运而湿热自化，抑亦苦辛杂用足胜杀虫之任”？理论必须结合实际，才能收到效果。

如果同意狐惑病是一种温毒证，那么温毒证当以清热解毒为要。身热不解，默默欲眠，而又目不得闭，卧起不安，显然有热攻烦扰现象。依据《温病条辨》所载温毒上升和湿热下注方剂，内服如：普济消毒饮去升柴芩连（连翘、薄荷、马勃、牛蒡、荆芥、僵蚕、玄参、银花、板蓝根、桔梗、甘草）治上，断下渗湿汤（樗根皮、黄柏、茅术、地榆、山楂、银花、赤苓、猪苓）治下，以及水仙膏（水仙花根剥去老赤皮和根须捣如膏）和三黄二妙散（黄连、黄柏、生大黄、乳香、没药）外敷，都可作为临床参考。必须说明，甘草泻心汤虽有清化湿热作用，但《金匮》方较《伤寒论》方多人参一味，大枣增至十六枚，后人治疗温热病用炙草、干姜、人参、大枣等，一般都很谨慎。故引用温病方的动机，不是否定《金匮》治法，而是企图在《金匮》的治疗原则上加以补充，以便随证加减。至于赤小豆当归散，当是蚀于肛门的内服方剂，功能导热和血，故仲景不仅治狐惑，也用治先血后便的近血证。

六、阳毒、阴毒病

“阳毒之为病，面赤斑斑如锦纹，咽喉痛，吐脓血，五日可治，七日不可治，升麻鳖甲汤生之。”“阴毒之为病，面目青，身痛如被杖（形容像打伤），咽喉痛，五日可治，七日不可治，升麻鳖甲汤去雄黄蜀椒主之。《金匮》论治阳毒和阴毒只此两条，并且没有说明原因。考《巢氏病源》有《伤寒阴阳毒候》和《时气阴阳毒候》等篇，当为时病之，即后世所说的发斑证。发斑证可以出现两种不同的外候，习惯上把阳斑和阴斑区别开。故过去注家将阳毒和阴毒对立起来，好像阳毒是热证，阳毒是寒证，因而怀疑阳毒用雄黄、蜀椒，而阴毒反去雄黄、蜀椒，于理不合。本人认为这样的看法是不合理的。阳毒和阴毒既然是一种病上所出现的两种不同外候，就不能用热毒和寒毒来划分，从“面赤斑斑如锦纹”来看，阳毒是一种正常的斑证，所说“面目青，身痛如被杖”的阴毒，是体虚不能透发或被寒邪外袭而斑出不透的证候。斑出不透则瘀热壅遏，还是一个阳证，故《巢氏病源》也说“若发赤斑者十生一死，若发黑斑者十死一生”，明明指出了一种病的两个证状。总之，

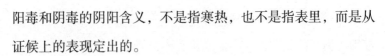

阳毒和阴毒的阴阳含义，不是指寒热，也不是指表里，而是从证候上的表现定出的。

时证发斑，多见高热、烦闷不安，甚则狂言谵语，咽喉肿痛，或牙缝渗血，脉象洪数。此时不可发汗，发汗便如火得风，燔灼更烈，也不能用泻下，泻下则热毒内陷，难于透泄。故一般治法，惟化斑汤（玄参、石膏、犀角、知母、甘草、粳米）最为妥善；如毒不能速化，接予阳毒升麻汤（升麻、犀角、人参、黄芩、射干、甘草），热毒过于厉害的酌用三黄石膏汤（黄连、黄柏、石膏、麻黄、豆豉、山栀、葱白）。倘然发斑期内体力不够，或感受寒凉，往往欲发不发，郁于肌肉之间，斑色由红转紫，以至黑暗不润，面色亦变青白，即所谓阴斑证，但烦躁、口渴、咽痛等热证仍然存在。此时用透发之药不能取效，又不宜过分寒凉，更不得使用温剂，据我个人经验于阳毒升麻汤内重用当归、红花、山甲片、赤芍、紫草等祛瘀和营最佳。所以阳斑、阴斑只是一种热毒，相等于小儿麻疹内陷，虽然红点隐伏，鼻青气喘，决不能用姜附回阳同一意义，仲景对阴阳毒只用一方统治倘亦为此。有人谓治阳斑宜清宜下，治阴斑宜温，不免纸上谈兵，望文坐训。这也说明了仲景升麻鳖甲汤用升麻、鳖甲、当归、甘草是极其合理的，就是雄黄、蜀椒二味不敢臆断。又《伤寒蕴要》说："有来势急者，发热一二日便出斑，来势缓者，发热三四日而出也。"仲景俱以"五日可治，七日不可治"为期，似亦不可胶柱鼓瑟。

七、疟 疾

以上六种疾患，都属外感的病变和余波，接着叙述疟疾，正因为疟在古代亦属外感范围。《内经》上说“夏伤于暑，秋为痎疟”。又说“以秋病者寒甚，以冬病者寒不甚，以春病者恶风，以夏病者多汗”。又说“夫风之与疟，相似同类，而风独常在，疟则有时而休者，风气留其处故常在，疟气随经络沉以内搏，故卫气应乃作”。仲景继承《内经》而来，故大体不变更，例如《内经》有温疟、瘅疟、寒疟之分，《金匮》也同样分为三类，兹列对照表如下：

表1 疟病寒热辨证

病名	《黄帝内经》	《金匮要略》
温虐	先伤于风，而后伤于寒，故先热而后寒，亦以时作，名曰温虐	温虐者其脉如平，身无寒但热，骨节烦疼，时呕，白虎加桂枝汤主之
瘅虐	但热而不寒者，阴气先绝，阳气独发，则少气烦冤，手足热而欲呕，名曰瘅虐。其气不及于阴，故但热而不寒，气内藏于心而外舍于分肉之间，令人消烁肌肉，故名曰瘅虐	阴气孤绝，阳气独发，则热而少气烦冤，手足热而欲呕，名曰瘅虐。若但热不寒者，邪气内藏于心，外舍分肉之间，令人消烁肌肉
寒虐	寒者阴气也，风者阳气也，虐先寒而后热者，先伤于寒而后伤于风，故先寒而后热也，病以时作，名曰寒虐	虐多寒者，名曰牡（当作牝）虐，蜀漆散主之

由于疟疾的性质不同，《金匮》在脉象上做出了原则性的

指示："疟脉自弦，弦数者多热，弦迟者多寒，弦小紧者下之瘥，弦迟者可温之，弦紧者可发汗、针灸也，浮大者可吐之，弦数者风发也，以饮食消息之。"所说弦数多热，即指温疟、瘅疟，弦迟多寒，即指牝疟。《金匮述义》也说："所言弦数者多热，即白虎加桂枝汤、柴胡去半夏加栝蒌汤证也，弦小紧者下之瘥，鳖甲煎丸是也，弦迟者可温之，柴胡桂枝干姜汤是也，弦紧者可发汗，牡蛎汤是也，浮大者可吐之，蜀漆散是也。"为什么把弦脉作为疟疾的主脉呢？弦为《伤寒论》少阳病的主脉，少阳病的主证是寒热往来，与疟疾相同，惟寒热往来一天可发两三次，疟疾则一日一次，或间日一次，或三日一次，且有固定时间，两者同中有异。由于《金匮》论疟和少阳病关联，故柴胡去半夏加栝蒌汤和柴胡桂枝干姜汤等都从少阳病主方化出，即使白虎加桂枝汤也是借用《伤寒论》治热病的方剂。因此，我认为《金匮》所说的疟疾不完全是真性疟疾，还包括类似的假性疟疾在内。近人引疟原虫来解释古书，而不把真性疟和假性疟分清，不但有时用一般成方治真性疟无效，并且也会使用治真性疟的方剂来治假性疟疾。与仲景辨证法显然有距离。《金匮》治真性疟的方剂可能是蜀漆散和牡蛎汤，而疟母一证实为真性疟的后果，前人认作癥瘕一类，农村中俗称疟臌，即现在所说脾脏肿大。但蜀漆虽为抗疟专药，并非直接杀灭原虫，主要是帮助机体本能来进行围剿从而达到消灭病原的效果。中医治疟疾、痢疾以及血吸虫病等大多如此，最显著的例子是针灸科不用药物来截疟，同样收到效果，实为值得研究的问题。也就是说，中医治疗某些病证，明明证状消失，恢复了劳动力，有人却以化验阳性来坚持否定疗效，毫无疑问还没有深切理解中医疗法，会使发扬中医学发生障碍。

疟疾耗伤气血最剧，故其定名含有暴虐的意义。凡疟后多面黄肌瘦，羸弱气怯，劳动过度即觉寒热，又不像疟疾一样冷热分明，一般称作疟劳，用四兽饮（人参、白术、茯苓、甘草、橘红、草果、乌梅、生姜、大枣）甚效，也有用补中益气汤（人参、黄芪、当归、升麻、柴胡、白术、甘草、陈皮、生姜、大枣）加鳖甲、首乌亦好。这些疗法都可补充前人的未备。

八、中风病

《金匮》所说中风，不同于《伤寒论》的中风，《伤寒论》的中风是一种感冒，即所谓伤风证。这里的中风是指四肢偏废，和痹病的手足酸痛相似。故《金匮》首先指出："夫风之为病，当半身不遂，或但臂不遂者此为痹，脉微而数，中风使然。"说明中风和痹在肢体不遂上有半身和手臂局部的不同；在感觉运动上，中风是手不能握，足不能行，不觉痛痒；痹病是手指能屈，但举臂疼痛，屈伸不能自如。两者有着显著的区别。

古代认为中风病由于体虚而感受风邪，可以由经络深入脏腑。故《金匮》说："寸口脉浮而紧，紧则为寒，浮则为虚，寒虚相搏，邪在皮肤。浮为血虚，络脉空虚，贼邪不泻，或左或右，邪气反缓，正气即急，正气引邪，㖞僻不遂，邪在于络，肌肤不仁邪在于经，即重不胜（胜任的胜），邪入于府，即不识人，邪入于脏，舌即难言，口吐涎。”这里所说“虚寒相搏”，就是正气虚弱而外邪侵袭，所说“正气引邪”就是邪气所伤的这一经络放纵无力，为无病的一边所抽引而成为口目歪斜，这是中风证的一般证候。再观察其病在肢体的称作中络、中经，病在内脏的称作中腑、中脏。所以侯氏黑散是中风表里的通治方，方内用人参、白术、茯苓补正和中之外，有细辛、防风、桂枝祛风寒，当归，芎䓖和血活络以治表，黄芩、菊花、牡蛎清热，皂矾、干姜、桔梗化痰湿以治里。近人以为中风即脑出血，脑部出血灶有大小及出血部位的不同，于是专用脑出血来解释《金匮》中风，遂有一无是处之感。正因为此，对于《千金方》的小续命汤（防风、桂枝、麻黄、杏仁、芎䓖、白芍、人参、甘草、黄芩、防己、附子、姜、枣）愈加怀疑了。其实感受暴风严寒的刺激，也能招致㖞僻不遂证，不一定由于脑出血。相反地，前人也明白中风证并不完全由于外风。如《内经》上说：“阳气者大怒则形（现于面色的意思），气绝而血郁于上，使人薄厥。”又如说：“血之与气并走于上，则为大厥，厥则暴死，气复返则生。”极其重视情志刺激和血行不调，即是现在一般所谓中风。故必须明确中医论中风有内外二因，后人分析外因为真中风，内因为类中风，类中风的意义是类似中风，说明风自内生，亦致昏仆，形似外风，实与外风无关（这是中西医病名相用而论点不同的一例，要求中西医交流，应该先把这些地方搞通）。

后人又将中风分为“火中”“虚中”“湿中”等。火中即刘河间所说“瘫痪多由火盛水衰，心神昏冒，筋骨不用”。虚中即李东垣所说“猝中昏愦，皆属气虚”。湿中即朱丹溪所说“东南湿土生痰，痰热生风，因而昏冒”。所以有河间主火、东垣主气、丹溪主痰的说法，正由于各人所见的原因和证状不同，故积累了多种治法和方剂。叶天士曾说：“内风乃身中阳气变化，肝为风脏，因血液衰耗，水不涵木，肝阳偏亢，内风时起，宜滋液息风，濡养营络，以熟地、首乌、杞子、当归、牛膝、胡麻、石斛、五味子、甘菊、牡蛎补阴潜阳，加虎潜、固本复脉之类。阴阳并损，无阳则阴无以化，宜温柔濡润，如沙苑子、苁蓉、杞子、人参、阿胶、当归，通补如地黄饮子、还少丹之类。风木过动，中土受戕，致不寐不食，卫疏汗泄，饮食变痰，如六君子汤、玉屏风散、茯苓饮、酸枣仁汤之类。风阳上升，痰火阻窍，神识不清，用至宝丹芳香宣窍，或辛凉之品如菊花、菖蒲、山栀、羚羊角、天麻、丹皮、钩藤清上痰火。若阴阳失交，真气欲绝，用参附汤回阳，佐以摄阴加五味、龙骨、牡蛎，此其治也。”近今中风治法，不能离此范畴。这种治法如果从表面来看，显然与侯氏黑散等有很大出入，但侯氏黑散中有补气药，风引汤中有清热降火药，防己地黄汤中有养阴滋补药，可见前人对于中风证主要还是在于辨证论治，不像现在看得那么简单。张石顽说得好：“尝诊西北中风者，验其喑痱遗尿，讵非下元之惫，当从事地黄、三生等饮乎？㖞僻不遂，讵非血脉之废，当从事建中、十全等汤乎？东南类中，岂无六经形证见于外，便溺阻隔见于内，当从事续命、三化等汤乎？”我们千万不要片面地看问题，使古今验方受到损失。

九、历节病

历节病是痛风之一，痛时没有固定场所，随着关节疼痛，如被虎咬，故又叫“白虎历节”，实为痛风中最厉害的一种。据《金匮》所述原因，有“汗出入水中”“饮酒汗出当风”和“风血相搏”等，不外血虚之体，风寒或湿热侵袭所成，故以“历节痛不可屈伸”“疼痛如掣”为主证外，有“短气，自汗出”，有“身体尪羸，脚肿如脱，头眩短气，温温欲吐”等证状。从而订立方剂，有桂枝芍药知母汤的通阳行痹，又有乌头汤的散寒镇痛。近来一般治法，对于风湿用大羌活汤（羌活、独活、威灵仙、苍术、防己、白术、当归、泽泻、茯苓、升麻、甘草）、灵仙除痛饮（威灵仙、麻黄、赤芍、荆芥、防风、羌活、独活、茯苓、当归、川芎、白芷、枳壳、甘草、苍术）；久痛者用乳香定痛丸（苍术、川乌、当归、川芎、丁香、乳香、没药）、小活络丹（川乌、草乌、胆星、地龙、乳香、没药），可供参考。

黄汗本属另外一种病证，但黄汗有时兼见身疼痛，历节病有时可呈黄汗，故《金匮》连带附见。兹把二者对比如下表：

表 2　历节病与黄汗病对比

	历节病	黄汗病
1	肢节痛，痛在每一关节，转移作痛，不可屈伸	身疼痛，状如周痹，无历节转移的剧烈
2	有时自汗出色黄	汗出色黄，沾衣如黄柏的汁水
3	发热	两胫自冷，如反发热者久久身必甲错，发热不止者必生恶疮
4	脚肿如脱	身肿及四肢头面
5	头眩气短，温温欲吐	胸中窒塞，不能食，聚痛，烦躁不能安睡
6	寸口脉沉弱，或趺阳脉浮滑，或少阴脉浮弱，或盛人脉涩小	脉沉

从上表内可以领会《金匮》所说“荣气不通，卫不独行，荣卫俱微，三焦无所御；四属断绝，身体羸瘦，独足肿大，黄汗出，胫冷”不是历节病，而是近乎一种营养不良性的关节痛，故下文说“假令发热，便为历节也”。这种发热的历节病，可能就是现在一般所说的急性关节炎了。至于黄汗的治法，当在水气病内另述之。

十、血痹病

《金匮》论血痹病：“夫尊荣人骨弱肌肤盛，重因疲劳汗出，卧不时动摇，加被微风遂得之。但以脉自微涩在寸口，关上小紧，宜针引阳气，令脉和紧去则愈。”又：“血痹阴阳俱微，寸口、关上微，尺中小紧，外证身体不仁，如风痹证，黄芪桂枝五物汤主之。”指出了血痹是表受风邪，气血凝滞，不同于一般的痹病。《内经》上曾说：“卧出而风吹之，血凝于肤者为痹，血行而不得反其空，故为痹也。”又说：“病在阳者命曰风，病在阴者命曰痹，阴阳俱病，命曰风痹，有形而不痛者，阳之类也，其阴完而阳伤之也，急治其阳，无攻其阴。”意义与《金匮》相同，当是仲景的理论根据。

血痹既然由于阳虚不能卫外，营血因而涩滞，病在于表，不在于里，治法应以调和营卫为主，故用黄芪桂枝五物汤。五物汤为桂枝汤的变方，目的亦在用桂、芍以舒畅血行，姜、枣以温阳辛散。和桂枝汤不同的地方是：除去甘草的补中，倍用生姜，加入黄芪，这样就偏重于走表益卫，温阳行痹，与用针刺来引动阳气同一意思。《内经》有“阴阳形气俱不足者，勿刺以针而调以甘药也”的说法，可见用针用药是古代治疗上的不同方式方法，在同一理论基础上观察证候，适当地选择使用，没有把它分科。仲景在前条既说“针引阳气”，在后条即用五物汤甘温补阳，是一个鲜明的例子。后世针、药分科以后，用药者以为药到可以病除，用针者以为万病可以一针，还有人认为《内经》是针科的专书，内科只要钻研《伤寒论》和《金匮》，这显然是有偏差的。今后培养新生力量，应该纠正这错误，把针和药结合起来，培养成为一个完全的内科中医师，在治疗上才能发挥更大的力量。

十一、虚劳病

中医论病，以虚、实为两大纲领，故虚劳病在中医书里是一个极其重要而广泛的病证。一般分为阳虚和阴虚、气虚和血虚，从而析作五劳——肺劳、心劳、脾劳、肝劳、肾劳，六极——筋极、骨极、血极、肉极、精极、气极，七伤——阴寒、阴痿、里急、精漏、精少、精清、小便数（此据《医学入门》、《病源》和《医鉴》略有不同）等，总之是《内经》所说“精气夺则虚”，也是习惯所谓“积虚成损，积损成劳”。兹将现在的分类辨证法简述如下：

【阳虚】怕冷、气短、喘促、自汗、食欲不振、无味、泛吐作胀、小溲频数清长、大便泄泻、阳痿等证。

【阴虚】心跳怔忡、潮热、盗汗、干咳、吐血、遗精、骨蒸、妇科崩漏等证。

【气虚】呼吸气短、动作喘促、懒言、自汗、面色苍白、目无精彩等证。

【血虚】目花、头晕、朝凉暮热、面色不华、皮肤甲错、妇科月经涩少闭阻等症。

这类证状，很难悉举，并且阳虚和气虚、阴虚和血虚也难截然划分，大概气虚偏重于脾经，血虚偏重于肝经，与阳虚或阴虚的着重于肾阴或命火，并概括全身机能衰退或物质缺乏有所区别。如果把《金匮》所述虚劳证 16 条依照上面分类，大致是：

【属于阳气虚者】“夫男子平人，脉大为劳，极虚亦为劳。”

“人年五六十，其病脉大者，痹挟背行，若肠鸣、马刀挟瘿者，皆为劳得之。”

“脉沉小迟名脱气，其人疾行则喘喝，手足逆寒，腹满，甚则溏泄，食不消化也。”

“虚劳里急，诸不足，黄芪建中汤主之，于小建中汤内加黄芪一两半，余依上法，气短胸满者加生姜，腹满者去枣加茯苓一两半，及疗肺虚损不足，补气加半夏三两。”

“虚劳腰痛，少腹拘急，小便不利者，八味肾气丸主之。”

“虚劳诸不足，风气百疾，薯蓣丸主之。”

【属于阴血虚者】“男子面色薄者，主渴及亡血，卒喘悸，脉浮者，里虚也。”

“劳之为病，其脉浮大，手足烦，春夏剧，秋冬瘥，阴寒精自出，酸削不能行。”

“男子平人，脉虚弱细微者，喜盗汗也。”

“脉弦而大，弦则为减，大则为芤，减则为寒，芤则为虚，虚寒相搏，名为革，妇人则半产漏下，男子则亡血失精。”

“虚劳虚烦不得眠，酸枣汤主之。”

“五劳虚极，羸瘦，腹满不能饮食，食伤、忧伤、饮伤、房室伤、饥伤、劳伤、经络荣卫气伤，内有干血，肌肤甲错，两目黯黑，缓中补虚，大黄䗪虫丸主之。”

【属于阴阳并虚者】“男子脉虚沉弦，无寒热，短气里急，小便不利，面色白，时目瞑，兼衄，少腹满，此为劳使之然。”

“男子脉浮弱而涩，为无子，精气清冷。”

“夫失精家，少腹弦急，阴头寒，目眩发落，脉极虚芤迟，为清谷、亡血、失精，脉得诸芤动微紧，男子失精，女子梦交，桂枝加龙骨牡蛎汤主之。”

“虚劳里急，悸衄，腹中痛，梦失精，四肢酸疼，手足烦热，咽干口燥，小建中汤主之。”

这样的分类是不能完全满意的，原因在于临床上往往阴阳虚实证错杂，不能单纯地归于哪一方面，故阴阳并虚一类须特别留意加以分析。要注意其由于阳虚而致阴虚，或由阴虚而致阳虚，还要注意其由于阳虚或阴虚而引起的其他证状，或由其他证状而引起的阴虚或阳虚。本人认为单纯的阴虚或阳虚不难认识，而且很少严重现象，所有阴虚或阳虚的严重证，多是阴阳两虚一类。比如《伤寒论》载太阳病因发汗而造成的亡阳证用桂枝加附子汤，所说“遂漏不止，其人恶风”是亡阳，“小便难，四肢微急，难以屈伸”便是亡阴，正因阴阳俱虚，遂觉危急了。过去我还曾经说过：阳虚证不到阴分亦虚不死，阴虚证不到阳分亦虚不死，阴虚和阳虚虽似两个阵容，但在临床上有其不可分割的形势。必须明了它单纯的、复杂的以及相互的关系，才能掌握轻重缓急，实为治疗虚劳病的重要关键。

明白了这一点，就可以讨论仲景的虚劳治法，例如：“男子失精，女子梦交，”都是阴虚证，因遗精、梦交而用龙骨、牡蛎来固涩是对证用药，为什么还要桂枝汤呢？就是因为阳虚不能固阴，如果只是阴虚，现在就用六味地黄汤（地黄、山萸、山药、茯苓、丹皮、泽泻）了。也可联想到后来用固精丸（牡蛎、龙骨、菟丝子、韭子、五味子、桑螵蛸、白石脂、茯苓）就是龙、牡的扩大组织，用十补丸（黄芪、白术、茯苓、山药、人参、当归、白芍、远志、熟地、山萸、杜仲、续断、枣仁、五味子、龙骨、牡蛎、金樱膏）也就是桂枝加龙牡汤的发展，这是一方面。另一方面，如“风气百疾”由于体虚引起，用薯蓣丸补正为主；五劳极虚羸瘦，由于“内有干血”，便用大黄䗪虫丸祛瘀为主。说明虚劳之病，并不单恃滋补，而是从根本上求出所以虚弱的原因作为处置的方针。此外，如小建中汤、黄芪建中汤是阴阳形气俱不充足的治法，主要在于用甘药建立中气，借中气的四运能力来调和其偏向；酸枣仁汤是养血安神的治法，由于血虚生热，故佐以清火除烦，使更易收到镇静作用，这些都是应该理解的。

虚劳是极普遍的一种病证，后世治疗方剂也特别多，本人曾作“四种常见虚弱证的中医疗法”一文刊载于《健康报》，可供本篇参考，附录于后。

肝肾虚

【主证】头晕、眼花、耳鸣、记忆力薄弱等证。

【疗法】①滋肾补脑；②养血潜阳。

【常用方】①河车大造丸（紫河车、人参、杜仲、盐水炒黄柏、熟地、龟板、麦冬、天冬、酒炒牛膝，夏季加五味子，用茯苓煮烂和丸）；②六味地黄丸（地黄、山萸、山药、茯苓、丹皮、泽泻，加当归、白芍为归芍地黄丸，或加杞子、甘菊花为杞菊地黄丸）。

【简释】此证多由用脑过度，逐渐发展，严重的不耐看书阅报，用脑即觉晕眩耳鸣，思想迟钝，不易集中，前听后忘，记忆力极度衰退，并有全身倦怠，四肢乏力等现象，脉搏多呈虚软细弱。《内经》上记载："脑为髓海，髓海不足则脑转耳鸣，胫酸眩冒，目无所见，懈怠安卧。"中医依据这理论诊断为脑病，主要在滋补肾经。中医所说的肾经不等于肾脏，还包括内分泌和脑的一部分证状，故滋补肾经的一部分方药即是补脑的方药。河车大造丸以人胞为主，配合熟地补血，人参补气，人参和麦冬、五味子同用称作生脉散，并能强心兴奋，再用一般补药作辅助，成为有力的滋补强壮剂。在临床经验上，证状轻浅的不宜用重剂，尤其要避免兴奋。因又依据《内经》"诸风掉眩，皆属于肝"，采用养血潜阳法。这里所说的风是指内风，肝是指肝经，包括神经亢奋和贫血引起的头晕目眩等动摇不定的风阳现象，故又称肝阳，也叫肝风。主要在养血治本之外，兼予镇静治标。六味地黄丸不仅补肝，还能滋肾，加入归、芍补血的力量更强。加入杞、菊可以清神和缓解头目疾患。

心脾虚

【主证】失眠、多梦、心悸、虚汗等证。

【疗法】①养心安神；②滋养心脾。

【常用方】①天王补心丸（人参、玄参、丹参、茯神、远志、桔梗、枣仁、柏子仁、麦冬、天冬、当归、五味子，蜜丸碟砂为衣）；②归脾汤（人参、白术、茯神、枣仁、龙眼肉、炙黄芪、当归、远志、木香、炙甘草、生姜、红枣）。

【简释】失眠、睡后多梦，梦多恐怖，易于惊觉，动作或闻响声即感心跳加速，并有烘热、头汗和手汗等证，脉搏多细数，或呈不规律现象。在虚弱证里多由思虑过度得来，不能感受刺激，刺激则惊惧不能自解，证状因而加剧。中医以《内经》有“怵惕思虑则伤神”和“心藏神”的说法，认为是心经病。前人所说的心经，包括全身精神活动和脑的一部分病变。天王补心丸滋补心脑，兼有清火、镇静功能，一般失眠患者往往因不能入睡而引起烦躁内热等虚性兴奋现象，更因烦躁内热而愈加辗转反侧不能入睡，《金匮》所谓“虚劳虚烦不能眠”，真是描写如绘，此方标本兼顾，最为合式。由于长期的疲劳过度、营养不良，或妇科月经过多、生育频繁等所招致的失眠、心悸，也有因失眠、心悸等影响消化机能，食欲不振，精神更觉困顿的，均宜用归脾汤。此方能养血、健肠胃、改善全身证状，兼能止血治月经过多、崩漏淋涩。但略具兴奋作用，如有虚火现象的当考虑。

脾胃虚

【主证】气短、肢软、懒于行动、食少消化不良等证。

【疗法】①健脾养胃；②补中益气。

【常用方】①参苓白术散（人参、山药、扁豆、莲肉、白术、茯苓、砂仁、桔梗、苡米、炙甘草，水泛为丸）；②补中益气汤（炙黄芪、人参、炙甘草、白术、陈皮、当归、升麻、柴胡、生姜、红枣）。

【简释】中医治虚弱证，极其重视中气，认为中气是后天生化的根本，只要中气能振作，其他证状可以逐渐改善。中气究竟是什么？从诊断和治疗来看，它包括了整个的消化、营养作用。由于整个消化机能薄弱，引起食欲不振，消化、吸收和排泄机能都不健全，营养也因而缺乏。它的证状是呼吸少气，胸膈似闷非闷，四肢懒惰，不愿言语，精神无法振奋，纳食不思，食亦无味，甚至食后停滞难化，频作嗳气，稍进油腻，大便即不成形如糊状等。参苓白术散药性平和，健脾养胃，方内参、苓、术、草即四君子汤，为调中补气的基本方剂，再加砂仁为辛香健胃药，山药、莲肉等均有营养功能。对于一般病后（热性病津液耗伤的除外）用作调养，也很相宜。病情进一步加深，兼有行动喘息、久泻不止等，认作中气下陷，须用补中益气汤。即在健脾方内加入黄芪补气，当归养血，升麻、柴胡以升清，故并治虚性便血和月经过多等证。

肾命虚

【主证】遗精、阳痿、早泄、腰背酸疼等证。

【疗法】①益肾固精；②温补命门。

【常用方】①七宝美髯丹（制首乌、枸杞子、菟丝子、茯苓、当归、牛膝、补骨脂，蜜丸）；②龟鹿二仙胶（龟板、鹿角、杞子、人参，炼成胶）。

【简释】如前所述，中医的肾经包括内分泌，认为与生殖力有极大关系，故又称先天。并指出肾经的体质是阴，其功能是阳，即命门之火。肾经和命门的作用是相对而相成的，故又有左肾右命之说。男子阳痿、早泄、遗精、滑精以及精寒、阴囊冷、腰背酸痛等性机能衰弱证，便是其中显著的一部分证状。虽然由于阴分亏乏，而阳虚不能亢奋实为主要原因，故治疗必须温养肾命，促进其温养能力，单靠滋阴固精是不够全面的。七宝美髯丹以首乌为主药，目的在于滋肾、补肝、涩精，用补骨脂温补命火，并配合其他强壮药。龟鹿二仙胶则取血肉有情之品，能峻补气血，益髓固精，特别是助阳而不燥烈，最适宜于长期调养。至于阴虚火旺的遗精，当然不能用此，显而易见，它不会有阳痿证状出现。

常见虚证，以上述四项较多，就是《金匮》所说虚劳，也不外此数项。如酸枣汤治失眠，黄芪建中汤治里急，桂枝加龙牡汤治遗精和八味肾气丸治腰痛等都是。本人引用的虽然大半为时方，意义还是相同。所以钻研仲景著作，主要是学习他的辨证和治法，这一关能打通，就可以理解后世医学的发展，不会再有经方和时方的争执。

十二、肺痿、肺痈病

肺痿和肺痈同属肺脏疾患，但证状、原因和治法截然不同。大概肺痿属虚，肺痈属实，故《金匮》首先指出："问曰：

热在上焦者，因咳为肺痿，肺痿之病，从何得之？师曰：或从汗出，或从呕吐，或从消渴，小便利数，或从便难，又被快药下利，重亡津液，故得之。曰：寸口脉数，其人咳，口中反有浊唾涎沫者何？师曰：为肺痿之病。若口中辟辟（形容干枯）燥，咳即胸中隐隐痛，脉反滑数，此为肺痈，咳吐脓血。脉虚数者为肺痿，数实者为肺痈。”这一节分辨肺痿和肺痈的脉证已极详细，又叙列两者的方治如下：

【肺痿】“肺痿吐涎沫而不渴者，其人不渴必遗尿，小便数，所以然者，以上虚不能制下故也。此为肺中冷，必眩，多涎唾，甘草干姜汤以温之。若服汤渴者属消渴。”

【肺痈】“肺痈喘不得卧，葶苈大枣泻肺汤主之。”

“咳而胸满，振寒脉数，咽干不渴，时出浊唾腥臭，久久吐脓如米粥者为肺痈，桔梗汤主之。”

在这里可以分出肺痿和肺痈的虚实寒热。肺痿属于虚寒，故用甘草干姜汤以温化，肺痈属于实热，故脓未成的用葶苈大枣汤来荡涤，脓已成的用桔梗汤来开提。然而仲景所说“重亡津液”的肺痿证没有指出治法，本人认为如果津液枯燥，咳声不扬，行动即觉气促，兼有虚热现象的，甘草干姜汤决不能用，一般用固本丸（人参、生地、熟地、天冬、麦冬）似为合式。所以有人说麦门冬汤即是肺痿伤津液的主方，考《肘后方》本有“麦门冬汤治肺痿咳唾涎沫不止，咽喉燥而渴”的记载，也有见地。

肺痈已成，治法以降火排脓为主，多用《千金》苇茎汤

（芦根、薏仁、桃仁、甜瓜子），但后人桔梗杏仁煎（桔梗、杏仁、贝母、枳壳、连翘、麦冬、甘草、银花、阿胶、百合、夏枯草、红藤）亦可采用。若兼形气虚弱的，《济生方》有紫菀茸汤（紫菀、犀角、甘草、人参、桑叶、款冬花、百合、杏仁、阿胶、贝母、半夏、生蒲黄、生姜）和宁肺桔梗汤（桔梗、贝母、当归、蒌仁、黄芪、枳壳、甘草、桑皮、防己、百合、苡仁、五味子、地骨皮、知母、杏仁、葶苈、生姜）。

十三、咳嗽、上气病

上气的上字读上声，即气分上升的意思。在病理上有因咳而气升的，也有因气升而作咳的，故咳嗽和上气很难划分。但在治疗上咳嗽和上气毕竟有所区别，兹先就《金匮》对于本病的原因作出如下的分类：

【寒邪】“上气喘而躁者属肺胀，欲作风水，发汗则愈。”

“咳而脉浮者，厚朴麻黄汤主之。”

【热邪】“大（《金鉴》谓当是火字）逆上气，咽喉不利，止逆下气，麦门冬汤主之。”

“咳而上气，此为肺胀，其人喘，目如脱状，脉浮大者，越脾加半夏汤主之。”

“肺胀咳而上气，烦躁而喘，脉浮者，心下有水，小青龙加石膏汤主之。”

【水饮】“咳而上气，喉中有水鸡声，射干麻黄汤主之。”

“咳逆上气，时时吐浊，但坐不得眠，皂荚丸主之。”

“咳而脉沉者，泽漆汤主之。”

《内经》上说：“肺病者喘咳逆气。”又说：“肺手太阴之脉，是动则病胀满膨膨而喘咳。”故咳嗽上气无不关于肺。肺气阻塞，不能清肃，如何去其致咳之原因，实为治疗的目的。从《金匮》用药来说，有麻黄、桂枝的散风寒，麦冬、石膏的清火，皂荚、泽漆的行痰，厚朴、半夏的理气燥湿，射干、紫菀的降逆气，干姜、细辛的化水饮等，可见包括了多种因子，而这些因子又非单独发病，有风寒兼水饮者，有外邪夹内热者，也有因体虚或证情迫急而随证施治者，故除皂荚丸专攻浊痰外，其他射干麻黄汤、厚朴麻黄汤、泽漆汤、越婢加半夏汤和小青龙加石膏汤等都为复方一类。必须辨别哪方面是主因，哪一项是主证，然后对于《金匮》的治咳方剂才能头绪分明。同时也说明了上面所说的寒邪、热邪和水饮仅在大体上分类，不能以此划界自守。

后人以有声无痰为咳，有痰无声（不是真的无声，指音小而不响）为嗽，意思是气上作咳，痰升成嗽，故治咳嗽注重顺气化痰，一般用二陈汤（半夏、陈皮、茯苓、甘草）为主方。《医方集解》所谓：“半夏性温，体滑性燥，行水利痰为君，痰因气滞气顺则痰降，故以陈皮利气。”然而习用的如杏苏散（杏仁、紫苏、前胡、半夏、陈皮、茯苓、桔梗、甘草、枳壳、生姜、大枣）治风寒咳嗽，泻白散（桑皮、地骨皮、甘草、粳米）治痰热咳嗽，控涎丹（甘遂、大戟、白芥子）治顽痰积饮，不能脱离《金匮》范畴。特别是如清气化痰丸（半夏、胆星、橘红、枳实、杏仁、栝蒌仁、黄芩、茯苓、姜汁）、金沸草散（旋覆花、前胡、细辛、荆芥、赤茯苓、半夏、甘草、姜、枣）等，也是都由复方组成。这些用药与《金匮》不同，而治疗的方针没有异样，凡在一个理论体系下形成的不能认为是分歧，相反地可使我们在处方上得到更多灵活运用的经验。

十四、奔豚病

奔豚病为五积之一，《难经》记载："肺之积曰息贲，肝之积曰肥气，心之积曰伏梁，脾之积曰痞气，肾之积曰贲豚。"然而《金匮》所说的奔豚，含有两个病灶和两种病因，一是属于肾脏寒气上逆，如说："发汗后烧针令其汗，针处被寒，核起而赤者，必发奔豚，气从少腹上至心，灸其核上各一壮，与桂枝加桂汤主之。"又说："发汗后脐下悸者，欲作奔豚，茯苓桂枝甘草大枣汤主之。"一是属于肝脏气火上逆，如说："奔豚病从少腹起，上冲咽喉，发作欲死，复还止，皆从惊恐得之。"又说："奔豚气上冲胸，腹痛，往来寒热，奔豚汤主之。"也就是说奔豚病有两种治法，由于寒气的宜温散，由于肝气的宜解寒热而降逆，这其间寒热虚实有很大距离。前人以肾为阴脏而居于下，故少腹的病变都责于肾，又以肝主气而为将军之官，故把另外一病变归于肝，考《巢氏病源》既有积聚篇的肾积奔豚，又有气病篇的奔豚气候，分明有两个病理。近人有认作胃肠积气过多而累及衰弱的心脏，这种牵强附会的解释并无根据，相等于把肺痿硬套为肺结核病，我个人认为徒滋混乱而已。

治奔豚用散寒降逆法是正治，故桂枝加桂汤和苓桂甘枣汤当为主方。《肘后方》治奔豚病用桂心、甘草、人参、半夏、生姜、吴萸，目的亦在温降，并可悟加减方法。奔豚汤中的李根白皮，据各家本草治消渴、热毒烦躁，但《外台秘要》奔豚方中大半用此，遂有认为是奔豚主药，如果从全面来看，归、芍、川芎的和肝，芩、葛和李根的清热，主要在于清泄肝邪，故《金匮》标题作奔豚气，气字极有意义，又在首条即指出"病有奔豚，有吐脓，有惊怖，有火邪，此四部病皆从惊发得之"。虽然吐脓、惊怖、火邪三病的原文散失，但都为精神刺激而属于内热一类，是可以理解的了。

十五、胸痹病

胸痹的证状是胸部痞塞不通，因不通而痛，兼伴气短，故《金匮》把胸痹、心痛、短气并为一篇，实际只是一种病，但有轻重上的不同程度。由于病名胸痹，又与心痛、短气相连，一般认为是心脏和肺脏疾患，其实是胃病的一种。也由于《金匮》有"责其极虚也"和"今阳虚而知在上焦"的说法，有人认作阳虚证，其实是胃中受寒而阳气郁滞，并非真正虚候。所以胸痹的病灶在胃，其因为寒，其病理为气分闭塞，它的证状特征为牵引性的心背彻痛，主要治法为通阳、散寒、理气、和胃。《巢氏病源》说得比较详细："寒气客于五脏六腑，因虚而发，上冲胸间则胸痹。胸痹之候，胸中愊愊如满，噎塞不利，习习如痒，喉里涩，唾燥，甚者心里强否急痛，肌肉苦痹，绞急如刺，不得俯仰，胸前肉皆痛，手不能犯，胸满短气，咳吐引痛，烦闷，白汗出，或彻背膂，其脉浮而微者是也。”故《金匮》胸痹证治，在一个原则下分为三项：

【主证主方】“胸痹之病，喘息咳唾，胸背痛，短气，寸口脉沉而迟，关上有紧数，栝蒌薤白白酒汤主之。”

“胸痹不得卧，心痛彻背者，栝蒌薤白半夏汤主之。”

“胸痹心中痞气，气结在胸，胸满胁下逆抢一心，枳实薤白桂枝汤主之。

【轻证方】“胸痹胸中气塞短气，茯苓杏仁甘草汤主之，橘枳姜汤亦主之。”

“心中痞，诸逆心悬痛，桂枝生姜枳实汤主之。”

【重证方】“胸痹缓急（病证时轻时重的意思，但这里是指急的时候）者，薏苡附子散主之。”

“心痛彻背，背痛彻心，乌头赤石脂丸主之。”

上列各方内，薤白味辛苦温，能温中散结气，清代叶天士治胃病极其赏用，赞其宣阳疏滞而不伤胃气，在他《临证指南医案》里称作辛滑通阳法，当为《金匮》胸痹病的主药。桂枝、半夏、枳实、生姜、厚朴、橘皮等的作用，不外祛寒、调气、和中，多是衡量缓急、随证加减的药物。痛得剧烈的用蜀椒、乌头、附子、干姜等大辛大热之品，目的在于急救，与《千金方》蜀椒散（蜀椒、吴萸、桂心、桔梗、乌头、豆豉）

和细辛散（细辛、桂心、生姜、茯苓、地黄、白术、瓜蒌、枳实、甘草）重用细辛意义相近。《千金方》还有熨背散外治方，用乌头、桂心、附子、羌活、细辛、川芎、蜀椒为末，棉裹火上烘热，熨背部，也可备为一法。

十六、腹满病

腹满多为胃肠病，《伤寒论》把它属于阳明和太阴范围，《金匮》上还是同一分类，把实证、热证、可下之证归入阳明，虚证、寒证和当温之证归入太阴。其主要鉴别是在于胀与痛两方面，如说“病者腹满，按之不痛者为虚，痛者为实，可下之，舌黄未下者，下之黄自去”。又说“腹满时减复如故，此为寒，当与温药”。此为仲景辨证的大法。考《内经》论腹满，“脏寒生满病”“诸湿肿满，皆属于脾”和“饮食起居失节，入五脏则腹满闭实”等，也以脾胃消化失常作为纲领。故《内经》在治法方面，提出“中满者泻之于内”，泻之于内不同于一般的泻下法，含有消运疏导之意，说明腹内胀满，应该排除，但不是单纯的攻逐所能解决。仲景接受了前人的经验，分为如下三类：

【虚实证】“夫瘦人绕脐痛，必有风冷，谷气不行，而反下之，其气必冲，冲者心下则痞。”

“腹中寒气，雷鸣切痛，胸胁逆满呕吐，附子粳米汤主之。”

【里实证】“腹满不减，减不足言，当须下之，宜大承气汤。”

“痛而闭者，厚朴三物汤主之。”

“胁下偏痛发热，其脉弦紧，此寒也，以温药下之，宜大黄附子汤。”

【表里俱实证】“病腹满发热十日，脉浮而数，饮食如故，厚朴七物汤主之。”

“按之心下满痛者，此为实也，当下之，宜大柴胡汤。”

如上所述，腹满证和胀与痛是有密切联系的，仲景就在这两个不同程度上加以区分虚实、寒热和表里。然而腹满除脾胃之外也有其他原因，故又指出：“趺阳脉微弦，法当腹满，不满者必便难，两胠疼痛，此虚寒从下上也，当以温药服之。”说明肝气受寒也能致腹满，但脉证截然两样。后人从这理论推阐，有治中汤（党参、白术、干姜、甘草、青皮、陈皮、半夏、生姜）、解肝煎（陈皮、半夏、茯苓、厚朴、苏叶、白芍、砂仁）、逍遥散（当归、白芍、柴胡、白术、茯苓、甘草、生姜、薄荷）等方剂，理气和中，肝脾并治。于此可见前人在脾胃病证里极其注意肝病，恰如现代医学把肝胆疾患包括在消化系统之内。中西医理论体系虽然不同，未始没有共同之点，正待我们细细地整理。

十七、寒疝病

寒疝是古代腹痛中特殊证候之一。《内经》上说：“病在少腹，腹痛不得大小便，病名曰疝，得之寒。”《巢氏病源》上也说："疝者痛也，此由阴气积于内，寒气结搏而不散，腑脏虚弱，风冷邪气相击，则腹痛里急，故云寒疝腹痛也。"主要是受寒发作，按其腹部高突不平，有如山陵起伏，故名。所以《金匮》的叙述是：

【主证主方】"心胸中大寒痛，呕不能饮食，腹中寒，上冲皮起出见（通现）有头足，上下痛而不可触近，大建中汤主之。"

"寒气厥逆，赤丸主之。"

"腹痛脉弦而紧，弦则卫气不行即恶寒，紧则不欲食，邪正相搏，即为寒疝，寒疝绕脐痛苦，发则白津出（《内经》有"津脱者汗大泄"之句，当指大汗而言），手足厥冷，大乌头煎主之。"

"寒疝腹中痛及胁痛里急者，当归生姜羊肉汤主之。"

"寒疝腹中痛，逆冷手足不仁，若身疼痛，灸刺诸药不能治，抵当乌头桂枝汤主之。"

很显然，它的原因是寒邪，它的主证是腹中痛，它的特征是上冲皮起出现有头足。随着疼痛所引起的兼证是呕吐、汗出、手足厥冷等，它的主要治法是温中散寒，加入镇痛之品。镇痛之品当以乌头为主药，看到赤丸的服法为："不知，稍增之，以知为度，"又乌头桂枝汤的服法为"其知者如醉状"，可知乌头虽为辛热药，能散寒湿风冷，实则利用其麻醉作用。《金匮》里另有乌头赤石脂丸治心痛彻背，背痛彻心，乌头汤治历节疼痛，不可屈伸，同样以镇痛为惟一目的。有人问能不能不用乌头，我以为《温病条辨》曾经选用椒桂汤（川椒、桂枝、良姜、柴胡、小茴香、陈皮、吴萸、青皮），亦有效验。至于大建中汤重在扶阳，当归生姜羊肉汤重在治疗血虚有寒，均非寒疝主方，应当别论。

寒疝为腹痛证，但与一般腹痛有别，故仲景寒疝方不能使用于一般寒性腹痛，治一般的寒性腹痛当于《伤寒论》三阴篇中求之。后世常用的香砂六君汤（木香、砂仁、党参、白术、茯苓、甘草、半夏、陈皮）和排气饮（藿香、乌药、木香、厚朴、枳壳、陈皮、泽泻、香附）等，亦可参考。

十八、宿食证

宿食的意义是食后经宿不消，使人腹胀痞闷，嗳恶酸腐，即俗所谓积食。食积于内，不能排泄，依据《内经》上“留者攻之”的治则，当以泻下为主。故《金匮》云：“下之愈，宜大承气汤。”又云：“当下之，宜大承气汤。”但积在于肠，可用下法，若停于胃，催吐为捷，因此又有“宿食在上脘”当吐之，宜瓜蒂散的条文。成无己说：“宿食在中下脘者则宜下，宿食在上脘则当吐。《内经》曰：其高者因而越之，其下者引而竭之。”总之不离因势利导。必须补充，其有食停中脘，吐之已迟，下之嫌早，则又宜用消运一法，保和丸（神曲、山楂、茯苓、半夏、陈皮、莱菔子、连翘）及大和中饮（山楂、厚朴、枳实、半夏、陈皮、干姜、泽泻、木香、麦芽、砂仁）最为妥善。

宿食证极为常见，吐之下之亦为常法，但本人认为必宗仲景用瓜蒂散和大承气汤来治疗则大可考虑。理由是健康之体，偶然饮食过量，食滞成积，用峻剂排除，尚无大害；如果脾胃薄弱的人，也固守经方，孟浪从事，未免太迂。而且积食之人，多数属于脾胃薄弱一流，前人所谓："胃气以下行为顺，脾气以健运为能，胃阳虚则饱食辄嗳，脾阳虚则多食不化。"所以治宿食证也当审察标本，辨证施治，不要孟浪从事。

十九、五脏风寒证

《金匮》五脏风寒证，历来注家无明确解释，多数拘泥在《伤寒论》的中风、中寒等名词，遂使格格不相入。本人的意见：

（一）已经指出五脏字样，是病在内脏，不应当专从外感立论。

（二）风与寒可以代表两种证状的不同性质，不一定指狭义的风邪和寒邪。

（三）前人所说的五脏证状，往往包涵经络范围，见到哪些证状，就认为与某脏有关，并不局限一脏。

所以五脏风寒证包括热性和寒性、虚性和实性多方面，它可以由风邪或寒邪引起，也可能由本身的阴虚或阳虚引起。体会《金匮》五脏的条文，主要是根据证状来鉴别，仅仅是一个辨证的概念，我们应该注意其具体例子和治法，比较切实。兹将《金匮》原文列表如下：

表 3　五脏风寒对比

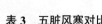

五脏	中风	中寒	病例
肺	口燥而喘，身运而重，冒而肿胀	吐浊涕	（缺）
肝	头目瞤，两胁痛，行常伛，令人嗜甘	两臂不举，舌本燥，喜太息，胸中痛，不得转侧，食则吐而汗出	肝着，其人常欲蹈其胸上，先未苦时，但欲饮热，旋覆花汤主之
心	翕翕发热，不能起，心中饥，食即呕吐	心中如啖蒜状，剧者心痛彻背，背痛彻心，譬如蛊注，其脉浮者，自吐乃愈	心伤者，其人劳倦即头面赤而下重，心中痛而自烦，发热，当脐跳，其脉弦，此为心脏伤所致也 邪哭使魂魄不安者，血气少也，血气少者属于心，心气虚者其人则畏，合目欲眠，梦远行而精神离散，魂魄妄行，阴气衰者为癫，阳气衰者为狂
脾	翕翕发热，形如醉人，腹中烦重，皮目瞤瞤而短气	（缺）	趺阳脉浮而涩，浮则胃气强，涩则小便数，浮涩相抟，大便则坚，其脾为约，麻子仁丸主之
肾	（缺）	（缺）	肾着之病，其人身体重，腰中冷，如坐水中，形如水状，反不渴，小便自利，饮食如故，病属下焦，身劳汗出，表里冷湿，久久得之，腰以下冷痛，腰重如带五千钱，甘姜苓术汤主之

上表内原文有缺略，肺中寒条亦觉太简，恐系传写遗漏，决非无此证候。在病例方面比较重要，我想援引肺痿和肺胀两证补入，是否合式，盼望同道研究。至于肝着病的着字是留着的意思，肝气郁结，因而营行不利，当是受寒所致，故用旋覆花汤的行气散滞，通阳活血，《医宗金鉴》认为方证不合，实不惬当。且此方用药虽只三味，立法极佳，《叶天士医案》中逢到久痛入络，常用此方增损，所加当归须、桃仁、郁金等药，效果显著，可谓读书有得。心伤证的伤字应作虚弱解，故其病多发于劳倦之后。所说面赤、心烦、发热都为虚火上扰之象，与下文邪哭一条可以结合。邪哭是悲伤哭泣，如邪所凭，由于血少所致。故接着指出失眠证状“其人则畏，合目欲眠，梦远行而精神离散，魂魄妄行”，形容疲劳过度后欲眠不眠状态，惟妙惟肖。这类证候，经久不愈，可以造成心理上极度恐怖，如癫如狂。从现在来说，都属于神经衰弱范围。仲景没有立方，我以为《虚劳病》篇的酸枣仁汤（枣仁、甘草、知母、茯苓、川芎）可以移用。脾约证见于《伤寒论》，是指津液枯燥的便闭，不能用承气汤猛攻，故用小承气汤加麻仁、杏仁、芍药养阴滋润。这方法对于温病学家启发甚大，吴鞠通治阴虚便闭的增液汤（生地、玄参、麦冬），以补药之体，作泻药之用，实从麻仁丸化出。肾着本非肾脏病，因证状偏重腰部，腰为肾之府，遂称肾着。同时由于寒湿内阻，中焦阳气不化，故用甘草干姜茯苓白术汤，目的不在温肾而在散寒遂湿。《三因方》有除湿汤治冒雨着湿郁于经络，即是此方，更可明确其效用。由五脏联想到三焦，在虚证则上焦为噫，中焦为消化不良，下焦为遗尿，在热证则上焦为肺痿，中焦为痞满，下焦为尿血或小溲癃闭。下焦中又分大肠和小肠寒热两证，可以发生大便溏薄、大便黏秽、后重便血和痔疮等不同病证。当然，我们不能以此胶柱鼓瑟，但仲景所说三焦的界限极为清晰，指出辨证求因的方法也甚明朗。有人讥其以三焦为说，缥缈难凭，未免太欠考虑了。

二十、积聚病

《难经》上说："积者阴气也，聚者阳气也，故阴沉而伏，阳浮而动，气之所积名曰积，气之所聚名曰聚，故积者五脏所主，聚者六腑所成也，积者阴气也，其始发有常处，其痛不离其部，上下有所终始，左右有所穷处，聚者阳气也，其始发无根本，上下无所留止，其痛无常处，谓之聚。"《金匮》立论，以"积者脏病也，终不移，聚者腑病也，发作有时，展转痛移为可治"，实与《难经》相同。所说罄气即食气，因类似积聚而附及，作为鉴别诊断，实非主文。

本篇有两点遗憾，一是没有叙述积聚的证状和治法，二是脉象不与证候相结合，很难加以解释。大概积聚是包括有形的痞块一类，多由气血痰浊凝结而成，因其形态和部位的不同，分为阴阳、脏腑以资区别。后来虽有五积、六聚、七癥、八瘕等名目，在临床上还是不能离开《难经》和《金匮》的原则性指示。既然是有形的气血痰浊等凝结，治法不离攻逐，《内经》所说“结者散之，留者攻之，坚者削之”等治法，当以积聚证施用为最多。如李士材所订通治的阴阳攻积丸（吴萸、干姜、肉桂、川乌、黄连、橘红、槟榔、茯苓、厚朴、枳实、人参、沉香、琥珀、延胡、半夏曲、巴豆霜），《苏沈良方》记载外治的阿魏膏（羌活、独活、玄参、肉桂、赤芍、穿山甲、生地、两头尖、大黄、白芷、天麻、槐枝、柳枝、桃枝、红花、木鳖子、乱发、黄丹、芒硝、阿魏、乳香、没药、苏合香油、麝香）都是。然而积聚之证不是一朝一夕所成，根深蒂固，必须邪正兼顾，前人有量新久，酌虚实，或一补一攻，或三补一攻等说法。由渐而成，必由渐而去，这是极其合理的。

二十一、痰饮病

研究痰饮病之前，必须理解几个问题：

（一）痰饮是病因，由病因而成为病名的。

（二）痰饮和水气是一种，往往因病所不同而异称，但亦并不严格限定。

（三）仲景把痰饮和咳嗽并提；实际上咳嗽仅是痰饮中的一个证状，不应拘泥在咳嗽证上。

因此，研究痰饮病应该首先追究发生痰饮的原因，其次分析痰饮的类型，才能得到正确的诊断、合理的治疗。

《金匮》上没有指出痰饮的原因，从“病痰饮者当以温药和之”一条来看，属于寒证无疑，再观其处方多甘温之品，可知以脾胃阳虚实为本。证以《内经》无痰字，其论饮证皆由湿蒸土郁，可云一致。关于病型方面，仲景分为痰饮、悬饮、溢饮、支饮四类，他的解释是："其人素盛今瘦，水走肠间，沥沥有声，谓之痰饮；饮后水留在胁下，咳唾引痛，谓之悬饮；饮水流行，归于四肢，当汗出而不汗出，身体疼重，谓之溢饮；咳逆倚息，气逆不得卧，其形如肿，谓之支饮。"我们意味着这四饮都就证状命名，故《千金方》有留饮、澼饮、痰饮、溢饮、流饮五种，《金匮》更有留饮、伏饮等名称，实则只是痰饮一种而已。仲景根据四个类型审别轻重处理，兹择要分列如下：

【痰饮】"夫心下有留饮（留饮即痰饮之留而不去者），其人背寒冷如掌（掌原作水，依尤在泾改）大。"

"留饮者，胁下痛引缺盆，咳嗽则转甚（转甚原作辄已，据《脉经》改）。"

"胸中有留饮，其人短气而渴，四肢历节痛，脉沉者有留饮。"

"膈上病痰满喘咳吐，发者寒热背痛腰疼，目泣自出，其人振振身瞤剧，必有伏饮（痰饮之伏而难攻者）。"

"夫病人饮水多必暴喘满，凡食少饮多，水停心下，甚者则悸，微者短气。"

"心下有痰饮，胸胁支满，目眩，苓桂术甘汤主之。"

"夫短气有微饮，当从小便去之，苓桂术甘汤主之，肾气丸亦主之。"

"病者脉伏，其人欲自利，利反快，虽利心下续坚满，此为留饮欲去故也，甘遂半夏汤主之。”

“腹满口干舌燥，此肠间有水气，己椒苈黄丸主之。”

“卒呕吐，心下痞，膈间有水，眩悸者，小半夏加茯苓汤主之。”

“假令瘦人脐下有悸，吐涎沫而癫（应据《医宗金鉴》改作巅）眩，此水也，五苓散主之。”

“咳家其脉弦，为有水，十枣汤主之。”

“咳逆倚息不得卧，小青龙汤主之，青龙汤下已，多唾口燥，寸脉沉，尺脉微，手足厥逆，气从少腹上冲胸咽，手足痹，其面翕热如醉状，因复下流阴股，小便难，时复冒者，与茯苓桂枝五味甘草汤治其气冲。冲气即低，而反更逆胸满者，用桂苓五味甘草去桂加干姜细辛以治其咳满，咳满即止，而后更渴，冲气复发者，以细辛干姜为热药也，服之当遂渴。而渴反止者有支饮也，支饮者注当冒，冒者必呕，呕者纳半夏以去其水。水去呕止。其人形肿者，加杏仁主之。其证应纳麻黄，以其人遂痹，故不纳之，若逆而纳之者必厥。所以然者，以其人血虚，麻黄发其阳故也。若面热如醉者，此为胃热上冲熏其面，加大黄以利之。”

“先渴后呕，为水停心下，此属饮家，小半夏加茯苓汤主之。”

【悬饮】“脉沉而弦者悬饮内痛，病悬饮者，十枣汤主之。”

【溢饮】“病溢饮者当发其汗，大青龙汤主之，小青龙汤亦主之。”

【支饮】“膈间支饮，其人喘满，心下痞坚，面目黧黑，其脉沉紧，得之数十日，医吐下之不愈，木防己汤主之，虚者即愈，实者三日复发，复与不愈者，宜木防己汤去石膏加茯苓芒硝汤主之。”

“心下有支饮，其人苦冒眩，泽泻汤主之。”

“支饮胸满者，厚朴大黄汤主之。”

“支饮不得息，葶苈大枣泻肺汤主之。”

“呕家本呕，渴者为欲解，今反不渴，心下有支饮故也，小半夏汤主之。”

“夫有支饮家，咳烦胸中痛者，不卒死，至一百日或一岁，宜十枣汤。”

从上面许多方剂中可以归纳为四类：

（一）痰饮正治，以温化为主，如桂苓术甘汤、肾气丸等。

（二）兼表证者，温而发汗，如大小青龙汤等。

（三）在下焦者，温而利小便，如泽泻汤、小半夏加茯苓汤等。

（四）深痼难化者，温而攻逐，使从大便排除，如十枣汤、甘遂半夏汤等。

但不宜单靠一条作标准，应把各条综合起来，寻出特征后，予以适当的治疗。比如十枣汤治悬饮，在痰饮、支饮亦用之，又如说“其人有支饮在胸中故也，治属饮家”。可知仲景虽然分类，并不划地自守。因而还可看到“水在心，心下坚筑短气，恶水不欲饮，水在肺，吐涎沫，欲饮水，水在脾，少气身重，水在肝，胁下支满，嚏而痛，水在肾，心下悸”一节，乃指水饮影响五脏，并非真在五脏之内，即不需根据五脏立方。饮去则脏气自安，故仲景不出治法。有人为补苓桂术甘汤、苓桂甘枣汤等，真如画蛇添足。

一般痰饮证多见咳嗽气喘，患者年龄多在 50 岁以上，天寒加剧，天热轻减，由于体质上有变化，很难根治。它的发作每因外寒引起，故小青龙汤最为常用。若在平时调理，当分脾肾。在脾宜桂苓术甘汤，在肾宜肾气丸。阳气极虚喘促欲脱者，后人加入黑锡丹（黑铅、硫黄、沉香、附子、胡芦巴、阳起石、破故纸、茴香、肉豆蔻、金铃子、木香、肉桂），但黑锡丹只能用作急救，不可常服，以免铅中毒。至于降气药在痰饮证不起主要作用，泻下之剂更宜谨慎。

二十二、消渴病

中医治消渴，向来分三焦：上消主肺，肺热津伤，渴饮无度，叫作消渴，即《内经》所说“心移热于肺，传为鬲消”；中消主胃，胃热常觉饥饿，能食消瘦，叫作消谷，即《内经》所说“瘅成为消中”；下消主肾，口渴引饮，小波浑浊如膏，叫作肾消，即《内经》所说“肾热病苦渴数饮身热”。三消口渴，不尽属于热证，故由于火盛者称作阳消，也有气化无权的称作阴消。《金匮》论消渴极为简略，如说“厥阴之为病，消渴气上冲心，心中疼热，饥不欲食，食即吐蛔，下之不肯止”。又“趺阳脉浮而数，浮即为气，数即消谷而大（大下疑脱便字）坚，气盛则泄数，数即坚，坚数相搏，即为消渴”。又“男子消渴，小便反多，以饮一斗，小便一斗，肾气丸主之”。都没有指出具体的证、因、脉、治。但在这三条里却不难看出上中下和阴阳的区别，同《内经》理论一脉相承，还替后人开辟了研究道路。近来有不同意三焦之说，并以为西医只有糖尿症，其他可以不问。这种对号入座的办法，将会把中医宝贵经验付诸大海，非我所取。

仲景治消渴只有两方：一为肾气丸，乃治下焦虚寒证，后世有用鹿茸丸（鹿茸、麦冬、熟地、黄芪、五味子、鸡内金、苁蓉、补骨脂、牛膝、山萸、人参、地骨皮、茯苓、玄参）的，脱胎于此，效力较胜，倘然下焦有热，当从六味丸法，或用大补地黄丸（生地、熟地、山药、萸肉、杞子、白芍、当归、玄参、知母、黄柏、苁蓉）可以意会；另一为白虎加人参汤，当治上中消之肺胃热盛伤津证，但治上中消热证不宜过分寒凉，一般用天花粉散（花粉、生地、麦冬、干葛、五味子、甘草、粳米）或玉女煎（石膏、地黄、麦冬、知母、牛膝）加减比较妥善。此外，五苓散和文蛤散证本非消渴，因为也有口渴现象，仲景把它并列以资鉴别，兹不讨论。

二十三、小便不利

本篇原题作小便利，但篇中多为小便不利证，因改小便不利。小便不利有多种原因，故后世治法有淡渗、分利、清降、宣通、清润、升举和温化等。《金匮》叙列的比较单纯，除“小便不利，有水气，其人苦渴，栝蒌瞿麦丸主之”条指出水气内停，“脉浮发热，渴欲饮水，小便不利者，猪苓汤主之”条指出燥热水结现象外，如“小便不利，蒲灰散主之，滑石白鱼散、茯苓戎盐汤并主之”一条，没有证状可供参考，更难捉摸。又像蒲灰一味，或谓即蒲席烧灰，或谓箬灰，或谓蒲黄粉，诸说纷纭，莫衷一是。即墨安荆山中医，年届八十，近以“金匮浅注勘误录”所示：蒲有香臭两种，香蒲叶可编席，其花粉即蒲黄，亦即古之蒲灰。并引甄权、李时珍等说，认为蒲黄散所主不便不利系治热淋，用蒲灰清利血分，滑石清利气分。世医不察，有以香蒲叶或蒲葵叶（俗名芭蕉扇）或菖蒲根当之者，所误非小，不可不辨云云。

与小便不利类似者又有淋证，但淋证的证状不一，诊治也不同于小便不利。仲景所说“淋病小便如粟状，小腹弦急，痛引脐中”。当指石淋而言。后人用加味葵子散（葵子、茯苓、滑石、芒硝、生草、肉桂）或二神散（海金沙、滑石），用木通、麦冬、车前子煎汤送服。最近有谓金钱草有特效，尚待积累经验，加以肯定。

二十四、水气病

《金匮》水气病分为风水、皮水、正水、石水四类，如果从证状和方剂上进行研究，只有表里两大纲，风水、皮水属于外，正水、石水属于内。所以仲景在治则上提出了这样一个提纲："诸有水者，腰以下肿当利小便，腰以上肿当发汗乃愈。"这种治法，就是《内经》所说的"开鬼门、洁净府"，也是后来《医宗金鉴》所说"诸水之病，当知上下，表里分消之法"。兹择《金匮》原文中意义明显的分列如下：

表4　水气病分类

表	风水	风水其脉自浮，外证骨节疼痛，恶风 寸口脉沉滑者，中有水气，面目肿大有热，名曰风水 视人之目窠上微拥，如蚕新卧起状，其颈脉动，时时欬，按其手足上陷而不起者风水 风水脉浮身重，汗出恶风者，防己黄芪汤主之，腹痛者加芍药 风水恶风，一身悉肿，脉浮不渴，续自汗出，无大热，越婢汤主之
	皮水	皮水其脉亦浮，外证胕肿，按之没指，不恶风，其腹如鼓，不渴，当发其汗。 皮水为病，四肢肿，水气在皮肤中，四肢聂聂动者，防己茯苓汤主之 里水（《脉经》作皮水）者，一身面目黄（《脉经》作洪）肿，其脉沉，水便不利，故令病水。假如小便自利，此亡津液故令渴也，越婢加术汤主之 里水，越婢加术汤主之，甘草麻黄汤亦主之
里	正水	正水其脉沉迟，外证自喘 夫病水人，目下有卧蚕，面目鲜泽，脉伏，其人消渴，病水腹大，小便不利，其脉沉绝者，有水，可下之
	石水	石水，其脉自沉，外证腹满不喘

水气究竟是什么病呢？我们在上表内可以看出是肿胀病。因为肿胀原因多属水湿内停，仲景就以水气为名。如说："寸口脉沉而迟，沉则为水，迟则为寒，寒水相搏，趺阳脉伏，水

谷不化，脾气衰则鹜溏，胃气衰则身肿。”又说：“问曰：病下利后渴饮水，小便不利，腹满因肿者何也？答曰：此法当病水，若小便自利及汗出者自当愈。”已明白地指示了中气虚寒，水邪中阻。《巢氏病源》把风水、皮水、石水等列入水肿候门，更可证明水气即肿胀证。必须说明，肿与胀不是一种病，胀病中有水胀也有气胀，但气胀经久，可以变成腹水。那么仲景所说的气分，如“气分心下坚，大如盘边如旋杯，水饮所作，桂枝去芍药加麻辛附子汤主之”，及“心下坚大，如盘边，如旋盘，水饮所作，枳术汤主之”两条，不是突出的例子。“阴阳相得，其气乃行，大气一转，其气乃散”数语，尤为治疗胀病的关键了。

仲景在四类水气证外，又有五脏水证：“心水者，其身重而少气，不得卧，烦而躁，其人阴肿；肝水者，其腹大不能自转侧，胁下腹痛，时时津液微生，小便续通；肺水者，其身肿，小便难，时时鸭溏；脾水者，其腹大，四肢苦重，津液不生，但苦少气，小便难；肾水者，其腹大，脐肿，腰痛不能溺，阴下湿如牛鼻上汗，其足逆冷，面反瘦。”这是五脏受水气侵凌的反映，相等于痰饮病的五脏证候，故亦不出方治。

黄汗一证，为风、水、湿、热交郁的表里同病。似水气而实非水气，似历节而也非历节，故仲景在历节病内曾经述及，又在水气病内定出方药。据《金匮》记载：“问曰：黄汗之病，身体肿，发热汗出而渴，状如风水，汗沾衣色正黄如柏汁，脉自沉，何从得之？师曰：以汗出入水中浴，水从汗入得之，宜芪芍桂酒汤主之。”又:“黄汗之病，两胫自冷，假令发热，此属历节，食已汗出，又身常暮卧盗汗出者，此荣气也，若汗出已反发热者，久久其身必甲错，发热不止者必生恶疮，若身重汗出已辄轻者，久久必身瞤，瞤即胸中痛，又从腰以上必汗出，下无汗，腰髋弛痛，如有物在皮中状，剧者不能食，身疼重烦躁，小便不利，此为黄汗，桂枝加黄芪汤主之。”这二方用药相近，目的皆在宣达阳气以疏化郁遏之邪。

仲景治水气，提出了发汗和利小便的大法，然方剂多偏于解表，即证状也偏重于风水和皮水。《医宗金鉴》曾补出十枣汤、神佑丸一类，但肿胀用泻，只能施于一时，且泻而无效，徒然损伤正气，不若利小便的逐渐分消最为妥善。因此，我认为习用的五皮饮（大腹皮、茯苓皮、陈皮、桑白皮、姜皮）和导水茯苓汤（赤苓、白术、泽泻、桑皮、麦冬、紫苏、木瓜、木香、大腹皮、陈皮、砂仁、槟榔、灯心）等时方，在熟练经方之外，也值得很好地掌握。

二十五、黄疸病

中医诊断黄疸，除观察目黄、溲黄的深淡及肤色的鲜明和晦滞外，要特别重视全身证状，如发热和胸腹部病变等。也就是说，中医治疗黄疸以辨证为根据，或汗或吐或下或利尿，方法并不简单。《金匮》上指出了谷疸、酒疸、女劳疸等，是指病源而言，若从性质来分，只有如下两类：

【湿热】“夫病酒黄疸，必小便不利，其候心中热，足下热，是其证也。”

“酒黄疸者，或无热，清言了了，腹满欲吐，鼻燥，其脉浮者先吐之，沉弦者先下之。”

“酒疸心中热，欲吐者，吐之愈。”

“酒疸下之，久久为黑疸，目青面黑，心中如啖蒜韭状，大便正黑，皮肤爪之不仁，其脉浮弱，虽黑微黄，故知之。”

“师曰：病黄疸发热、烦喘、喘满、口燥者，以病发时火劫其汗，两热所得，然黄家所得从湿得之，一身尽发热而黄，肚热，热在里，当下之。”

“脉沉，渴欲饮水，小便不利者，皆发黄。”

“腹满，舌（当作身）萎黄，躁不得睡，属黄家。”

“谷疸之为病，寒热不食，食即头眩，心胸不安，久久发黄为谷疸，茵陈蒿汤主之。”

“黄家日晡所发热，而反恶寒，此为女劳得之，膀胱急，少腹满，身尽黄，额上热，足下热，因作黑疸，其腹胀如水状，大便必黑时溏，此女劳之病，非水也，腹满者难治，硝石矾石散主之。”

“酒黄疸心中懊侬或热痛，栀子大黄汤主之。”

“诸病黄家，但利其小便，假令脉浮，当以汗解之，宜桂枝加黄芪汤主之。”

“黄疸病，茵陈五苓散主之。”

“黄疸腹满，小便不利而赤，自汗出，此为表和里实，当下之，宜大柴胡汤。”

“诸黄腹痛而呕者，宜柴胡汤。”

“诸黄，猪膏发煎主之。”

【虚寒】“阳明病脉迟者，食难用饱，饱则发烦头眩，小便必难，此欲作谷疸，虽下之，腹满如故，所以然者，脉迟故也。”

“黄疸病小便色不变，欲自利，腹满而喘，不可除热，热除必哕者，小半夏汤主之。”

“男子黄，小便不利，当予虚劳小建中汤。”

正因为黄疸病以湿热为多，故《内经》曾有“湿热相交民病瘅”的条文，后来朱丹溪也有“如盦相似，湿热久罨，其黄乃成”的说法。那么，本篇的主方只有茵陈蒿汤，其他都是随证施治。但在这里可以得出仲景的治疗规律。

当清证——心中懊侬，日晡所发热，心胸不安，躁不得眠，渴欲饮水，心中如啖蒜韭状。

当汗证——脉浮。

当吐证——心中热欲吐者，腹满欲吐，脉浮。

当下证——热痛，寒热不食，发热烦喘，胸满，口燥，脉沉弦。

当利尿证——膀胱急，少腹满，小便不利而赤。

当温证——脉迟，食难用饱，小便难。

当补证——虚劳。

尤在泾说：“黄疸之病，湿热所郁也，故在表者汗而发之，在里者攻而去之，此大法也。乃亦有不湿而燥者，则变清利为润导，如猪膏发煎之治也。不热而寒，不实而虚者，则变攻为补，变寒为温，如小建中之法也。如有兼证错杂者，则先治兼证而后治本证，如小半夏及小柴胡之治也。仲景论黄疸一证，而于正变虚实之法，详尽如此。”这小结说明《金匮》对黄疸的正治和变法，非常恰当。所以我们不能执一个方来决定大局，仲景的用药也并不是单纯的，如茵陈蒿汤就结合了清、下、利尿三个方法，栀子大黄汤就是吐法栀子大黄汤和下法小承气汤一部分的合剂。故需要分析，也要综合，才能得出正确的治疗。

二十六、惊 悸

《金匮》上指出惊悸的定义：“寸口脉动而弱，动即为惊，弱即为悸。”惊和悸同样是心跳症，为什么一定要分开来说，我认为这一点是值得注意的。凡暂时受外来刺激而心跳的叫作惊；因内脏衰弱，长期恐吓心跳，或微有声响即心跳不宁的叫作悸。故惊可镇静，悸则必须滋补，这是中医辨证细致的一斑。一般所用枣仁汤（枣仁、人参、黄芪、当归、茯苓、陈皮、甘草、远志、莲子、姜、枣）、加味安神丸（地黄、芍药、川芎、当归、陈皮、贝母、黄连、甘草、茯神、麦冬、远志、枣仁、朱砂）和琥珀养心丸（琥珀、龙齿、远志、菖蒲、茯神、人参、枣仁、生地、当归、黄连、柏子仁、朱砂、牛黄）等，都是为了虚证而设。《金匮》对惊悸只提出“心下悸者，半夏麻黄丸主之”，系指水饮所引起的心悸。又“火邪者，桂枝去芍加蜀漆龙骨牡蛎救逆汤主之”，当是温针等误治的坏证，与“动则为惊，弱则为悸”不相联系。

二十七、吐　血

吐血病在《金匮》所记载的仅有如下数条：

“病人面无血色，无寒热，烦咳者必吐血。”

“夫酒客咳者，必致吐血，此因极饮过度所致也。”

“寸口脉弦而大，弦则为减，大则为芤，减则为寒，芤则为虚，寒虚相击，此名曰革，妇人则半产漏下，男子则亡血。”

“吐血不止者，柏叶汤主之。”

“心气不足，吐血衄血，泻心汤主之。”

“夫吐血咳逆上气，其脉数而有热，不得卧者死。”

吐血是一个重要证，上面的叙述显然不够全面。但在这数条中包括了热证、虚证和死证，从一般来说，吐血的原因也以热证和虚证为最多，所列证状和方法，无论如何是不够详细的。我认为治疗血证，可以参考葛可久的《十药神书》和唐容川的《血证论》。并必须分别三因：外因多为风火暑燥的激动，治宜甘凉清肃，或轻清滋养；内因多为肝肾心脾的损伤，治宜壮水潜阳或导火归元，或苦辛顺气，或大补气血；不内外因多为坠下跌伤，努力并气和烟酒所造成，治宜祛瘀和络，或予通补。此外，缪仲淳的吐血三诀：“宜行血不宜止血，宜补肝不宜伐肝，宜降气不宜降火，使血液循行经络，自然不向外溢。”这可能对一般治血证多用大剂凉血止血，不辨原因，造成不良后果而言，故在血证初起用此，可以避免许多流弊。

二十八、鼻　衄

鼻衄多为热证、轻证，暂时发作，虽有出血不止，发现虚脱现象者，毕竟少数。《金匮》上说“尺脉浮，目睛晕黄，衄未止，晕黄去目睛慧了，知衄今止”。目黄当指内热而言。又说“从春至夏衄者太阳，从秋至冬衄者阳明”。也不外指阳气鼓动，迫血妄行。可惜仲景没有留下方剂，其实后世也极少治衄专方，一般多在清热方内加入茅花、柏叶、藕节等，较重的再入生地、阿胶，最严重的用犀角地黄汤（犀角、地黄、芍药、丹皮）。《伤寒论》曾经说“太阳病脉浮紧，发热身无汗，自衄者愈”。又说“太阳病脉浮紧无汗，发热身疼痛，八九日不解，表证仍在，此当发其汗，服药已微除，其人发烦目瞑，剧者必衄，衄乃解，所以然者，阳气重故也”。在表证上因衄血而病愈，相等于汗出热退，故后人称作“红汗”。凡既经衄血不可再予发汗，故《金匮》上指出：“衄家不可汗，汗出必额上陷，脉紧急，直视不能眴，不得眠。”推而广之，一切血证都应忌汗，以免动阴耗阳，所以仲景又说：“亡血家不可发其表，汗出则寒栗而振。”

《金匮》于本篇内又有瘀血证两条：“病人胸满、唇痿、舌青、口燥，但欲漱水不欲咽，无寒热，脉微大来迟，腹不满其人言我满，为有瘀血。”“病者如热状，烦满口干燥而渴，其脉反无热，此为阴伏，是瘀血也，当下之。”据我不成熟的意见，认为可能是指血证的后遗症，《千金方》所谓“鼻衄吐血不尽，内余瘀血”。一般治疗血证，往往寒凉止涩，血虽止而离经之血内停，便为瘀血。这种瘀血，有停留上焦的，也有停留下焦的，故有胸满和腹满之异。依据仲景治法，当以桃仁承气汤（桃仁、大黄、芒硝、桂枝、甘草）为主。但不用攻下，改用复元活血汤（当归、桃仁、红花、柴胡、当归、花粉、山甲、大黄、甘草）或香壳散（香附、枳壳、青皮、陈皮、乌药、赤芍、蓬莪术、当归、红花、甘草）加减亦可以。

二十九、便　血

大便下血，《金匮》分远近论治：“下血，先便后血，此远血也，黄土汤主之；下血，先血后便，此近血也，赤小豆当归散主之。”远近是指出血部位，远当指胃和小肠，近当指大肠和直肠部分。因为远故血在粪后，因为近故血在粪前，同时可以想到远血的血色当为紫黑，近血的血色当为鲜红，但实际并不一定。且从方剂的功效研究，黄土汤是温补止血，赤小豆当归散是和营清热，应用时也不能固执先后。我认为远血近血是辨证的大法，必须具体的再分虚实寒热：从血色来辨，稀淡为虚寒，鲜稠为实热；从兼证来辨，虚寒多面色萎黄，脉弱气怯，实热多便闭困难，脉滑口渴。故用黄土汤时如果有中气下陷或下元虚惫现象，可与补中益气汤（黄芪、人参、白术、甘草、陈皮、当归、升麻、柴胡、姜、枣）或十全大补汤（当归、生地、芍药、川芎、人参、白术、黄芪、肉桂、茯苓、甘草）结合，用赤小豆当归散时，如果火重或夹风邪，也可和约营煎（生地、赤芍、黄芩、地榆、续断、甘草、槐花、荆芥、乌梅）及槐花饮（生地、当归、侧柏叶、荆芥、槐花、川芎、枳壳、甘草）等同用。

三十、呕吐哕

一般以有声有物叫作呕，有物无声叫作吐，有声无物叫作哕，故哕也叫干呕。但《金匮》上并不以此区别，主要是辨证求因，作为治疗的准则。例如“先呕却渴者此为欲解，先渴却呕者为水停心下，此属饮家。呕家本渴，今反不渴者，以心下有支饮故也，此属支饮”；又“问曰：病人脉数，数为热，当消谷引饮，而反吐者何也？师曰：以发其汗，令阳微膈气虚，脉乃数，数为客热不能消谷，胃中虚冷故也。脉弦者虚也，胃气无余，朝食暮吐，变为胃反，寒在于上，医反下之，今脉反弦，故名曰虚”；又“趺阳脉浮而涩，浮则为虚，涩则伤脾，脾伤则不磨，朝食暮吐，暮食朝吐，宿谷不化，名曰胃反，脉紧而涩，其病难治”等，都是从证状寻求原因的方法，当然切脉也是重要一环。还可在用药法则里，看出证因复杂，治疗也非常复杂，兹分如下：

【**胃寒**】呕而胸满者，茱萸汤主之。”

“干呕吐涎沫，头痛者，茱萸汤主之。”

“干呕吐逆，吐涎沫，半夏干姜散主之。”

“干呕兼哕，若手足厥者，橘皮汤主之。”

【胃热】“食已即吐者，大黄甘草汤主之。”

【胃虚】“胃反呕吐者，大半夏汤主之。”

【肠热】“干呕而利者，黄芩加半夏生姜汤主之。”

【湿热】“呕而肠鸣，心下痞者，半夏泻心汤主之。

【水饮】“诸呕吐谷不得下者，小半夏汤主之。”

“呕吐而病在膈上，后思水者急与之，思水者猪苓汤主之。”

“胃反吐而渴欲饮水者，茯苓泽泻汤主之。”

“病人胸中似喘不喘，似呕不呕，似哕不哕，彻胸中愦愦然无奈（烦闷难言的意思）者，生姜半夏汤主之。

【阳虚】“呕而脉弱，小便复利，身有微热，见厥者难治，四逆汤主之。”

【虚热】“哕逆者，橘皮竹茹汤主之。”

【太阳】“吐后渴欲饮水而贪饮者，文蛤散主之，兼主微风，脉紧头痛。”

【少阳】“呕而发热者，小柴胡汤主之。”

倘然把上面分类再加归纳，可以认识：一类是胃的本病，受着寒和热的刺激或机能衰弱而上逆，必须止呕；一类是因其他疾患所引起，或仅仅是一般的兼证，只要予以照顾或仅治主病，呕吐自止。

呕吐固然是一种病，但治法里也有吐法。可见有些病是靠自然的祛邪机能得呕自愈，或者得吐可以轻减，显著的如伤食和停饮等，往往自吐后即感舒畅，这种只须在吐后和其胃气，不必再予止呕剂。有些呕吐其势正在上逆，不可攻下直折，致生他变，除非因下焦病引起的，可以斟酌变通。还有胃脘痈破溃呕吐，须待脓物排尽，非但不可止呕，并要助其消痈排脓。故《金匮》又有“病人欲吐者，不可下之”“哕而腹满，视其前后，知何部不利，利之即愈”和“呕家有痈脓不可治，呕脓尽自愈”等指出。仲景临床经验的丰富，于此可见。

三十一、下利病

《金匮》下利病包括泄泻和痢疾，再分出虚实两项，掌握了“虚则补之，实则泻之”的原则进行治疗。先言泄泻：

【虚寒证】“下利腹胀满，身体疼痛，先温其里，乃攻其表，温里宜四逆汤，攻表宜桂枝汤。”

“下利清谷，里寒外热，汗出而厥者，通脉四逆汤主之。”

“下利气者，当利其小便。”

“气利，诃黎勒散主之。”

【实热证】“下利三部脉皆平，按之心下坚者，急下之，宜大承气汤。”

“下利脉迟而滑者实也，利未欲止，急下之，宜大承气汤。”

“下利脉反滑者，当有所去，下乃愈，宜大承气汤。”

“下利已差，至其年月日时复发者，以病不尽故也，当下之，宜大承气汤。”

“下利谵语者，有燥矢也，小承气汤主之。”

这里有两点疑问：①气利是否虚证？我认为下得气者是指欲利无物，但泄气体，或夹粪汁少许，此证多见于久利，故用诃黎勒止涩。尤在泾释为“气随利失”，《医宗金鉴》以为气陷大肠之类，都不透彻。有人解作赤痢下泡沫，与治法更不符合了。②下利至年月日时复发者，是否指一般下利？我认为当指痢疾为妥，痢疾常有病邪潜伏至隔年复发，仍以“通因通用”治之。唐容川以为湿热未尽，至来年长夏内外合邪而复作，比较接近，兹一并提供讨论。至于下利的原因和治法甚多，仲景在这里仅举出了温中和攻下，实不全面，当与《伤寒论》中有关下利证结合，特别是利小便法，明明是消化系疾患，却从泌尿系来治疗，我认为最为突出。虽然在今天我们可以理解帮助肾脏把陈宿的水分排去以后，会向胃肠里吸收新的水分，因而大便得到改善，但目前只有中医会用此法。仲景于下利还特别指出发热一证，也附带提出了相反的恶寒证，如“下利脉沉弦者为下重，脉大者为未止，脉微弱数者为欲自止，虽发热不死；下利有微热而渴，脉弱者令自愈；下利脉数，有微热汗出，令自愈，设脉紧为未解；下利脉反弦，发热身汗者自愈；下利手足厥冷无脉者，灸之不温，若脉不还，反微喘者死；下利后脉绝手足厥冷，晬时脉还手足温者生，脉不还者死。”核其主要用意，在于辨别虚实和外感内伤。下利为胃肠病，最易影响脾肾，凡实证外感症多轻，虚证内伤证多重。故恶寒而手足厥冷，或厥冷而兼戴阳，都为阳虚、阳越现象，认作难治。阳虚之证大忌疏表，疏表则阳益虚而不能运化，故指出："下利清谷，不可攻其表，汗出必胀满。"相反地热郁虚烦，非阳虚之证，可以用吐法，吐法兼有发汗作用，所谓："下利后更烦，按之心下濡者为虚烦也，栀子豉汤主之。"

次言痢疾，也分虚实两类：

【实热证】"下利脉数而渴者，令自愈，设不差，必圊脓血，以有热故也。"

"下利寸脉反浮数，尺脉自涩者，必圊脓血。"

"热利下重者，白头翁汤主之。"

"下利肺（疑腹字之误）痛，紫参汤主之。"

【虚寒证】"下利便脓血者，桃花汤主之。"

这里所指实热痢似以血痢为主，但白头翁汤治痢不限于血痢，我在上海市第十一人民医院时，试用于细菌痢和阿米巴痢疗效都极高。其次桃花汤虽有温涩作用，李东垣尝仿其意作诃子散（诃子、御米壳、干姜、橘红），但遇严重证可参考罗谦甫真人养脏汤（人参、白术、当归、白芍、罂粟壳、诃子、肉豆蔻、肉桂、木香、甘草），力量较大，寒甚的还可加附子。

三十二、四肢病

四肢运动障碍，《金匮》只有三条：一为"病人常以手指臂肿动，此人身体瞤瞤者，藜芦甘草汤主之。"历来注家从药审证，都认为风痰凝聚胸膈，故用催吐方剂。我以为风痰内积，影响经络，可以有此证状，并且兼见微痛微麻，近多归于疯科范围。采用针灸疗法外，内服导痰汤（胆星、枳实、半夏、陈皮、甘草、茯苓、姜、枣）或指迷茯苓丸（半夏、茯苓、枳壳、风化硝、姜汁），化痰理湿，用意相近。一为："病趺蹶，其人但能前不能却（后退），刺腨入二寸，此伤太阳经也。"这一条注家有很多意见，且有把"趺"字改作"跌"字，解释为跌仆损伤，首先指出这种说法是不妥当的。趺即足跗，蹶为僵硬，趺蹶是足背不活动，非但能前不能退，连前进也趑趄难行。其次，有人把刺入腨内伤了太阳经，误为是此病由刺伤所作，也有商讨必要。从病证和经文语气来看，其病在太阳经运用不灵活，既在太阳经络当以针刺为简捷，腨部穴位除承筋禁针外，其他合阳、承山、飞阳等穴本能治转筋腨痛。但一般刺入八分至寸许，这里所说二寸，有待专家考证了。另一为："转筋之为病，其人臂脚直，脉上下行（形容劲急而不柔和），微弦，转筋入腹者，鸡屎白散主之。"转筋是一种痉挛证状，多见于霍乱，俗称吊脚痧，即因转筋而来。主要是下肢经脉失其营养或寒冷乘袭，其筋有如绳索之绞紧而短缩，故《内经》谓"血气皆少，则为转筋"，《病源候论》上说"随冷所入之筋则转，转者由邪冷之气系动其筋而移转也"。此证极少单独出现，一般治法都在应用方内加入木瓜、吴萸等舒筋祛寒，也有用白酒外擦，或炒盐使热包裹温熨。我于鸡屎白散缺乏临床经验，如果从《内经》用鸡矢醴治鼓胀来说，那么目的在于通利，可能还有内脏病证，仲景略而未言。

三十三、疝气病

“阴狐疝气者，偏有大小，时时上下，蜘蛛散主之。”仲景论疝气只此一条。按阴狐是形容睾丸的或上或下，卧时可推揉使升，行动则又下坠，好像狐狸的昼出夜伏状。《内经》论狐疝多属于厥阴经，蜘蛛散的作用在于温散通利，意义符合，故我同意陈修园把桂枝改为肉桂直达下焦。至于蜘蛛治疝，没有用过，不敢人云亦云，兹介绍聚香饮（丁香、乳香、沉香、檀香、木香、藿香、肉桂、姜黄、乌药、桔梗、甘草、玄胡、姜、枣）作为参考。

三十四、蛔虫病

《金匮》治蛔虫，首先指出：“问曰：腹痛有虫，其脉何以别之？师曰：腹中痛，其脉当沉，若弦及洪大者，故有蛔虫。”这是一种鉴别诊断，意思是蛔虫多腹痛，一般腹痛由于受寒，寒脉当沉，若现弦或洪大，即当留意虫病。但这也不能那么简单，应该观察腹痛是否阵发性的？剧烈程度如何？痛时面色有无改变？有没有恶心呕吐？此外如舌苔剥蚀、鼻内作痒等特征，以及大便、食欲、性情均须顾及。

治疗蛔虫以杀虫为主，甘草粉蜜汤是一个最早的杀虫药方，方内的粉当是铅粉，“本草纲目”记载铅粉能杀三虫，可以引证。

其次是用多种性味来制止虫的活动，使其萎靡至死，如乌梅丸是。据《医方集解》解释："蛔得酸则伏，故以乌梅之酸收之，蛔得苦则安（不活动的意思），故以连、柏之苦安之，蛔得寒则动，故以桂、附、姜、椒温其中脏。我以为甘草粉蜜汤用铅粉杀虫为主药，以甘、蜜为诱饵，蜜还有通便作用，促使虫体排出体外，用意周到，也是极其科学的。记得余云岫曾把《伤寒论》里的甘草看作无用之物，他根本不知道仲景用炙甘草汤治心悸，是以甘草补虚，甘桔汤治咽痛，是以甘草解毒，甘草干姜汤治肺痿，是以甘草和中，像这里甘草粉蜜汤的杀虫，又是以甘草为引诱，同样把甘草用作君药，却起不同的特殊作用。所以不懂中医，批评中医，不免是盲目的。

三十五、外科疾病

"诸浮数脉，应当发热而反洒淅恶寒，若有痛处，当发其痈。"又："诸痈肿欲知有脓无脓，以手掩肿上，热者为有脓，不热者为无脓。"这是《金匮》辨外疡生成和化脓与否的提纲，不免太简略。在证治方面只提出肠痈和浸淫疮两种，肠痈是内痈之一，浸淫疮是皮肤病之一，与上述辨证也无关系。我们从《内经》里看到痈、疽、痤、藜、大疔等名词，还有更具体的猛疽、脑烁、赤施、兔啮、四淫等名称，在治法上也有内服药、针砭法和截除手术等，可以想见仲景时当有更大进步。然而《金匮》里极不详尽，必有残缺。

仲景论肠痈证："肠痈之为病，其身甲错，腹皮急，按之濡如肿状，腹无积聚，身无热，脉数，此为肠内有痈脓，薏苡附子败酱散主之。”又说：“肠痈者，少腹肿痞，按之即痛，如淋，小便自调，时时发热，自汗出，复恶寒，其脉迟紧者，脓未成，可下之，当有血，脉洪数者，脓已成，不可下也，大黄牡丹皮汤主之。”按：肠痈即现在所说的阑尾炎，薏苡附子败酱散和大黄牡丹皮汤用法实有差别，是否前者指慢性后者指急性，殊难确定。我尝用大黄牡丹皮汤加败酱、银花治初期肠痈，确有效果，10 年前西医对肠痈动手术视作奇货，甚至索取金条，故服中药者甚多。但治不如法，变化极速，化脓后且有转变为腹膜炎的危险，故仲景也有不可下的训诫。在目前人民政府领导下，医院制度大大改善，本人主张非有确实把握时还是速施手术为是。速施手术为了根本解决，并不等于中医没有办法，也不是说不必再加研究。

浸淫疮的意义是浸润淫溢不已，即俗称湿疮。初起肌肤有颗粒作痒，搔破后脂水蔓延，逐渐扩大，《千金方》所谓“搔痒者初如疥，搔之转生汁相连着是也”。此证小儿患者最多，生于头面，日夜啼哭，用油膏不相宜，用黄连粉扑之有好处，但不解决问题。我根据黄连粉清化法佐以凉血之品，用鲜生地、鲜首乌、丹皮、赤芍、苦参、白鲜皮、绿豆衣、生草煎服，极有效验。

三十六、伤科疾病

“问曰：寸口脉微浮而涩，法当亡血若汗出，设不汗出云何？答曰：若身有疮，被刀斧所伤，亡血故也。”又：“病金疮，王不留行散主之。”此二条系不内外因之外伤证，金疮即金创，亦即刀斧所伤，王不留行散的作用在于和血镇痛。魏荔彤说：“王不留行为君专走血分，止血定痛，而且除风散痹，于血分最宜也，佐以蒴藋叶与王不留行性共甘平，入血分清火毒祛恶气，倍用甘草以益胃解毒，芍药、黄芩助清血热，川椒、干姜助行血瘀，厚朴行中带破，惟恐血乃凝滞之物，故不惮周详也。桑根白皮性寒，同王不留行、蒴藋烧灰存性者，灰能入血分止血也，为金疮血流不止者设也。小疮则合诸药为粉以敷之，大疮则服之，治内以安外也。”日本丹波元简亦说：“王不留行《本经》云治金疮，止血逐痛，蒴藋《本草》不载治金疮，而接骨木一名木蒴藋，《唐本草》谓治折伤续筋骨，盖其功亦同，桑根白皮《本经》云治绝脉，《别录》谓可以缝金疮，知是三物为金疮之要药。”

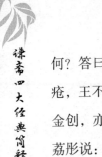

三十七、妇科疾病（上）

《金匮》妇科疾病分为两类，一为胎产，一为经带杂病。考《隋书·经籍志》有张仲景方十五卷，疗妇人方二卷，这里所录的可能就是疗妇人方。文字上有不可解且方与证有不符合处，疑心是残缺和传抄错误，兹选择分述之。

仲景于胎前杂病，首先指出怎样诊断受孕，“妇人得平脉，阴脉小弱，其人渴，不能食，无寒热，名曰妊娠”。其次，怎样来辨别怀孕和癥病的疑似：“妇人宿有癥病，经断未及三月而得漏下不止，胎动在脐上者为癥痼害。妊娠六月动者，前三月经水利时胎也，下血者后断三月衃也，所以血不止者，其瘕不去故也。当下其癥，桂枝茯苓丸主之。”再次，如何来安胎：“妇人妊娠，宜常服当归散；妊娠养胎，白术散主之。”按诊断妊娠必须脉证结合，《内经》谓“身有病而无邪脉”，最为简要。安胎之法中医向来重视，唐代孙思邈还订出逐月养胎方，其实身体健康者可以不借药力调摄。体会仲景二方，当归散以和血清热为主，白术散的作用在于温中去寒。如果不是血虚生热或夹寒兼湿的孕妇，不仅无服用必要，并且极不相宜。那么仲景所说养胎，目的还在却病。故朱丹溪尝把白术、黄芩称为安胎要药，在《丹溪心法》附余里却又说当归散为“养血清热之剂，瘦人血少有热，胎动不安，素曾半产者宜之”。

怀孕常见证为恶阻和腹痛，仲景指出：“妊娠呕吐不止，干姜人参半夏丸主之。”这里的呕吐不等于一般恶阻，当是胃寒有饮，故以温中为主。又指出：“妊娠腹中痛，是为胞阻，胶艾汤主之；妇人怀妊，腹中㽲痛，当归芍药散主之。”据《脉经》胞阻作胞漏，指妊娠漏红，胶艾汤即习用的胶艾四物汤，意在温养。当归芍药散的组织相近于时方逍遥散，以调肝和脾为主。前者宜于止血，后者宜于肝气不调，临床上必须辨证使用。

关于胎前大小便方面，指出了：“妊娠有水气，身重，小便不利，洒淅恶寒，起即头眩，葵子茯苓散主之。”又：“妊娠小便难，饮食如故，当归贝母苦参丸主之。”我认为有水气而小便不利，用葵子、茯苓利水，小便利则水自除，主证不在小便不利，葵子有碍妊娠，不宜过量。小便难而饮食照常的用当归、贝母和苦参来治，很难理解，古今注家多望文生训，理论脱离实际。近得金华沈介业中医师来信，指正这条小便难当作大便难，经他祖父50年的经验和他自己试用，效验非凡。信里说“孕妇患习惯性便闭，有时因便闭而呈轻微燥咳，用当归四份，贝母、苦参各三份，研粉白蜜和丸，服后大便润下，且能保持一天一次的正常性，其燥咳亦止。过去吾家对孕妇便难之不任攻下者，视此为秘方”云云。用当归贝母苦参丸治大便难，非但符合理论，且下文“饮食如故”也有着落，多时疑团，一朝打破，使我感佩。可以明确，我们要整理和发扬祖国医学遗产，必须加强团结，发挥群众智慧，搜集多方面的经验，这是最鲜明的一个事例。

关于产后，首先指出一般的新产病证：“问曰：新产妇人有三病，一者病痉，二者病郁冒，三者大便难，何谓也？师曰：新产血虚多汗出，喜中风，故令病痉；亡血复汗，寒多，故令郁冒；亡津液胃燥，故令大便难。”接着说明郁冒和大便难的诊治：“产妇郁冒，其脉微弱，呕不能食，大便反坚，但头汗出，所以然者，血虚而厥，厥而必冒，冒家欲解，必大汗出，以血虚下厥，孤阳上出，故头汗出，所以产妇喜汗出者，亡阴血虚，阳气独盛，故当汗出，阴阳乃复，大便坚，呕不能食，小柴胡汤主之。病解能食，七八日更发热者，此为胃实，大承气汤主之。”再从善于中风的原因补充产后中风的诊治：“产后中风，发热面正赤，喘而头痛，竹叶汤主之。”又：“产后风续续数十日不解，头微痛，恶寒时时有热，心下闷，干呕汁出，虽久，阳旦证续在者，可与阳旦汤。”

其次，特别重视腹痛证，有属于血虚寒结的，如“产后腹中疞痛，当归生姜羊肉汤主之，并治腹中寒疝，虚劳不足”。有属于气结血凝的，如“产后腹痛，烦满不得卧，枳实芍药散主之”。又有属于瘀血内阻的，如“产妇腹痛，法当与枳实芍药散，假令不愈者，此为腹中有干血着脐下，宜下瘀血汤主之，亦主经水不利”。如果瘀血内阻与大便燥实同时互见的，通便之后，往往恶露亦行。故又说：“产后七八日，无太阳证，少腹坚痛，此恶露不尽，不大便烦躁发热，切脉微实，再倍发热，日晡时烦躁者，不食，食则谵语，至夜即愈，宜大承气汤主之。”

其他如：“产后下利，虚极，白头翁加甘草阿胶汤主之。”说明产后下痢治法与一般相同。不同者，在于照顾体虚。又如：“妇人乳中虚，烦乱呕逆，安中益气，竹皮大丸主之。”乳中即哺乳期内，这说明哺乳期内烦热同样可用凉剂。但须顾及中气，故以枣肉为丸。

三十八、妇科疾病（下）

妇科杂病，首重月经，仲景对于经闭证提出“带下经水不利，少腹满痛，经一月再见者，土瓜根散主之”和“妇人经水不利下，抵当汤主之”等通经法。又于经漏证提出“妇人陷经，漏下黑不解，胶姜汤主之”的温经法。尤其注意热入血室一证，反复指出：

（一）妇人中风，七八日续来寒热，发作有时，经水适断，此为热入血室，其血必结，故使如疟状，发作有时，小柴胡汤主之。

（二）妇人伤寒发热，经水适来，昼日明了，暮则谵语如见鬼状者，此为热入血室，治之，无犯胃气及上二焦，必自愈。

（三）妇人中风，发热恶寒，经水适来，得之七八日，热除脉迟身凉和，胸胁满如结胸状，谵语者，此为热入血室也，当刺期门，随其实而取之。

（四）阳明病下血谵语者，此为热入血室，但头汗出，当刺期门，随其实而泻之，濈然汗出则愈。

热入血室是指月经适来，或月经刚净，感染热病，或热病期中，月经来潮，邪热乘虚袭入子宫，使血瘀凝，故治法不论用针用药，都以泄热为主。但已经热入血室而仍用小柴胡汤，不免偏于片面。过去我治此证，在小柴胡汤内或加丹参、赤芍，或加泽兰、焦山栀，热甚的再酌加生地，效果良好，提供考虑。

《金匮》带下病的记载，一用内服法：“问曰：妇人年五十所，病下利（应作血）数十日不止，暮即发热，少腹里急，腹满，手掌烦热，唇口干燥何也？师曰：此病属带下。何以故？曾经半产，瘀血在少腹不去。何以知之？其证唇口干燥，故知之，当以温经汤主之。”一用外治法：“妇人经水闭不利，脏坚癖不止，中有干血，下白物，矾石丸主之。”我于矾石丸无临床经验，温经汤的意义，注家拘于经文和方名，不曾说透。我的初步意见，很像现在所说的子宫癌症，故证情复杂，而温经汤总的效用在于生新祛瘀，并不限于带下，且待研究。至于有人把带下解释为“带脉下病”，也有解释为“腰带以下之病”，都是依据丹波元简“古所称带下，乃腰带以下经血诸疾之谓也”一语，不知丹波所说的是带下医，本条所说的是带下病，不能混为一谈。

妇科病以经带胎产为主要，已如上述。《金匮》还记载了不少杂病，简释如下：

（一）“妇人咽中如有炙脔（形容喉头梗阻吞吐不得），半夏厚朴汤主之。”本病后来称作梅核气，由于忧郁气结，喉间不利则黏液增多，故用辛以散结，苦以降逆。习用的四七汤（半夏、厚朴、茯苓、紫苏、姜、枣）开郁化痰，和本方实同。所以称四七的理由，因为这四药能治七情之气。

（二）“妇人脏躁，喜悲伤欲哭，像如神灵所作，数欠伸，甘麦大枣汤主之。”此即现代所说的癔病。过去诊断为子脏血虚，影响心肝两经。患者感觉灵敏，情绪易于波动，往往想入非非，无法劝解，故方取平淡，专予缓急养心。我意有些严重的情志病，因多忧多虑而引起之证状，也宜体会此意，用药应考虑避免刺激。

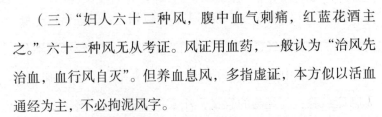

（三）“妇人六十二种风，腹中血气刺痛，红蓝花酒主之。”六十二种风无从考证。风证用血药，一般认为“治风先治血，血行风自灭”。但养血息风，多指虚证，本方似以活血通经为主，不必拘泥风字。

（四）“妇人腹中痛，小建中汤主之。”这是补虚缓中的方法，宜于脾经虚寒腹痛。

（五）“妇人少腹满如敦（音对，古代置黍稷的器具，形圆中部突出）状，小便微难而不渴，生后（即产后）者，此为水与血俱结在血室也，大黄甘遂汤主之。”水血互结，本为实证，由于产后体虚，在攻逐方内佐用阿胶。

（六）“问曰：妇人病饮食如故，烦热不得卧而反倚息者，何也？师曰：此名转胞，不得溺也，以胞系了戾（缠绕绞纽的意思），故致此病，但小便利则愈，肾气丸主之。”转胞亦作胞转，胞指膀胱，胞系疑即括约肌。主证是小便不利，脐下急胀，故但利小便即愈。此证多由强忍小便得来，与一般因病而致溺闭不同，与阳不化气的小便难更不同，仲景用肾气丸似有疑问，这是一方面。另一方面，男女都有患转胞证，这里指明妇人，那么只有孕妇胎压膀胱为多，一般用升举法或探吐法，也不是肾气丸能治。因此，我意由于忍尿而无其他原因的小便不利，可以施行导尿手术，比较简捷。

（七）“妇人阴寒，温中坐药，蛇床子散主之。”和上面的矾石丸同为外治法，后人以蛇床子、吴茱萸为末，加麝香蜜丸，绵裹纳阴中，据说效力较胜。

（八）“少阴脉滑而数者，阴中即生疮，阴中蚀疮烂者，狼牙汤洗之。”狼牙清热散邪，有杀虫作用，并可内服龙胆泻肝汤（龙胆草、生地、山栀、黄芩、柴胡、当归、车前、泽泻、木通、甘草）作为辅助。

总的来说，任何一病都有多种原因，仲景对以上诸证各用一个方剂来治，显然不够全面。然而这些方剂用之得当还是有特殊效果，在于临床上善于选择而已。

最后补充，《金匮》有妇人三十六病之说，一则曰“妇人三十六病不在其中”，再则曰“三十六病千变万端”，究竟是指哪几种病，没有说明。考《巢氏病源》，“张仲景三十六病，皆由子脏冷热劳损而挟带下，起于阴内”，那么毫无疑义都是女子生殖系疾患。中医研究院徐季含老中医师曾经和我商榷，认为妇人三十六病即在《金匮》妇人病三篇之内，他指出“妊娠篇十一条，除去末一条见《玉函》为针治外，实为十条；产后篇十一条，除去末二条为后人附方外，实为九条；杂病篇二十三条，除去前四条见《伤寒论》，末一条属小儿科和其中总论一条外，实为十七条，三篇恰为三十六条，都有证有方。并附简表如下：

表 5　妇人病一览表

	病	方		病	方
1	妊娠口渴，不能食	桂枝汤	（以上产后篇 9 病）		
2	癥病漏下	桂枝茯苓丸	20	咽中如炙脔	半夏厚朴汤
3	胎胀腹痛	附子汤	21	脏躁	甘麦大枣汤
4	胞阻下血	胶艾汤	22	吐涎沫、心下痞	小青龙汤、泻心汤
5	妊娠腹疠痛	当归芍药散	23	腹痛手掌烦热、带下	温经汤
6	妊娠呕吐不止	干姜人参半夏汤	24	带下、经水不利	土瓜根散
7	妊娠小便难	当归贝母苦参丸	25	半产漏下	旋覆花汤
8	妊娠水气身肿	葵子茯苓散	26	陷经漏下	胶姜汤
9	妊娠使易产	当归散	27	血室水血俱结	大黄甘遂汤
10	养胎	白术散	28	经水不利下	抵当汤
（以上妊娠篇 10 病）			29	经闭、下白物	矾石丸
11	新产郁冒、痉病、大便难	小柴胡汤、大承气汤	30	腹中血气刺痛	红蓝花酒
12	产后腹疠痛	当归生姜羊肉汤	31	腹中诸疾痛	当归芍药散
13	产后腹痛烦渴	枳实芍药散	32	腹痛	小建中汤
14	产后瘀血腹痛	下瘀血汤	33	转胞	肾气丸
15	产后恶露不尽，发热烦躁便闭	大承气汤	34	阴中寒	蛇床子散
16	产后中风	阳旦汤	35	阴中蚀疮烂	狼牙汤
17	产后风面赤而喘	竹叶汤	36	阴吹	膏发煎
18	乳中虚烦乱呕逆	竹皮大丸	（以上杂病篇 17 病）		
19	产后下利	白头翁加甘草阿胶汤			

徐老提出的当然是初步意见，他还说不敢随便发表，我以为在贯彻百家争鸣方针之下，只要有利于中医文献整理和研

究，不是武断地片面地早下结论，我们应该欢迎提出讨论，故代为介绍云。

【附录】《金匮》方简释

为了便于检查，将《金匮》方剂的组成部分，依照首字笔画多寡排列，并加简释。关于炮制、用量、剂型和服用法等，只作概括性的介绍，不再全录。

仲景用药，包括《伤寒论》和《金匮》在内共163种。其中111种见于《神农本草经》，但其用法有和《神农本草经》相同的，也有和《神农本草经》有出入的。尤其经过仲景配伍成复方之后，效用更为广泛，不能以单味药作为标准。又一般熟悉，《伤寒论》有113方，《金匮》有265方，然《金匮》中除去杂疗方，治中毒方和附方等88方外，见于各篇的实为177方。在这177方内如桂枝汤、麻黄汤、葛根汤、栀豉汤、泻心汤、乌梅丸、四逆汤、桃花汤、白头翁汤以及大小青龙汤、大小柴胡汤、大小承气汤等，都见于《伤寒论》。这样就很难把《伤寒论》和《金匮》的方剂划分，而且根据一般考证，《伤寒论》和《金匮》本为一书，更无划分的必要。所以我们研究应该注意其如何配伍，如何审证加减。例如小半夏用半夏、生姜化痰止呕；寒重的把生姜换干姜成为半夏干姜散；要它辛散力量加强时，又把生姜捣汁，成生姜半夏汤；如果理气止呕，则用橘皮汤，即小半夏汤的半夏改为橘皮，或再加枳实宽胸为橘皮枳实生姜汤。从这基础上随证增减，又有小半夏加茯苓汤、干姜人参半夏丸，以及半夏厚朴汤和橘皮竹茹汤等，其用药法都有线索可寻。

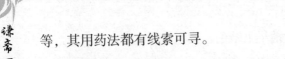

仲景对于方剂组织，大多根据《内经》七方的制度。显而易见的如：大承气汤和小承气汤有大小之分，小建中汤和大建中汤有缓急之分，小柴胡汤和大柴胡汤有奇偶之分，薯蓣丸和鳖甲煎丸等当属重方一类。虽然也用了不少单味药，如一味瓜蒂散、黄连粉、狼牙汤和皂荚丸，毕竟以复方为主。并且有汤剂、丸剂、散剂等内服，也有扑粉、坐药、熏法和洗法等外治，可见当时已有多种多样的剂型了。

仲景在药物的炮制方面也非常讲究。如麻黄去节，黄芪去芦，石韦去毛，杏仁去皮尖。又如半夏用洗，附子用炮，䗪虫用熬，鳖甲用炙。再如甘草多生用或炒用，大黄酒洗或蒸用，还有生姜和生地有时捣取汁用等。这些炮制方法，现在还是采用。煎法和服法方面，仲景也都有详细说明。例如防己黄芪汤，先将诸药锉如麻豆大，每次取五钱匕，用水一盏半，煎成八分去渣温服；又如百合地黄汤，先将百合洗净浸一夜，上有白沫，倾去成一升五分，分两次温服。诸如此类，非常细致。尤其对于服后处理，或避风，或食热稀粥，或坐被上另一用被缠裹腰下取汗，还有对于药后的反应，如尿如皂荚汁状，色过赤，大便如漆等，都有明白交代。

研究方剂，首要了解药的效用，并须注意用量，但亦不能忽略总的疗效。这总的疗效往往因一药的加减而大异，也往往因用量不同而改变。像小承气汤、厚朴三物汤和厚朴大黄汤，同样用大黄、厚朴、枳实，因为用量出入，作用便异，名称也跟着变换了。《金匮》所用分量，系汉代度量衡制，与现代不同。据朱颜大夫考证：“汉一两约今市秤四钱八分强，汉一升约今二合左右。”又称：“古方抄散药常用方寸匕，一方寸匕的金石药约重市秤六分，草木药约重三分，又有用五铢钱抄药，叫作一钱匕，分量比一方寸稍小，约合一方寸匕十分之六七。至于丸药常用梧桐子大来比喻，约重市秤一分，较大的又以弹丸或鸡子黄的大小比喻，弹丸或鸡子黄的大小差不多，约重市秤三钱强。”必须补充，汉代衡法，百黍为铢，六铢为一分，四分为一两，十六两为一斤，又量法以一千二百黍为龠，十龠为合，十合为升，十升为斗，十斗为斛。这样，一龠即十二铢，即二分，亦即半两，可以把容量合为重量。例如大承气汤的芒硝三合，现在处方都用分量，依照上面所说的来计算，则芒硝三合约今零点六合，一合为古之五两约今二两四钱，以二两四钱乘零点六合，合实为一两四钱四分。和方内大黄四两合今一两九钱二分，厚朴半斤合今三两八钱四分，尚觉相称。朱颜大夫又说：“古方汤剂一般多分三次服用，可见一次服用量只有原方全量的三分之一，所以在实际应用时，古方一两约当现代市秤一钱六分强。”那么，再加折扣，和现在一般用量并无多大出入了。关于古今度量衡的计算法，目前还有很多不同意见，难于做出决定。本人认为暂时以此为标准，以后再随时提出改正。

兹将《金匮》方剂汇录如下：

一　画

一物瓜蒂汤——瓜蒂。瓜蒂涌吐胸膈水饮，仲景用治中暍，药证不符，疑是夏月饮冷水伤中，故以吐为快。

二　画

十枣汤——芫花、甘遂、大戟、大枣。泻水饮峻剂。不是证实体实的慎用。

人参汤——人参、干姜、白术、甘草。即理中汤炮姜换干姜。凡用生姜取其辛散，炮姜守而不走，干姜则温多散少。

三　画

干姜人参半夏丸——干姜、人参、半夏。适用于寒饮呕吐，不是为妊娠恶阻而设，当辨。

土瓜根散——土瓜根、芍药、桂枝、䗪虫。和下瘀血汤同为通经剂，此方用于偏寒者为宜。

下瘀血汤——大黄、䗪虫、桃仁、酒。逐瘀峻剂，不能用于一般经闭证。

大乌头煎——乌头、蜜。逐寒急救法，含有麻醉作用。仲景用此，注意体质强弱，并戒不可一日再服。

大半夏汤——半夏、人参、白蜜。补中止呕法。和小半夏汤的区别，彼有实邪，故用辛散；此为胃虚，故用甘药和之。

大青龙汤——麻黄、桂枝、杏仁、甘草、生姜、大枣、石膏。在麻黄汤的基础上加石膏，宜于表邪夹内热之证。

大建中汤——蜀椒、干姜、人参。温中散寒，和小建中汤有缓急之分。

大承气汤——大黄、厚朴、枳实、芒硝。胃家实证主方，《金匮》亦用于宿食和下利之属于食滞者。并用于痉病，乃泻实热来存津液，即釜底抽薪法，非真能镇痉。

大柴胡汤——柴胡、黄芩、芍药、半夏、枳实、大黄、生姜、大枣。少阳证兼胃家实证的双解法。

大黄甘草汤——大黄、甘草。泻火止呕法，和大半夏汤有虚实寒热的不同。

大黄甘遂汤——大黄、甘遂、阿胶。逐水祛瘀为主，阿胶为产妇体虚而加入。或谓此方主证在小便难。如果小便自利，便是抵当汤证。

大黄牡丹皮汤——大黄、丹皮、桃仁、瓜子、芒硝。有消炎去瘀作用。治肠痈初起，可酌加银花、连翘、赤芍、败酱等。

大黄硝石汤——大黄、黄柏、硝石、栀子。治黄疸里实证，比较茵陈蒿汤之力为猛。

大黄䗪虫丸——大黄、䗪虫、黄芩、桃仁、芍药、干地黄、甘草、干漆、虻虫、水蛭、蛴螬。为去瘀生新法。没有干血的慎用。

小半夏加茯苓汤——小半夏汤加茯苓。兼有利水作用。

小半夏汤——半夏、生姜。和胃止呕法。凡胃有痰湿引起的呕吐均适用。

小青龙加石膏汤——小青龙汤加石膏。温化水饮之中兼治烦躁，但毕竟饮重于热，和越婢加半夏汤的热重于饮者恰恰相对。

小青龙汤——麻黄、桂枝、芍药、细辛、干姜、五味子、半夏、甘草。《伤寒论》治表邪夹水气的主方，故用于外寒引发的痰饮欬喘最为适合。

小建中汤——桂枝、芍药、甘草、生姜、大枣、胶饴。即桂枝汤倍芍药加饮糖。用甘温药来建立中气，符合《内经》上"劳者温之"的法则，故治虚劳，亦治虚性黄疸。

小承气汤——大黄、厚朴、枳实。主治胃家实证。凡痞、满、燥、实、坚全备者用大承气汤，不全备者用此方。

小柴胡汤——柴胡、黄芩、人参、半夏、甘草、生姜、大枣。少阳病主方。《金匮》用治呕吐、郁冒和热入血室等，当有发热见证。

己椒苈黄丸——防己、椒目、葶苈、大黄。驱逐肠间水气，使从大小便分消。

四　画

王不留行散——王不留行、蒴藋叶、桑根白皮、甘草、川椒、黄芩、干姜、芍药、厚朴。金疮外敷方，能和血定痛，重者可内服。

天雄散——天雄、白术、桂枝、龙骨。治阳虚不固的遗精，亦可用治阳痿。

木防己去石膏加茯苓芒硝汤——木防己、桂枝、人参、茯苓、芒硝。兼有轻泻软坚作用。

木防己汤——木防己、石膏、桂枝、人参。行水散结为主，因体虚有伏热，故用人参、石膏为佐。

五苓散——茯苓、猪苓、白术、泽泻、桂枝。《伤寒论》利尿剂，《金匮》用于水饮和消渴小便不利证，同样以利湿为目的。

升麻鳖甲汤——升麻、当归、雄黄、蜀椒、鳖甲、甘草。有从血分透邪外泄作用。

风引汤——桂枝、干姜、大黄、龙骨、牡蛎、寒水石、滑石、赤石脂、白石脂、紫石英、石膏、甘草。清热祛风，兼具镇静作用。

乌头汤——川乌、麻黄、芍药、黄芪、甘草。善于通肌表之阳，含有麻醉作用，故治行痹，历节痛。

乌头赤石脂丸——乌头、赤石脂、干姜、附子、蜀椒。辛热散寒，逐阴通阳。

乌头桂枝汤——桂枝汤加乌头。寒疝证表里同治法，亦可用于痹证。

乌梅丸——乌梅、黄连、干姜、人参、桂枝、当归、细辛、黄柏、川椒、附子。辛苦酸合剂。能治蚘虫，亦治久利。

文蛤散——文蛤。《医宗金鉴》谓五倍子一名文蛤，能生津止渴，也有认为即海蛤壳，取其咸寒清热，待研究。

文蛤汤——文蛤、麻黄、石膏、杏仁、甘草、生姜、大枣。以麻杏石甘汤为基础，当治上焦有热而引起的渴证。

五　画

甘麦大枣汤——甘草、小麦、大枣。养胃润燥，没有刺激

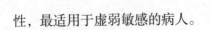

性，最适用于虚弱敏感的病人。

甘草干姜汤——甘草、干姜。温养肺胃法。

甘草附子汤——甘草、附子、白术、桂枝。去风除湿，和营实卫，有敛散的相互作用。

甘草泻心汤——甘草、黄芩、干姜、黄连、半夏、大枣。湿热恋胃，胃气虚弱的，用此辛苦甘缓合剂，效果良好，并不限于狐惑病。

甘草粉蜜汤——甘草、铅粉、蜜。杀虫剂，用甘草和白蜜为引诱，白蜜兼能通便。

甘草麻黄汤——甘草、麻黄。仲景治皮水，表虚的用防己茯苓汤，表实有热的用越婢加术汤，表实无热的用此方，目的在于发汗除湿。

甘姜苓术汤——甘草、干姜、茯苓、白术。仲景用治肾着证，又名肾着汤，实为温脾利湿法。

甘遂半夏汤——甘遂、半夏、芍药、甘草。泻饮剂。

四逆汤——附子、干姜、甘草。回阳逐寒主方。

生姜半夏汤——半夏、生姜汁。即小半夏汤生姜改用汁，散结较速。

白术散——白术、芎䓖、蜀椒、牡蛎。温中剂，仲景用于养胎，恰与当归散一温一清相对，没有寒湿的勿用。

白头翁加甘草阿胶汤——即白头翁汤加甘草、阿胶。用于产后体虚的热利，外利伤阴，亦可取法。

白头翁汤——白头翁、黄连、黄柏、秦皮。苦寒之剂，主治热利。

白虎加人参汤——石膏、知母、甘草、粳米、人参。清热主方，加人参以益气生津。

白虎加桂枝汤——石膏、知母、甘草、粳米、桂枝。治温疟。也有在白虎汤里加柴胡、黄芩、半夏者，名柴胡白虎汤。

半夏干姜散——半夏、干姜。治胃寒吐涎沫，用药和小半夏汤相同，仅改生姜为干姜，因生姜辛散，干姜温中。又主证和吴茱萸相似，但彼为寒邪而兼胃虚，此则纯寒，故不用补药辅助。

半夏泻心汤——半夏、黄芩、人参、干姜、黄连、甘草、大枣。即甘草泻心汤减轻甘草用量加入人参，仍以辛开苦降为主，除胃中寒热错杂之邪最有疗效。

半夏厚朴汤——半夏、厚朴、茯苓、生姜、苏叶。舒气化痰法。“三因方”加枣名四七汤，统治一般气郁。

半夏麻黄丸——半夏、麻黄。仲景治心悸，实际治水饮内停，比小半夏加茯苓汤治心下痞的力量为强。大概彼有呕吐，此有喘气，故同样化饮而用药不同。

头风摩散——附子、盐。头风外治法，近来很少使用，但民间常用盐炒热包熨腹寒痛，似存遗意。

六　画

百合地黄汤——百合、生地黄汁。清热养血，当为百合病的主方。

百合鸡子黄汤——百合、鸡子黄。着重安内和中。

百合知母汤——百合、知母。清润剂，治百合病误汗增燥。

百合洗方——百合。治百合病久成渴，待研究。

百合滑石散——百合、滑石。百合病内热重的，使从小便排出。与刘河间的六一散用意相近。

当归贝母苦参丸——当归、贝母、苦参。治妊娠大便难之不能用攻下药者。《金匮》原文作小便难，疑传写错误。

当归生姜羊肉汤——当归、生姜、羊肉。治血虚有寒。《金匮》用于寒疝，又用于产后腹痛，原因是一致的。

当归芍药散——当归、芍药、芎䓖、白术、茯苓、泽泻。和肝健脾法，后来逍遥散的组织与此相近。

当归散——当归、黄芩、芍药、芎䓖、白术。养血清热法。仲景虽说妊娠可以常服，后人并以黄芩、白术作为安胎圣药，但虚寒的终不相宜。

竹叶汤——竹叶、葛根、防风、桔梗、桂枝、人参、甘草、附子、生姜、大枣。《医宗金鉴》解释为产后汗多表虚，故为中风病痉的治法。但药味复杂，用时当随证加减为是。

竹皮大丸——竹茹、石膏、桂枝、白薇、甘草。此方以清热除烦为主。佐用桂枝，可能另有证状。

阳旦汤——桂枝汤倍桂枝加附子。治太阳病兼温火脏，使经脏气化，内外之邪俱解。《千金方》作桂枝汤加黄芩为阳旦汤，再加干姜为阴旦汤，俱治冬温。

防己地黄汤——防己、生地、桂枝、防风、甘草。徐灵胎说："此方它药轻而生地独重，乃治血中之风。"

防己茯苓汤——防己、茯苓、黄芪、桂枝、甘草。亦助卫阳行水，比较防己黄芪汤力量为强。

防己黄芪汤——防己、黄芪、甘草、白术、生姜、大枣。主治水湿在表，卫气虚弱。

红蓝花酒——红蓝花、酒。活血剂。

七　画

麦门冬汤——麦冬、人参、半夏、甘草、粳米、大枣——润肺化痰法。

赤小豆当归散——赤小豆、当归。仲景用于狐惑病，亦用于近血证。目的在清大肠温热，兼有排脓作用。

赤丸——茯苓、半夏、乌头、细辛。散寒为主，助以化饮，属急方一类。

芪芍桂酒汤——黄芪、芍药、桂枝、苦酒。此方治黄汗。是助营卫以行肌表湿热，故效果较缓。

杏子汤——缺。从治水病脉浮来推测，疑即麻杏薏甘汤一类。

吴茱萸汤——吴茱萸、生姜、人参、大枣。散阴降逆法，治中虚胃寒呕吐。

皂荚丸——皂荚。痰浊壅塞，用此急下，但宜慎用。用时亦不可过量。

诃黎勒散——诃黎勒。即诃子，收涩法。似与补剂合用较为完密。

附子汤——缺。疑即《伤寒论》附子汤，用附子、人参、白术、茯苓。

附子粳米汤——附子、半夏、甘草、大枣、粳米。治虚寒腹痛。王旭高认为脾胃药中加入附子，有通彻上下之力。上可散寒止呕，下可温经定痛。

屎鸡白散——鸡屎白——治转筋入腹，或谓下中滞气有效，待研究。

八　画

抵当汤——水蛭、虻虫、桃仁、大黄。逐瘀峻剂，勿轻用。

苦参汤——苦参。有清热燥湿作用。

苓甘五味姜辛汤——茯苓、甘草、五味子、干姜、细辛。温化痰饮，用于无外感证者。比苓桂枝术甘汤为强。

苓桂术甘汤——茯苓、桂枝、白术、甘草。治痰饮，当用温药调和，此方实为主方。但力量和缓，只宜用于轻证或预防或病后调养。

矾石丸——矾石、杏仁。治白带。以矾石收敛湿浊，再加杏仁来散结滑润，故用量三与一比，可知主力所在。

矾石汤——矾石、地浆水。脚气冲心，是一个重证，用此方浸脚可能是一种辅助外治法。

奔豚汤——当归、芎䓖、半夏、生葛、李根白皮、甘草、芍药、生姜。解散寒热而降逆气。和阳虚寒气上冲的奔豚证治法的区别是：一重在肝，一重在肾，两者截然不同。

肾气丸——肉桂、附子、地黄、山萸、薯蓣、牡丹皮、泽泻、茯苓。《金匮》用于虚劳腰痛，痰饮短气，消渴小便反利和转胞不得溺等。都为下焦阳虚，助其气化。

泻心汤——大黄、黄连、黄芩。治实热吐血，和柏叶汤恰恰相对，成为两大纲要。

泽泻汤——泽泻、白术。健中利水法。

泽漆汤——泽漆、半夏、紫参（一作紫菀）、生姜、白前、甘草、黄芩、人参、桂枝。泽漆即大戟苗，温化之中寓有荡涤性质。

九　画

茵陈五苓散——即五苓散加茵陈。治黄疸当利小便，内热重者用栀子柏皮汤，热不甚者用此方。

茵陈蒿汤——茵陈、栀子、大黄。阳黄证主方。

茯苓戎盐汤——茯苓、白术、戎盐。戎盐即青盐。此方治口不渴的小便不利。

茯苓杏仁甘草汤——茯苓、杏仁、甘草。宣肺宽胸法，兼有利水化饮作用。

茯苓泽泻汤——茯苓、泽泻、桂枝、白术、生姜、甘草。与五苓散性质相近。五苓以利小便为主，此则以呕吐为主证。

茯苓桂枝五味甘草汤——茯苓、桂枝、五味子、甘草。即茯苓桂枝甘草大枣汤中的大枣换成五味子，重在制止冲气。

茯苓桂枝甘草大枣汤——茯苓、桂枝、甘草、大枣。治寒水之气上逆。与桂枝加桂汤的偏重于外寒者有别。

枳术汤——枳实、白术。健中化湿。后来常用于脾胃薄弱，消化不良，作为消补兼施法。

枳实芍药散——枳实、芍药。理气和血法。治产后腹痛之兼具烦满证者。

枳实薤白桂枝汤——枳实、薤白、桂枝、厚朴、栝蒌实。辛滑通阳，兼疏理胸腹气分。仲景遇胸满常用枳实，腹满常用厚朴。

柏叶汤——柏叶、干姜、艾、马通汁。治虚寒性吐血。有引血归经意义，不用于一般血证。

栀子大黄汤——栀子、大黄、枳实、豆豉。即栀子豉汤加入下剂，宜于阳明温热实证。与茵陈蒿汤的区别，此有发越意义，彼则重在利小便。

栀子豉汤——栀子、香豉。治胸中虚烦，后世改用焦山栀，作为清宣上焦风温的通治方。

厚朴七物汤——厚朴、大黄、枳实、桂枝、甘草、生姜、大枣。即小承气汤和桂枝去芍药汤合剂，是一种表里双解法，但里证重于表证。

厚朴三物汤——厚朴、大黄、枳实。即小承气汤，而用量不同。承气的目的在于荡实，故重用大黄；此在行气，故重用枳、朴。

厚朴大黄汤——厚朴、大黄、枳实。此亦小承气汤的变方，目的在行气逐饮，必须胃实证才可用。

厚朴麻黄汤——厚朴、麻黄、石膏、杏仁、半夏、干姜、细辛、五味子、小麦。意义相近于小青龙加石膏汤，散邪蠲饮，有表证者为宜。

侯氏黑散——人参、桂枝、防风、菊花、黄芩、当归、白术、细辛、茯苓、牡蛎、桔梗、矾石、干姜、芎䓖。此方药品复杂，主要是扶正去邪，散风蠲痹，当开后来再造丸、活络丹等的先河。

十 画

桂枝去芍加麻辛附子汤——桂枝、甘草、麻黄、细辛、附子、生姜、大枣。《伤寒论》有麻黄附子细辛汤，治太阳少阴同病。此方结合桂枝去芍药温鼓舞卫阳，主要是透发寒邪。

桂枝去芍加蜀漆牡龙救逆汤——桂枝、甘草、蜀漆、牡蛎、龙骨、生姜、大枣。治火邪，待研究。

桂枝生姜枳实汤——桂枝、生姜、枳实。通阳理气，舒畅中焦为主。

桂枝加龙牡汤——桂枝汤加龙骨、牡蛎。固涩剂。宜于阳气不足证。

桂枝加桂汤——桂枝汤加重桂枝。增强温阳散邪能力，如果下焦有寒，可改肉桂。

桂枝加黄芪汤——桂枝汤加黄芪。与芪芍桂酒汤同治黄汗，用意亦相同，故兼治黄疸有表证。

桂枝芍药知母汤——桂枝、芍药、知母、麻黄、防风、附子、甘草、生姜、白术。治阴阳俱痹，故药品较杂。

桂枝汤——桂枝、芍药、甘草、生姜、大枣。调和营卫

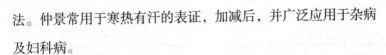

法。仲景常用于寒热有汗的表证，加减后，并广泛应用于杂病及妇科病。

桂枝附子汤——桂枝、附子、甘草、生姜、大枣。桂枝汤去芍加附，一变而为振奋阳气、去散阴邪的法则。

桂枝茯苓丸——桂枝、茯苓、丹皮、桃仁、芍药。和营卫，去瘀血，为下癥小剂。

桔梗汤——桔梗、甘草。具有清热、排痰、解毒作用，《伤寒论》亦治咽痛。

栝蒌牡蛎散——栝蒌根、牡蛎。生津止渴，引热下行，当是百合病口渴的主方。

栝蒌桂枝汤——栝蒌根、桂枝、芍药、甘草、生姜、大枣。即桂枝汤加栝蒌。宜于表热不退，津液损伤筋脉失养所呈现的痉状，并非痉病主方。

栝蒌薤白白酒汤——栝蒌实、薤白、白酒。叶天士所谓辛滑通阳法，为胸痹主方。

栝蒌薤白半夏汤——栝蒌实、薤白、半夏、白酒。即栝蒌薤白白酒汤加半夏，因兼有痰饮喘息，所以加入半夏。

栝蒌瞿麦汤——栝蒌根、瞿麦、茯苓、薯蓣、附子。生津利水为主，加附子当是助其气化。

桃花汤——赤石脂、干姜、粳米。温涩固肠法。可与补剂同用，如真人养脏汤等。

射干麻黄汤——射干、麻黄、细辛、紫菀、款冬、半夏、五味子、生姜、大枣。辛散苦泄法。能温化寒饮，亦可用于一般哮喘证。

胶艾汤——阿胶、艾叶、芎䓖、地黄、当归、芍药、甘草。即常用的四物汤加味。能调冲任虚损，故治经水淋沥，妊娠下血，胞阻腹痛，以及小产后恶露不止等。后人把甘草换成香附，名妇宝丹，统治虚寒性经水不调。

胶姜汤——缺。《金匮发微》引《千金方》，即胶艾汤加干姜。治虚寒相搏的半产漏下。

狼牙汤——狼牙。有杀虫作用，陈修园曾用狼毒来替代。

通脉四逆汤——四逆汤倍用干姜。散寒回阳之力更强。

十一画

排脓汤——甘草、桔梗、生姜、大枣。即桔梗汤加味，亦疑治肺痈，待研究。

排脓散——枳实、芍药、桔梗、鸡子黄。疑治肺痈，待研究。

黄土汤——地黄、白术、附子、阿胶、黄芩、甘草、灶中黄土。温补止血法。勿用于一般便血。

黄芩加半夏生姜汤——黄芩、芍药、半夏、生姜、甘草、大枣。偏于热性呕利的胃肠同治法。与泻心汤不同的地方是，彼重在胃，此重在肠。

黄芪建中汤——小建中汤加黄芪。增强补中益气的力量。

黄芪桂枝五物汤——黄芪、桂枝、芍药、生姜、大枣。温阴助卫，用治痹证。符合于“针引阳气”的意义。

黄连粉——黄连。清化湿热。《外科精义》有一味黄柏散，与此同意。

蛇床子散——蛇床子、白粉。用白粉为赋形药，治阴寒。《金匮发微》谓治阴痒。蛇床子有燥湿杀虫作用。

猪苓汤——猪苓、茯苓、泽泻、滑石、阿胶。与五苓散同为利尿剂。但此能清热润燥，与五苓散不同。

猪苓散——猪苓、茯苓、白术。健脾利水法。

猪膏发煎——猪膏、乱发。治黄疸及阳吹。当是取其润肠作用，待研究。

麻子仁丸——麻子仁、芍药、杏仁、大黄、枳实、厚朴。胃实肠燥，治以润下，为承气汤的变方。

麻杏苡甘汤——麻黄、杏仁、薏苡、甘草。去除表湿，使从汗解。

麻黄加术汤——麻黄汤加白术。亦除表湿法。麻杏苡甘汤有发热，此则表寒重，故相差一味桂枝大有出入。

麻黄附子汤——麻黄、附子、甘草。即甘草麻黄汤加附子。治风水脉沉，温少阴以助阳。和《伤寒论》麻黄附子甘草汤治太阳少阴同病，同一理由。

旋覆花汤——旋覆花、葱、新绛。去瘀和络法，用于胁痛最效。仲景用治半产漏下，疑有错误。

十二画

越婢加术汤——越婢汤加白术。疏表利湿法。

越婢加半夏汤——越婢汤加半夏。宜于痰热内阻，麻黄可以开肺，不一定用来发汗。

越婢汤——麻黄、石膏、甘草、生姜、大枣。辛寒解表法。

葛根汤——葛根、麻黄、桂枝、芍药、甘草、生姜、大枣。即桂枝汤加葛根，麻黄。目的在发汗而不欲其汗大出，且照顾津液。

葶苈大枣泻肺汤——葶苈、大枣。《金匮》治痰饮外，亦治肺痈。陈修园说："肺痈始萌，在将未成之初，邪气尽壅于肺，乘其未集而击之。"

葵子茯苓散——葵子、茯苓。利尿剂。但葵子不宜于胞胎，用于妊娠浮肿，适可而止，不能强执《内经》上"有故无殒，亦无殒也"的条文。

硝石矾石散——硝石、矾石。消坚利湿，使郁积之邪从大小便分解。《内经》所说"中满者泻之于内"，此其一例。

雄黄熏方——雄黄。治狐惑病，待研究。

紫参汤——紫参、甘草。治下利，待研究。

温经汤——当归、芎劳、芍药、人参、桂枝、吴茱萸、生姜、阿胶、甘草、牡丹皮、半夏、麦冬。治虚冷结气。仲景用于带下，实为温散调经而设。

滑石代赭汤——百合、滑石、代赭。治百合病误下，有因势利导的意思。

滑石白鱼散——滑石、乱发、白鱼。白鱼即蠹鱼，亦叫衣鱼。治小便不利，待研究。

十三画

蒲灰散——蒲灰、滑石。治小便不利，或谓治热淋。

蜀漆散——蜀漆、云母、龙骨。目的在于祛痰。尤在泾说：“痰去则阳升而寒愈，取云母、龙骨者，以蜀漆上越之猛，恐升动心中神气。”

十四画

酸枣汤——酸枣仁、芎劳、甘草、知母、茯苓。和血清热安神，含有镇静作用。

蜘蛛散——蛛蛛、桂枝。治阴狐疝，待研究。

十六画

薯蓣丸——薯蓣、当归、桂枝、干地黄、豆黄卷、面、甘草、人参、芎劳、芍药、白术、麦冬、杏仁、柴胡、桔梗、茯苓、阿胶、干姜、白敛、大枣——补气血、调营卫，佐以去风，是扶正去邪的方法。

薏苡附子败酱散——薏苡仁、附子、败酱。治肠痈，用时就着重考虑。

薏苡附子散——薏苡仁、附子。去寒利湿，舒展胸膈痹闭。

橘皮竹茹汤——橘皮、竹茹、人参、甘草、生姜、大枣。也是橘皮汤加味，宜于呕吐之属于胃中虚热者。

橘皮汤——橘皮、生姜。理气止呕法。

橘皮枳实生姜汤——橘皮汤加枳实。兼有宽胸作用。

十八画

藜芦甘草汤——藜芦、甘草。涌吐风痰剂。

十九画

鳖甲煎丸——鳖甲、乌扇、黄芩、柴胡、鼠妇、干姜、大黄、芍药、桂枝、葶苈、石韦、厚朴、牡丹、瞿麦、紫葳、半夏、人参、䗪虫、阿胶、蜂蜜、赤硝、蜣螂、桃仁。和气血，消坚块，此即《内经》所说“坚者削之”的方法。本人遇脾脏肿大，常以当归丸、三棱丸加减治疗。主要用当归、川芎、芍药、三棱、莪术、青皮、神曲、半夏、肉桂等，效果良好，提供参考。

温病一得

大家已经学过温病，学得很好。今天分两个部分来谈：一是温病的一般治疗规律，二是温病上若干问题的分析。温病的治疗相当复杂，在临床上必须掌握规律；同时历来存在些不同意见，必须加以分析。这两个问题，前人没有很好解决，目前也悬而未决。现在提出我个人的一些心得体会，可能与书本上有些出入，这些出入的地方正需要大家进一步研究，以期提高认识，统一认识。

一、温病的四个时期

我对于温病的认识，在总的方面分为四项。①病因：感受时令温邪，属于外感病范畴之一。②分类：由于时令的不同，因素的夹杂和证状的特异，有春温、暑温、秋温、冬温、风温、湿温、温毒、温疫等，应以风温为主。③性质：属于热性，其特点为易于化热，易于伤津伤阴，易于动血。④传变：以上、中、下三焦和卫、气、营、血为纲，从上焦肺到中焦胃（包括肠）再到下焦肝肾，依卫、气、营、血的次序传变的为顺传；从肺直传心包络即由卫入营的为逆传。逆传的证候在顺传里也能出现，并不是特殊的，所以应以顺传为主。因此，我认为治疗温病应当抓住风温发病和传变的途径为重点，明白了风温的治疗规律，对其他证候的不同情况和处理方法都易理解。

风温的诊断和治疗，可以分为恶风、化热、入营、伤阴四个时期。这是整个发病过程中的四个阶段，也是四个关键。温病的变化比较多，一般不外这四个时期。观察病情的发展，必须掌握这四个关键。治疗的方法和方剂，也都是根据这四个阶段随机应变。这四个时期，包括八纲辨证、三焦辨证、卫气营血辨证、脏腑辨证和主证、主治、主方。兹列表如下，以便说明。

恶风期 发热是外感病的主证，没有一个外感病不发热，温病也不例外，特别是在整个病程中都有发热。外感发热的特征，初期均有恶风恶寒，所以前人有“有一分恶寒即有一分表证”的说法，温病同样如此。但温病初起恶寒不严重，大多稍稍恶风，并且很快消失。这里必须注意，恶风消失而身热稽留，不发现其他新的变化，还是属于表证；如果恶风消失后身热增高，口渴引饮，便有化热传里的倾向。这说明了恶风存在和恶风消失后有无新的变化，是诊断温病初期传变的关键。书上说：“但热不恶寒而渴者为温病”，系与伤寒的恶寒发热鉴别，当温病开始时期不能固执为准则。临床证明，无论伤寒和温病，在开始一二天内是很难确诊的。比如口渴，凡是发热多数思饮，伤寒初期也能见口渴。再如自汗，新邪外袭多数皮毛致密，温病初起也不是就有汗出。其他头痛、四肢酸疼和脉象浮数等，在外感证中几乎都有出现。所以诊断温病初期，需要经过细致观察，主要是掌握恶风、发热、头痛、咳嗽、自汗、口渴、舌苔薄白、脉象浮数等证，也不是都要出现，更不是没有变动的。假如自汗出后，恶风轻减或消失，身热稽留，咳嗽、口渴加重，这时候诊断为温病当然更明确了。正因为如此，治疗温病初期有疏表法，也有宣肺法，即常用的银翘散和桑菊饮。这两个方剂的治疗原则同样是辛凉解表，因为是外感就要辛散，是温邪就要清凉。桑菊饮是辛凉轻剂，力量比较轻，侧重在宣肺；银翘散是辛凉平剂，平指轻重而言，即不太重而又比轻剂要重些，侧重在发汗和清热。这时期可以出现咽痛、鼻衄、小便黄、大便干燥，首先要认清是表证，同时要防止传为里证。主要是掌握辛凉的原则，透邪外出，不要急于清里，能使邪从外出，便是削弱内传的趋势。所以叶天士说："在卫汗之可也，到气才可清气。"如果只看到银翘散的银花、连翘，忽略了方内的豆豉、荆芥、薄荷、牛蒡、桔梗等大部分辛散宣肺药，显然是不对的。

化热期　恶风消失，身热增高，口渴引饮，胸膈烦闷，多汗，为温邪化热的特征。这时期必须区分开始化热和已经化热传里。开始化热邪仍在肺，可在菊桑饮内加石膏清解。为什么不用较重的银翘散？因为银翘散内多解表药，证已化热多汗，不当再散，只须微辛透泄。如果传里入胃，便用白虎汤清中焦为主，不再用肺经药了。退热必须使邪有出路，白虎汤仍有使邪从表外泄的作用，故称为辛凉重剂。一般温邪化热，初期病在气分，治疗原则为清气，清气不等于泻火，忌用黄连等苦寒之味。化热入里后有两个证候经常出现。一为热邪由胃到肠，大便秘结，腹内胀满。因腑气不通，化火上炎，一方面消耗津液，唇燥舌干，一方面影响神志，烦躁不安，防止燎原之势，应予攻下法。攻下方剂以承气汤最为典型，但在温病上可考虑凉膈散表里双解及护胃承气汤的润肠攻下。二为热邪损伤胃阴，津液消耗，口舌干燥。由于津液不足，热势愈盛，变化更速，此时必须以生津为急务。留得一分津液，便有一分生机，这是治疗温病和防止恶化的关键。这里说明了温病化热期也有阶段，并且不纯粹是中焦证，也有上焦证；不纯粹是气分热证，也兼便秘、伤津等症。假如一见化热，便认作阳明腑证，或者一见口干便用滋阴，一见便秘便用攻下，都是不恰当的。

入营期 温邪从气入营，为温病中一个重要环节，有很多严重证候都在这一时期发现，甚至导致死亡。因此，温病必须防止入营，已见入营的苗头，必须想法转归气分，叶天士所谓“入营犹可透热转气”。何以知其入营？其前驱证为舌质红绛，苔色渐呈深黄少液，伴见烦躁不安等。如何望其转气？在清气方内加入丹皮、赤芍等清泄营分热邪，切忌一派滋阴遏伏，促使愈陷愈深。假如已经深入营分，便会出现三种证候：一是神昏，或者合目便谵语，或者时昏时醒，或者完全昏迷；二是斑疹，皮肤发出红点，或者发出红斑，由胸背到四肢逐渐增多；三是出血，包括鼻衄、齿衄和吐血等，血色多呈鲜红。这些证候的出现，能使病情走向恶化，发生剧变，所以一般治法转入清营，并多取紫雪丹、至宝丹和犀角地黄汤等开窍、止血急救措施。邪入营分与心包有密切关系，而病邪的根据地没有完全脱离中焦，并且气分仍然有热。所以清营汤内清营和清气并重，治疗气血两燔的加减玉女煎，治疗发斑的化斑汤，都在白虎汤的基础上加减。如果逆传心包的神昏，或由肺热伤络的咳嗽带血，不通过中焦传变的，自当别论。必须懂得病理机制的来龙去脉，才不会见到营分病就用凉血滋腻药。同时也可体会到用紫雪、至宝等急救是一回事，如何处方治本又是一回事，应当标本密切配合。

伤阴期 入营是温邪传入血分，尚是热盛扰乱时期；伤阴则指精血亏损，为温病最后阶段，病在下焦肝肾。肝藏血，肾主阴，阴血亏损，余热稽留，或风阳妄动，出现潮热、口糜、耳聋、齿焦、心悸、眩晕、四肢抽搐痉厥、舌光干绛、脉象细数微弱等。这时必须养血滋阴为主，佐以潜阳息风治标，如加减复脉汤、三甲复脉汤和大定风珠之类。即使有热，也应用青蒿鳖甲汤从阴分清泄，切忌升散。必须指出，从恶寒期至化热期至入营期，是一个顺传的次序，但伤阴期不一定都由入营后传变，如果温邪化热，久留中焦，也能损伤肾阴。若正气未到溃败，同时兼有实证，脉象沉实有力，尚可考虑急下存阴；倘然脉虚虚热，必须养阴，误用下法，势必更伤津液而促其死亡。这也说明了温病至伤阴是正气消亡的时期，阴复则生，阴不复便死，实为极其严重的关头。

表 6 温病四期

分期	恶风期	化热期	入营期	伤阴期
八纲辨证	表、实、热	里、实、热	里、实、热	里、虚、热
三焦辨证	上焦	上焦、中焦	上焦、中焦	下焦
卫气营血辨证	卫	气	营	血
脏腑辨证	肺	肺、胃、肠	胃、心包	肝、肾
主要证候	寒热 咳嗽	发热 便秘 伤津	神昏 斑疹 出血	伤阴 痉厥
主要治法	解表 宣肺	清气 泻下 生津	清营 开窍 化斑 止血	滋阴 息风
主要方剂	银翘散 桑菊饮	桑菊饮加石膏 白虎汤 凉膈散 增液承气汤 益胃汤	清营汤 牛黄丸 紫雪丹 至宝丹 化斑汤 银翘散去豆豉，加生地、丹皮、大青 犀角地黄汤	青蒿鳖甲汤 加减复脉汤 三甲复脉汤 大定风珠

上面四个时期，是我个人根据临床体会提出的，足以概括温病的整个发展过程。诚然，温病从发生到痊愈，不是都要经过这四个时期，但可以经过这四个时期。温病的死亡多在伤阴

之后，但也能够发生在另一个时期，要看体质有无特殊情况和治疗有无耽误。这四个时期的辨证，以上、中、下三焦和卫、气、营、血为次序，这次序不是一般的分类法，而是根据脏腑和卫气营血在发病变化过程中生理和病理机能紊乱的客观反映。因此，上中下三焦不能离开卫气营血的分辨，卫气营血也不能离开三焦的部位。温邪自上焦而中焦而下焦，越来越深，自卫分而气分而营分而血分，越来越重，从病邪的发展可以看到生理的损害。这样，临床上要随时制止其发展，并且要使之由深转浅，化重为轻，才能减少恶化的机会。叶天士所说："在卫汗之可也，到气才可清气，入营犹可透热转气，入血乃恐耗血动血，直须凉血散血。"扼要地说明了发病的机制，也指出了治疗的关键。

《温病条辨》里对于温病的辨证施治，总共有238法，198方。这里包括风温、暑温、伏暑、冬温、湿温、温热、秋燥、温毒、温疟等在内，还牵涉到寒湿和痢疾、黄疸、痹痛、疝瘕等方面。如果单从风温来说，并不那么复杂。我认为治疗温病应当以风温为主，尤其要抓住风温的主证、主治和主方。《温病条辨》所包括的病证不尽属于温病范畴，在风温证内也有不少是兼证和坏证，必须加以区别。理解了风温的主证、主治和主方之后，再结合发病的时令和夹杂的因素，尽管变化错杂，不难迎刃而解。因为只要属于温病范畴之内的，无论哪一病证都有共同性，能够抓住这共同性，便能摸索出一套治疗规律。当然也有特殊性的，如湿温证比较突出，治疗比较复杂，其实也没脱离温病的一般规律。现在特别提出讨论。

简单地说，湿温是温邪夹湿的一个证候，治法也就在清温的基础上加入化湿。叶天士说“治应清凉，用到十分之六七，即不可过于寒凉”便是照顾湿温。如果湿邪化尽，温邪未解，可都依温病治疗。我认为湿温初期，大多温邪在表，湿邪在里，个别的兼见头胀如裹、关节酸重等表湿证状。治法根据风湿初起，加入藿香、厚朴等芳香化湿，并不困难。主要是湿热氤氲，蟠踞中焦。因湿与热的性质不同，一经结合，如油入面，故证状复杂，变化多端，都在这一时期。从湿温整个病程来说，也以这个时期为最长。所说证状复杂，特别表现在矛盾的两方面，比如身热而两足不温，口干而不多饮，有头痛、自汗、心烦等热的一面，又有胸闷、恶心、便溏等湿的一面。所说变化多端是：能使谵语、神昏；能使布发白瘖；也能使发生黄疸、呃逆；以及时轻时重，好像剥蕉抽茧。所以湿温在中焦的治疗原则，不外苦寒清热，芳香化湿，淡渗利湿，但是斟酌病情运用，却不简单。叶天士曾说：“救阴不在血，而在津与汗；通阳不在温，而在利小便。”在一般温病治法之外，提出了极其重要的指示。一般以三仁汤为湿温证的通用方。它的配合，用杏仁辛宣肺气以开其上，蔻仁、厚朴、半夏苦辛温通以降其中，苡仁、通草、滑石淡渗湿热以利其下，虽然三焦兼顾，其实偏重中焦。但总的作用为芳香苦辛，轻泄淡渗，用来应付湿温变化是不够的。所以《温病条辨·中焦篇》里还提出了半夏泻心汤、三香汤、茯苓皮汤、橘皮竹茹汤、黄芩滑石汤、薏苡竹叶散等方剂，使用了三仁汤以外的很多药物，如黄连、黄芩、连翘、枳实、枳壳、山栀、香豉、豆卷、郁李仁、蒌皮、茯苓、猪苓、腹皮、藿香、陈皮、茵陈、神曲之类。我认为以三仁汤为主方，再用这些药物随证加减，也是一个方法。

下面再谈谈湿温证的几个重要证候：

发热 湿温发热，稽留不清，午后增高，伴见头胀，胸闷，口干少饮，自汗体倦，大便不畅，舌苔黄腻，脉象濡数模糊。治疗必须全面考虑：不能作日晡潮热治，用凉药则湿不化，用下剂则变泻利；不能作寒热往来治，用和解升散则增加烦闷；不能作表证治，用发汗则湿热熏蒸，容易神昏；也不能作阴虚治，用滋腻之剂，则邪更胶结，纠缠不清。合理的治法，应在清化的基础上佐以宣透。宣透的药以豆卷为最佳，能透发中焦陈腐之气从表外泄，不同于宣肺发汗；其他藿香、佩兰的芳香透泄，亦在常用之列。同时应当注意欲速不达，可观察湿与热孰轻孰重，适当加减，稳步前进。

白㾦 本证只在湿温出现，可以说是湿温证的特征。但是湿温能够避免白㾦，并不是湿温都要见白㾦。主要是汗出不透，邪无出路，蒸发于皮肤所致。所以有人认为见白㾦比较严重，有人认为是病邪发泄的机会，也有认识到白㾦随汗而出，出一阵能使病情轻一分。但湿温证禁忌发汗，出现白㾦之后不能强迫透发，除了掌握清化退热方法外，没有特殊疗法。《温病条辨》上只提出薏苡竹叶散，用薏苡、竹叶、滑石、蔻仁、连翘、茯苓、通草之类。我以为白㾦既然是病邪的出路，虽然不能发汗，也应趁此透达病势；同时白㾦的出现毕竟湿热蕴伏较重，欲使透达必须宣畅内部，不是一般清化所能治。为此，我曾经制订“氤氲汤”一方，用大豆卷、藿香、佩兰芳香化湿助其透泄，青蒿、焦栀皮、连翘、滑石清表里之热，菖蒲、郁金调畅气机而散内湿，通草淡渗湿热，具有上下内外分消的作用。大概白㾦先见于颈胸部，渐及腹背，再遍四肢，也有不全身发遍的。大约从出现起，经过三四天至七八天后，身热渐低，不须再予透发。发出时以晶莹饱绽者为佳，称为“晶㾦”；如果发至枯燥如虱壳，称为“枯㾦”，说明气阴两虚，非特不可再透，而且应在清化中加入人参须、沙参、石斛等。白㾦病在气分，不用营分药，即使发时微有谵语，系湿浊蒙蔽心包，亦用菖蒲辛香为主，不可清营开窍。倘与红疹同见，称为“红白疹”，可加丹皮、赤芍、紫草根，亦忌大剂养阴凉血。

神昏 湿温神昏多由湿热熏蒸，其特征为神识似明似昧，不同于热入心包。一般不用紫雪丹、至宝丹，轻者用甘露消毒丹，重者用神犀丹。甘露消毒丹用藿香、薄荷、黄芩、滑石、连翘、射干、豆蔻、菖蒲、川贝、茵陈、木通，神犀丹用犀角、生地、玄参、板蓝根、银花、黄芩、连翘、天花粉、紫草根、豆豉、菖蒲、金汁，都在清热中结合芳香化浊，宣透开窍，处处照顾湿浊。为此，根据我的临床经验，治疗湿温病无论任何时期，尤其是在初、中两期，应侧重化湿，湿浊能化，清热较易；相反地侧重清热，常使缠绵难愈。

便溏 湿温证大便见溏，次数不多，肛门觉热，气味臭秽，亦为湿热的出路。切不可误作下利，给予厚肠止涩，必要时还可用大腹皮等轻泻。又因内有湿浊，一般不用润肠药，即使大便秘结，不用麻仁一类，在清化方外另服更衣丸，较为合宜。

足冷 一般均作阳虚证，在湿温证则为湿阻而阳气不能外达，湿化则阳自通、足自温。切忌用附、桂。叶天士所说“通阳不在温，而在利小便”，便是指此。

伤津 湿温有湿在内，不应当见伤津现象，但在湿遏热伏的情况下，往往湿未化除，津液先竭，特别表现在舌苔深黄厚腻而糙，扪之干燥如沙皮，或多裂纹。这时候必须用石斛、花粉、芦根等甘寒养胃，佐以佩兰、橘白、滑石等清化，不可因为舌苔厚腻而强调化湿。这类证候津液恢复较易，待舌苔不糙即宜常法治疗。必须注意，湿温证常因湿阻而津不上承，时觉舌燥，在睡醒时更甚，舌如短缩，不便言语，但无沙皮、裂纹等表现，亦不引饮，饮亦不多，仍须清化为主，不必生津。

这些证候，在湿温的治疗上比较突出，书本上没有详细交代，故说得多了一些。我认为明白了这些治法，对其他湿热证都可触类旁通。此外，温病中较为特殊的还有温毒，系红肿热痛的局部证候，还有温疫，系受疫疠之气，互相传染的时疫，大家都已熟悉，不再重复了。

二、温病的十二个治法

以上是我想谈的温病治疗规律中关于辨证施治的一部分。下面接着谈谈具体治法和主要方剂。根据上面所谈温病的四个时期和温病的一般性和特殊性，针对这些情况在临床上具体使用的治法和方剂如下：

宣肺法 适应于风温初起，邪在上焦卫分，病势轻微者。

桑菊饮——桑叶、菊花、薄荷、杏仁、桔梗、连翘、甘草、芦根。清宣肺气，有解表作用而不以发汗为目的。鼻塞流涕的可加辛夷、苍耳子，喉痒咳繁痰多的可加蝉衣、牛蒡、象贝。

疏表法 病在上焦卫分，外邪较重者。

银翘散——银花、连翘、竹叶、豆豉、薄荷、荆芥、牛蒡、桔梗、甘草。由发汗和清热两法组成，称为辛凉解表法，与感受寒邪的辛温解表相对。咳嗽痰多者可加杏仁、象贝，夹湿者可加厚朴、陈皮。

新加香薷饮——香薷、扁豆花、厚朴、连翘、银花。用于暑温初起，亦以疏表为目的。因香薷能发汗清暑，故常用于夏季表证。暑必兼湿，故佐厚朴。他如藿香、佩兰、青蒿等暑令药，均可酌加。

清气法 温邪化热，有上焦和中焦之分，仍含辛凉清透的意思。

减味竹叶石膏汤——竹叶、石膏、麦冬、甘草。用于肺热较重，亦可于桑菊饮中加石膏。

白虎汤——石膏、知母、甘草、粳米。主要在于清胃，滑石、芦根、瓜蒌皮等均可酌加。

三石汤——滑石、石膏、寒水石、杏仁、竹茹、银花、金汁、通草。微苦辛寒，治暑温蔓延三焦，但偏重肺胃两经。一般温病热重者亦可采用。

清化法 适用于温邪夹湿，偏重中焦，有轻重之别。

三仁汤——杏仁、蔻仁、苡仁、厚朴、半夏、滑石、竹叶、通草。治湿温邪在中焦，亦照顾上下两焦，并可加入豆卷、藿香芳香透泄。

黄芩滑石汤——黄芩、滑石、蔻仁、茯苓皮、大腹皮、猪苓、通草。由清热和利湿两法组成，目的在使湿热从小便而去。

茯苓皮汤——茯苓皮、猪苓、大腹皮、苡仁、通草、竹叶。治湿重于热，以淡渗利湿为主。

杏仁石膏汤——杏仁、石膏、半夏、姜汁、枳实、黄柏、山栀。此辛苦寒法，宣通三焦。

甘露消毒丹——藿香、菖蒲、薄荷、黄芩、滑石、连翘、川贝、射干、蔻仁、木通、茵陈。清化中有宣透、渗利作用，并能解毒。

泻下法 邪在肠胃，大便闭结。

凉膈散——大黄、玄明粉、甘草、薄荷、连翘、黄芩、竹叶。泻下和清热两法组成，温病用之胜于单纯攻下。

增液承气汤——生地、玄参、麦冬、大黄、玄明粉。治津液不足，大便燥结。单用生地、玄参、麦冬为增液汤，治阴虚便秘，以补药之体，作泻药之用，既可去实，又能护虚，为温病开一大法门。

生津法　邪在中焦，津液耗伤。

益胃汤——生地、沙参、麦冬、玉竹、冰糖。津液指胃阴，胃阴伤则温邪更易燎原。此方甘寒滋润，石斛、花粉等均可加入。

沙参麦冬汤——沙参、麦冬、玉竹、花粉、桑叶、扁豆、甘草。治秋燥耗伤肺阴，亦治温病肺胃津液不足者。

连梅汤——黄连、乌梅、麦冬、生地、阿胶。此酸甘化阴兼酸苦泄热法，治津伤消渴，亦清心火而滋肝肾。

五汁饮——梨汁、荸荠汁、藕汁、麦冬汁、芦根汁。甘寒救液，治肺胃津伤代饮之方。

清营法　温邪由气入营，心包受病。

清营汤——犀角、生地、麦冬、玄参、丹参、黄连、竹叶、银花、连翘。清营热、保心阴为主，因邪入于营，犹可望其转气，故亦用清气药。

加减玉女煎——生地、玄参、麦冬、石膏、知母。治气血两燔。

清温败毒饮——犀角、生地、丹皮、赤芍、玄参、石膏、知母、黄连、黄芩、连翘、山栀、竹叶、桔梗、甘草。治温疫证。

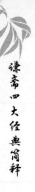

普济消毒饮——玄参、马勃、板蓝根、银花、连翘、黄芩、黄连、荆芥、薄荷、牛蒡、桔梗、升麻、柴胡、僵蚕、甘草。治温毒证。这二方均能清营解毒，本方兼有疏散作用。

止血法　热入营分，迫血妄行。

犀角地黄汤——犀角、生地、白芍、丹皮。凉血止血，实际上亦以清营为主，常用止血药如银花炭、侧柏叶、茅花、藕节等均可酌加。

化斑法　邪郁肌表血分，发出红斑。

化斑汤——犀角、玄参、石膏、知母、甘草、粳米。发斑属肌肉，故于清胃的白虎汤内加入清血之味，丹皮、赤芍、大青叶亦可加入。

加减银翘散——银花、连翘、荆芥、薄荷、竹叶、牛蒡、桔梗、甘草、生地、丹皮、大青叶、玄参。红疹属于血络，故在透邪解肌的基础上清泄营热。

氤氲汤（自制）——豆卷、藿香、佩兰、焦栀皮、连翘、滑石、通草、郁金、菖蒲。白瘖属于气分，多在湿温证出现，以清化透泄为主。如与红疹同见，可加丹皮、赤芍、紫草根等兼清血络。

开窍法　邪犯心包营分，神昏谵语。

安宫牛黄丸——牛黄、犀角、麝香、真珠、雄黄、朱砂、冰片、黄连、黄芩、山栀、金箔。

紫雪丹——犀角、羚羊角、玄参、滑石、石膏、寒水石、磁石、木香、沉香、丁香、升麻、甘草、朴硝、硝石、朱砂、麝香。

至宝丹——犀角、玳瑁、麝香、琥珀、牛黄、朱砂、安息香。这三种成药，常在神昏时作为急救使用，主要功能都为芳香化秽，苦寒清热，补心体，通心用。其中牛黄丸最凉，紫雪丹次之，至宝丹又次之，主治略同而各有所长。

神犀丹——犀角、生地、玄参、天花粉、银花、连翘、黄芩、板蓝根、紫草、菖蒲、豆豉、金汁。清营解毒，兼有透泄。

滋阴法 邪入下焦，损伤肝肾阴血。

加减复脉汤——生地、白芍、麦冬、阿胶、麻仁、甘草。滋养肝肾。若此时不能转机，能致痉厥死亡。

青蒿鳖甲汤——青蒿、鳖甲、生地、知母、丹皮。能滋阴透泄热邪。

息风法 阴亏，风阳妄动。

三甲复脉汤——复脉汤加牡蛎为一甲复脉汤，再加鳖甲为二甲复脉汤，再加龟板为三甲复脉汤。风阳均由阴血亏损引动，故在复脉汤的基础上酌加三甲潜镇。

大定风珠——生地、白芍、麦冬、阿胶、麻仁、甘草、牡蛎、鳖甲、龟板、五味子、鸡子黄。真阴极亏，脉象虚弱，时时欲脱者用之。亦可加入参、龙骨等益气固涩。

关于温病的主要方剂，大致如上，在具体处方用药上，还有不少细节。例如《温病条辨》上指出：中焦温病，攻下后二三天又见可下的证候，如果脉不太沉或沉而无力，只能用增液汤，不可用承气汤；下焦阴伤而温邪尚盛的，不可用大定风珠、加减复脉汤；虚多邪少的，不可用黄连阿胶汤；阴虚有痉厥趋向的，不能用青蒿鳖甲汤。再如成方的加减，也很活泼。银翘散是上焦卫分的疏解方，如果见到发疹，便去豆豉，加生地、丹皮等清血；白虎汤是中焦气分方，见到发斑，就加犀角、玄参等凉血解毒；其他加减玉女煎和加减复脉汤等，都是心灵手敏，十分细致。这里说明了在温病里能够摸索出一套治疗规律，而这些规律里还有大法和细节，掌握大法固然重要，掌握细节同样也很重要。

三、温病上存在的几个问题

上面系温病的一般治疗规律，提出风温病为纲，用来统驭其他温病，这是本题的第一部分。下面谈第二部分，即关于温病上存在的若干问题的分析。

一、寒与温病的关系

温病是一种疾病，温病学也是一个学派。这学派影响很大，同伤寒派对立起来，前人有过很多争论，到目前还没有完全解决。我认为温病是伤寒的发展，必须把这分歧消除，才能使中医的外感病学在临床应用上大大地提高一步。如何来讨论，主要是从根本上去认识，从实践中去体会。也就是温病和伤寒分歧的根源何在？在临床上有哪些不同？有没有共同之点？这些问题能明确，便会正确地对待学派，从而统一起来。我的看法，伤寒是感受寒邪，温病是感受温邪，发病的原因先不同；伤寒以六经为纲，由表及里，温病以三焦为纲，自上而下，辨证的方法又不同；伤寒用温法，开始辛温，最后回阳，温病用凉法，开始辛凉，最后救阴，治疗的原则也不同。所有这些不同点，实为临床上分歧的根源，也是造成长期争论的根本问题。但是问题并不那么简单。伤寒和温病的原因尽管不同，同样由外邪引起，初期同样是表证，同样用解表法；表邪不解，同样向里传变，同样化热，同样用清热和通便法；而且伤寒同样有伤阴，温病同样有伤阳。从两者发病过程来看，应该承认有区别性，也有共同性。再从辨证来说，伤寒的六经重在表里传变，也分上下；温病的三焦重在上下传变，也分表里。中医的基本理论以脏腑为核心，在表里上下方面均有联系，而且不能离开经络，所以六经和三焦的辨证主要是一纵一横。临床证明，六经中的太阳证为上焦病，阳明、少阳、少阴证为中焦病，少阴、厥阴证为下焦病，内脏的关系也是一致的，附图示意。

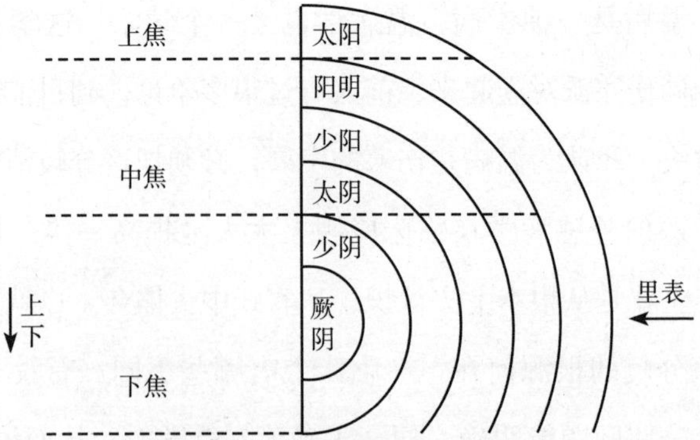

图 2　六经与三焦的辨证关系

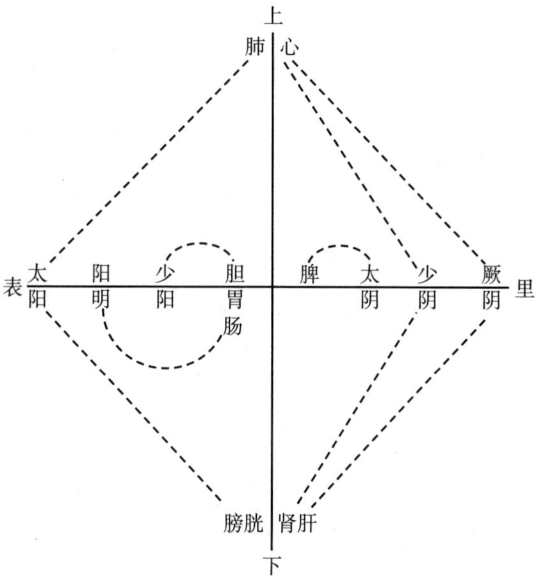

图 3　六经、三焦与内脏的关系

进一步看伤寒和温病的处方用药。比如说，伤寒以辛温解表为主，用麻黄汤，温病以辛凉解表为主，用桑菊饮、银翘散，当然有分歧。但是伤寒也有麻杏石甘汤辛凉法，是否有了麻杏石甘汤就不需要桑菊、银翘，或者有了新的桑菊、银翘不需要旧的麻杏石甘呢，我看可以并存。再如伤寒通大便用承气汤的攻下，脾约麻仁丸的润下，温病也用承气汤，并提出增液汤的养阴润下和增液与承气结合使用的办法；伤寒对神昏谵语和伤阴证候只用承气攻下泻热，温病则采用了紫雪丹、至宝丹开窍清心，适当地配合养阴润下。我看这些都不是分歧，而是在前人的基础上进一步发展，因而提高了临床疗效。温病里引用了很多伤寒方剂，特别在灵活运用方面如复脉汤的加减。伤寒复脉汤本治心阳不足，心血亦虚，温病里减去参、桂、姜、枣的扶阳，加入白芍护阴，便成为滋养肝肾的主方。这种善于运用古方，更说明温病是在伤寒基础上发展的。温病书籍以《温病条辨》较为完整，其凡例第一条指出："是书仿仲景《伤寒论》作法。"第二条又指出："是书虽为温病而设，实可羽翼伤寒。"可见温病学者没有和伤寒学者发生分歧，将伤寒和温病对立起来，完全没有意义的。诚然，伤寒学派和温病学派既经存在，就应当互相尊重，应当尊重温病学派，而且必须清除成见，有责任把它统一起来，成为完整的中医外感病学。

二、新感和伏气的问题

过去不仅温病和伤寒有争论，在温病本身也有新感与伏气的争论，我认为这争论的来由与伤寒仍有密切关系。伏气这一名称，主要是根据《内经》上"冬伤于寒，春必病温"和"藏于精者，春不病温"而来，所以王叔和说："中而即病者，名曰伤寒；不即病者，寒毒藏于肌腠，至春变为温病。"后来对这学说有很多不同意见，如庞安常和朱肱认为："冬时感受寒毒之气，伏而不发，至春遇温气而变，即为温病。"韩祗和进一步认为冬令受寒，至春再感时邪而发病。李东垣、朱丹溪、王海藏等又认为房室劳伤辛苦的人，肾水不足，不能制春木生发之气，所以发为温病。因而王安道指出了伏气发病的病理，有郁热随春阳升发和新邪引动在里郁热两种。他的分析是，有恶风恶寒的为新感引动伏气，没有恶风恶寒的为伏气自内外发。一直到汪石山明确地指出了伏气和新感的界限，他认为伤于冬令寒邪而病发于春季的为伏气温病，感受春令温暖之气而即发的为新感温病。至叶天士所说：“温邪上受，首先犯肺，逆传心包。”更具体地指出了新感温病的病因病机。这是新感和伏气两种学说的大概情况。我认为从伏气到新感，是前人对于温病认识的逐渐进展，在目前是否还要新感和伏气并立，是一个问题。主张有伏气的理由，主要是在临床上确实有伏气的证候。现在就从临床出发来谈谈我个人的体会。伏气和新感温病都属于热性病，古今是一致的。不同的地方在于：新感即发，伏气不即发；新感有表证，伏气没有表证；新感自表传里，伏气自里传表；新感变化慢，伏气变化迅速。但是临床上能否根据这些来作为确诊呢？我感到有困难。因为伏气在不即病的期间内没有什么征象，在发病的初期又往往多有表证，在传变的迅速方面，新感也有很快即见化热里证的。另一方面，由于伏气的根源来自“冬伤于寒，春必病温”，故向来均以春温证为伏气所致，治疗上以清内热为主，但风温有桑菊饮、银翘散的辛凉解表，春温也有葱豉桔梗汤的辛凉解表，方名不同而实质相同。至于伏气的部位，前人认为有伏于肌肤的，有伏于肌骨的，也有认为伏于少阴和三焦的，因而以为伏气外出的途径有少阳、阳明、少阴以及血分、阴分之异，但春温里证的治疗又与风温相同，同样根据辨证施治。这里说明了温病运用三焦和卫气营血的辨证方法后，新感和伏气的区别已经失去现实意义。况且无论伏气自发，或由新感引起，或者引用现代语言说成是潜伏期，总之伏藏一个季度而又不确定伏藏的部位，是很难说通的。因此我的初步意见：伏气这名词在目前已无存在的必要，但是应当承认伏气学说在历史上推动了温病的发展，这是一个认识的过程。另一方面，温病属于外感病的范畴，就应该以新感为是，但由于其他内在因素，可能使新感温邪的发病产生特殊的变化。《内经》上指出："藏于精者，春不病温。"这里所说的精是指人身的精气，精气的虚弱便是发病的内因。《广温热论》指出，温病有"四损"和"四不足"，四损是大痨、大欲、大病、久病，四不足是气、血、阴、阳四者有亏。认为四损由于人事，四不足由于天禀；四损是指暂时的，四不足是指平素的。如果在四损和四不足的情况下感受温邪，往往因正虚而邪入愈深，邪深入而传化难出，治法的次序与一般有所不同。王孟英也说过，小儿过于保养，得温病后容易出现内热。我意味着这些说法都与伏气的含义有关。临床证明，新感温病的患者，假如内热素重，或阴分素虚的，化热多速，很早即见里证，相近于所谓伏气温病。为此，伏气的名词可废，而伏气的含义以及前人治疗伏气的经验，仍须重视，而且有加以整理总结的必要。

三、温病名称的调整

温病的名称极为复杂，除温病本身有风温、春温、暑温、秋温、冬温、湿温、温疫、温毒、温疟外，还有伏暑、秋燥等，都列于温病之内。我认为需要调整，也有必要加以解释，只有正名以后才能适当地进行删并。①春温，温为春之气，温病的发生多在春季，《内经》上明白指出“先夏至日为病温”，说明春温是春季的一种时病，但受“冬伤于寒”的影响，多把它当作伏气温病。②风温，即春令的新感温病，叶天士所谓：“风温者，春月受风，其气已温。”实际上是正式的春温。因为过去已将春温认作伏气，故在新感方面不能不另立风温的名称来区别。③暑温，即夏季的温病。因暑兼湿热，故暑之偏于热的为暑温，暑之偏于湿的为湿温，与一般温病略有不同。④秋温，即秋季的新感温病。⑤冬温，即冬季的新感温病，常因时气温暖引发。⑥湿温，系温邪夹湿的证候。⑦温疫，系时疫中属于热性者。⑧温毒，系风温证局部出现红肿热痛证候，如“大头瘟”“蛤蟆瘟”等。⑨温疟，指温邪形成的疟疾。⑩伏暑，指暑温之发于秋季者，实际上即秋温夹湿的证候。⑪ 秋燥，指秋季燥热的证候，实与温病无关。假如这样解释是正确的，那么我的意见，在解决新感与伏气问题后，春温、风温、暑温、秋温、冬温均可统一起来，湿温、温疫、温毒可以保存，伏暑、秋燥应属暑病、燥病范围，温疟应属疟疾范围。前人认识到这些都属外感热性病，但在分类方法上尚有问题。倘然将伤寒和温病统一起来，再把温病系统化起来，再罗列暑证、秋燥、疫疠等，便是完整的中医外感病学。关于温病系统化问题，《重订广温热论》里首先指出“论温热五种辨法”，接着“论温热本证疗法”“论温热兼证疗法”和“论温热夹证疗法”。他所说的本证，即单纯的温邪发病及其传变的证候，兼证即兼

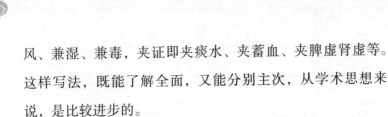

风、兼湿、兼毒，夹证即夹痰水、夹蓄血、夹脾虚肾虚等。这样写法，既能了解全面，又能分别主次，从学术思想来说，是比较进步的。

四、病毒问题

外感疾病中有很多属于传染性，因此前人极其重视病毒，有风毒、寒毒、湿毒等名称，在温病里更为突出。不仅理论上如《千金要方》《外台秘要》等提出了很多温毒、热毒和温病阴阳毒的证治，后来刘河间、朱丹溪等将发斑瘾疹称为温毒发斑和疹毒。不仅方剂里如清温败毒饮、普济消毒饮、甘露消毒丹等明确地指出了病毒，即在常用药物里如银花、连翘、黄连、黄芩、犀角、玄参之类，都说有解毒的作用。如果允许这样说，那么在研究温病的时候，对于病毒也是一个重要的问题。因为假如温病由于某种病毒适应于温暖气候而滋长发病，便是病毒为主因，温邪为诱因，关系到因果颠倒问题。当然，这不是说所有温病都有病毒，正如伤风感冒有因病毒流行传染，也有因冷热气候突变使人体不能适应引起的。我的意思是前人认识到外感病中有病毒存在，可是没有确切的说明，这可能与历史条件有关。今天我们有了条件，值得注意这问题的深入研究了。

四、小　结

综上所述，第一部分里提出了风温为纲，以温邪夹湿的湿温和局部疾患温毒等为次，从而指出了一般性的和特殊性的治疗法则。第二部分提出了伤寒和温病、新感和伏气以及温病名称和病毒等问题，以期进一步整理提高。所有这些，都是我个人的一得之愚，大家已经学习了温病，愿意提作商讨的资料。

（一九六三年二月对北京中医学院高年级学生的讲稿）

后记　青梅煮酒论英雄

关于秦伯未，我写了5本书:《谦斋辨证论治学》《谦斋医学文稿》《秦伯未医案》《谦斋中医处方学》《谦斋四大经典简释》；对于李可，我也已写了5本书《李可医论专辑》《李可医案处方集》《李可肿瘤医案》《李可临证要旨1》《李可临证要旨2》。秦伯未与李可，孰为中医的当代英雄?

1. 中医大家“秦内经”

秦伯未在青壮年时期，精读深研《内经》，先后编撰《读内经记》《内经类证》《内经·群经大旨》《内经病机十九条之研究》《秦氏内经学》等书并刊行。由于先生在《内经》学术方面的诸多建树和广泛影响，故在20世纪30年代以后，被医界誉为“秦内经”。

19世纪30年代前后，有不少人抱着机械唯物论形而上学的观点，疯狂地指责中医不科学，尤其把《内经》理论作为攻击的主要目标。秦伯未对此据理力斥。他认为自欧美日本传入的西洋医学生理学“大半视人体为机械式。局部分析，固属明确，而言作用，实失统系。盖彼从解剖大体观察，故觉一脏自有一脏之作用，而不知从统系上精密研究，则各脏之作用，实有互相牵制维扶之妙。得此旨者，唯《内经》而已。盖视西医之缕析条分，似有逊色，而大气盘旋，发皇周匝，则故过之无不及也。学者能明乎此，方知中西医立足不同”（《内经生理学》民国25年出版）。他一语道出了关键在于中医西医的立足点不同。正由于实践基础不同，认识途径不同，思想方法不同，理论体系不同，于是形成了中西医各自的特色。他的这种观点至七八十年之后的今天看来，仍是正确的。于此也可见他对《内经》理论领会之深刻。《秦氏内经学》初版于1934年，由上海中医书局出版。是秦老30年代在上海中医专门学校和中国医学院教授《内经》时编写的讲义。为适应初学中医的学生便于接受和理解《内经》，他吸取西医教学课程的特点，将《内经》有关条支分列为：生理学、解剖学、诊断学、治疗学、方剂学、杂病学等6篇。择必要之条文，做详尽之发明，使学生易于理解掌握，能够用于实践。将《内经》之学按现代医学知识分类厘定，堪称创举。本教材在秦老离开学校5年之后，该校仍以此书作为《内经》教学课本，足见《秦氏内经学》之实用价值。

30年前，我的右手失去了功能，这对于一个脑力工作者来说，简直就是一场悲哀。为了求生，我必须学会左手写字。刚开始那阵子，写起字来就像在冰上学走路，比小孩学写字还要难。这是因为我有几十年用右手写字的习惯，当再用左手写字的时候，就会受到右手的习惯干扰。也就是说，右手写字的习惯作用到左手是反字，要想写出正字来，就必须克服来自右手的反作用。至于小孩学写字，一切都是从头开始，没有任何负担的。如今我也能写一手快字了，而《谦斋辨证论治学》五

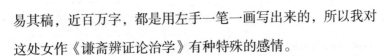

易其稿，近百万字，都是用左手一笔一画写出来的，所以我对这处女作《谦斋辨证论治学》有种特殊的感情。

由于历史的原因，我30岁才考上了中医学院。这样的年龄已不善于背了，使得中医的基本功很不扎实。为了弥补这一“先天不足”，必须在学习方法上多下功夫。我的治学方法，也免不了老生常谈，主要有以下几点：①好书必备两本：对于《谦斋医学讲稿》和《中医临证备要》名著，均购置两本，一本放在单位，一本留在家里。由于好书须臾不离身，整日在谦斋医学思维下熏陶了一二十年，能豁然开朗也是很自然的。②不动笔墨不读书：仅学习《中医临证备要》一书，就做了5种读书笔记，能发现一些鲜为人知的观点也在情理之中。③不提问题不读书：我在《谦斋辨证论治学》中，提出了数十个中医理论问题，特别是在无字之处还能发现一些新的问题。④不解决问题不著书：中医是不缺少提问题的人，因为中医的问题已经够多的了，中医缺少的是解决问题的人。我在《谦斋辨证论治学》中，总算解决了一两个实际问题。正是在这种学习方法的基础上，才能对谦斋的每个治法的制定、成方的解读、药物的分析等如数家珍，并把它们上升为理性认识，总结出规律性的东西。

所谓“十年耕耘，一分收获”。我在继承《谦斋辨证论治》的理论基础上，又进一步创作出《谦斋辨证论治学》《谦斋中医处方学》。

2. 伤寒大师曰李可

后世研究经方，走偏、务虚的偏多，大都违背了医圣原意。李氏返璞归真研经方，就是从最基本、有形之处做起。如李可《小青龙汤治重危急症举要》(《李可医论专辑》277 页)，万言之作，一气呵成，采取自问自答的形式，探讨了小青龙汤的诸多问题，堪称“青龙百问”，是研究经方的典范。我们要关注他关于这些问题的新见解，还要进一步学习他研究经方的思路。小青龙汤原方剂量：麻黄 45g，细辛 45g，生半夏 65g，五味子 38g，等，都是很吓人的，但他却还了经方的庐山真面目。如煎服法中先煮麻黄减二升，去上沫。冲洗法中生半夏用温水淘洗 3 次等。笔者称之为返璞归真闯五关（方证关、药证关、剂量关、煎法关、洗法关）。下面引用文献以说明之。

（1）方证关

所谓方证，是中医用方的指征和证据。其构成一是“人”，二是“病”。所谓“人”，即患者的体型特征。所谓“病”，即具有发生发展的一组让人痛苦的证候。古代的疾病有“疟疾”“痢疾”“臌胀”“噎膈”等。现代疾病对疾病的认识更为清晰规范。一般来说，每个方均针对特定的“人”与“病”，这就是方证。比如黄芪桂枝五物汤是对于“骨弱肌肤盛”的“尊荣人”出现“血痹”疾病时使用，而桂枝加龙牡汤则是对于“失精家”出现动悸、脱发、阳痿、梦交等症时使用。20 世纪中叶，章次公先生曾治一例结核性腹膜炎患者。此人在上海得到确诊，针药治疗无效后遍寻上海名医，如陈存仁、余无言、朱鹳皋等均未显效。经章次公诊治，处以附子、人参、肉桂、白术、黄芪五味药，研末口服，每日 3 次，共服三料而痊愈，至今健在。此方

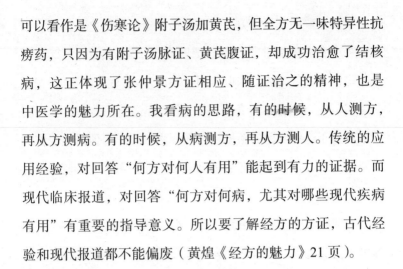

可以看作是《伤寒论》附子汤加黄芪，但全方无一味特异性抗痨药，只因为有附子汤脉证、黄芪腹证，却成功治愈了结核病，这正体现了张仲景方证相应、随证治之的精神，也是中医学的魅力所在。我看病的思路，有的时候，从人测方，再从方测病。有的时候，从病测方，再从方测人。传统的应用经验，对回答“何方对何人有用”能起到有力的证据。而现代临床报道，对回答“何方对何病，尤其对哪些现代疾病有用”有重要的指导意义。所以要了解经方的方证，古代经验和现代报道都不能偏废（黄煌《经方的魅力》21页）。

（2）药证关

所谓药证，是中医用药的指征证据。药证，源于汉代张仲景。《伤寒论》中有“桂枝证”“柴胡证”的提法，《金匮要略》中有“百合病”的名称，这就是药证。药证是由症状构成的，所反映的是“人”的病理反应，而不是“病”的病原体。所以，药证几千年来几乎是不变的，并不会随着疾病的变化而变化。不论在什么时代，是什么疾病，只要出现柴胡证、桂枝证，就可以用柴胡、桂枝。张仲景时代是这样，我们这个时代也如此（黄煌《张仲景五十味药证》3页）。

（3）剂量关

李可在返璞归真研究经方的基础上，进一步提出经方“基础有效量”概念。他说：伤寒方的不传之秘在于剂量。20世纪80年代初，考古发现汉代度量衡器“大司农铜权”，以此推算汉代一两，为今之15.625g，用伤寒方当以原方折半计量为准，这是仲景经方的基础有效量。凡用经方治大症，以基础有效量为准，一次用足，大剂频投，日夜连服，方能阻断病势，解救危亡。低于此量则无效，或缓不济急，贻误病机，误人性命（《李可经验专辑》141、183 页）。麻黄一药，伤寒方中最大剂量为六两（合 90g），小青龙汤为三两（45g），医圣发汗解表剂中，麻黄用至三两，正是伤寒方的基础有效剂量，低于此则无效。弟子陈长青治一表闭浮肿病人，每剂 10g 许，久治无效。遂加至 15g，药房忙乱中误取 50g，及至发现错误，赶到病人家中时，已药后全身畅汗，肿全消，安然入睡。药工之误，恰恰暗合了医圣基础有效剂量，愈病之速，出人意料。医圣不传之秘在于剂量，又是一证（《李可医论专辑》279 页）。

《伤寒论》中经方基础有效量，笔者初步归纳为：桂枝二两，芍药三两，麻黄三两，炮附片二两，生附片一两，干姜三两，细辛三两，吴茱萸三两，柴胡四两，生半夏四两，黄芪三两，白术二两，茯苓三两，葛根四两，黄连一两，黄芩三两，黄柏二两，大黄二两，芒硝三两，厚朴四两，枳实三两，瓜蒌五两，薤白三两，石膏半斤，知母二两，龙骨三两，牡蛎三两，人参二两，麦冬半升（328g），阿胶二两，地黄四两，当归三两，川芎二两，牡丹皮二两，杏仁五十枚（20g），五味子半升（38g），桃仁 20 枚（6g）。

（4）煎法关

经方的煎服法，李可认为，仲景在历史上运用乌、附剂最早，使用频率最高。仲景方中，乌、附大多生用，用量之大，

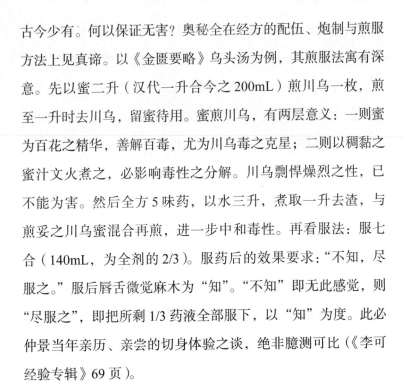

古今少有。何以保证无害？奥秘全在经方的配伍、炮制与煎服方法上见真谛。以《金匮要略》乌头汤为例，其煎服法寓有深意。先以蜜二升（汉代一升合今之200mL）煎川乌一枚，煎至一升时去川乌，留蜜待用。蜜煎川乌，有两层意义：一则蜜为百花之精华，善解百毒，尤为川乌毒之克星；二则以稠黏之蜜汁文火煮之，必影响毒性之分解。川乌剽悍燥烈之性，已不能为害。然后全方5味药，以水三升，煮取一升去渣，与煎妥之川乌蜜混合再煎，进一步中和毒性。再看服法：服七合（140mL，为全剂的2/3）。服药后的效果要求："不知，尽服之。"服后唇舌微觉麻木为"知"。"不知"即无此感觉，则"尽服之"，即把所剩1/3药液全部服下，以"知"为度。此必仲景当年亲历、亲尝的切身体验之谈，绝非臆测可比（《李可经验专辑》69页）。

经方麻黄煎服法：①先煎：减二升，去上沫者，如麻黄汤、大小青龙汤、葛根类方、麻杏石甘汤、麻黄附辛场、桂枝芍药知母汤、越婢类方、麻黄附子汤、甘草麻黄汤、桂枝去芍加麻辛汤；②先煎：麻黄一二沸，去上沫者，桂枝麻黄各半汤、桂枝二麻黄一汤、桂枝二越婢一汤、麻黄升麻汤、麻黄连翘赤小豆汤、麻黄附子甘草汤；③同煎：如文蛤汤、乌头汤、厚朴麻黄汤。

（5）洗法关

李可对《伤寒论》中的注释也不放过。他说:《伤寒论》吴茱萸汤方下注一"洗"字，是仲景用法奥妙所在。即以沸水冲洗7遍后入煎，可免入口辛辣及服后“瞑眩”之弊（《李可经验专辑》第377页）。小青龙汤之半夏原方旁注汤洗。“汤”意为沸水，汤洗即以沸水冲洗数遍。经方中半夏皆生用，汤洗可去其辛辣刺喉之弊，但汤洗也洗掉半夏稠黏润滑之液汁。过去认为“半夏辛温燥烈”，错了。此液汁手感滑溜，正是半夏温润的证明。古方“半硫丸”治寒积便秘，半夏降肺、胃、胆经之上逆，辛润通便，硫黄大热破寒积，甚效（《李可医论专辑》279页）。

比如经方洗法：①酒洗：酒洗大黄，如小承气汤、调胃承气汤、抵当汤；②麻沸汤渍泡：麻沸汤二升渍大黄，须臾绞去汁，分温再服，如大黄黄连泻心汤、附子泻心汤；③冲洗：吴茱萸、半夏冲洗，如吴朱萸汤、小青龙汤。

正是“十年寒窗无人问，一举成名天下知”。我在继承李可经方理论的基础上，又进一步创作出《李可临证要旨1》《李可临证要旨2》。

3. 继承发扬有创意

前20年，我私淑秦伯未。谦斋对辨证论治概念的认识，是分两步走的。他在1957年，首先解释了辨证论治一词的含义，即辨证论治的字面含义。但对高度专业化术语“辨证论治”下定义，必须从揭示概念所反映的本质属性方面进行。于是笔者就猜想：凭他对辨证论治所下的非凡功夫，一定还会有辨证论治定义。为此，又从头到尾研究一番其有关论述，结果就在《中医临证备要》附文序言里，即很容易忽略的位置，发

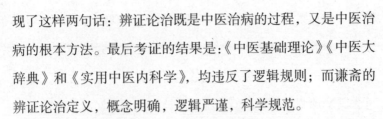

现了这样两句话：辨证论治既是中医治病的过程，又是中医治病的根本方法。最后考证的结果是:《中医基础理论》《中医大辞典》和《实用中医内科学》，均违反了逻辑规则；而谦斋的辨证论治定义，概念明确，逻辑严谨，科学规范。

在《谦斋医学讲稿》行文括号里撷取特征辨证思维。脏腑辨证中的重叠现象，是中医教科书和参考书普遍存在的问题。这样一个似是而非的辨证法则，让医生们怎么运用呢？笔者在困惑之余，看到了谦斋这样一段话：肝藏血，血虚为形瘦、面色㿠白、指甲不华、目眩、发脱、筋惕肉瞤、舌质淡、脉细（形瘦、舌质淡、面色不华等常见于一般血虚证，确诊为肝血虚时，必须结合目眩、筋惕肉瞤等肝证状的特征）。一般来说，行文中括号里的内容多一带而过，很少把它当成一回事。然而括号里的“特征”一词，却引起了笔者的关注，并以此为契机，进一步整理出谦斋特征辨证思维和脏腑辨证法则。

后 8 年，我倾心李可。伏邪是学习李可学术思想的难点，笔者为什么在开卷就谈起伏邪？因为它是李可的独特理论，也是学习李可学术经验的第一道障碍，这一关过不去，你就别想入李可学术之门。李可之伏邪理论是无形的，也很难捕捉，关键是要抓住辨证的窍门。笔者为此而困惑达 3 年之久，最后终于破疑解惑而写出《伏邪不醒变成痨》《伏邪作祟多痛症》《见皮治皮永无期》等文。

李可指出，中西医结合，是一个复杂的课题，当局者迷，有一生悟不透此理者，今特为点出（《李可经验专辑》167 页）。

首先是治西医病的原则：人是本，病为标；正胜则邪从热化、实化，正虚则邪从寒化、虚化；中医之“证”是整体失调在患病阶段的矛盾集中点，西医之“病”是整体失调所派生的局部变化；当中医之“证”与西医之“病”发生冲突时，要毫不犹豫地舍病从证。其次是治西医病之七步：有表证者，当先解表；有伏邪者，当引邪外透；以阴阳为纲，寒热虚实分型；针对个体特异性，一把钥匙开一把锁；即使面对西医急性炎症，也不要跟着“炎”字跑；万病不治求脾肾，不治之治最上乘；最后跳出病名的巢穴，超乎象外，以六经辨证统治百病；治法要独辟蹊径，走出一条中医自身发展的道路，去攻克世界性医学难题。笔者为此而揣摩李可治西医病的思路达 5 年之久，最后终于破疑解惑而写出《病证冲突当从证》。

秦伯未，是内经大家，提出了中医之生理、解剖学；李可，是伤寒大师，发现了经方基础有效量。这两者都是中医发展史上的里程碑。

我在“李可第二期进修班”上，把秦伯未《内经》生理学、解剖学需要背的经文，缩减为五千字。这样，五千字的经文，每个学员只要 3 天就可以背诵下来。这两者将成为当代继承发展中医学的入门向导、成功阶梯、传承经典之路。

4. 经典开花平秋色

秦伯未提出了《内经》生理学、解剖学；李可又发现了经方基础有效量。他们都是在经典上开花的结果。也许你要问：谁是中医的当代英雄？那我就回答：数风流人物，还看今朝；

指点江山，激扬文字，秦伯未、李可让我们回归经典之路，二者平分秋色！

那么中医复兴的路在什么地方？李可说不是现代，而是2000年前的古代，不是西方，而是东方，中医的生命、灵魂是中华文化智慧的结晶，走《易经》与《内经》结合，而绝对不是中西医结合，是《伤寒杂病论》六经辨证一整套的理法方药，它可以囊括百病，是攻克世界医学难题的一把金钥匙。

所谓的古中医学其实都是汉代以前的中医学。这个问题最早发现的人是谁啊？就是彭子益。彭子益还明确指出，中医的医易结合，《伤寒论》的全部奥秘，都在一个河图里体现了，一个河图的道理包括了中医所有的道理。他在1947年到1949年，临终的前一两年，将他一生的经验，写成了这本《圆运动的古中医学》。就把这个从《内经》《易经》《伤寒杂病论》所有的古代中医学的研究，全部继承了下来。这个书和我们现在的中医学院的教材完全是两回事。他和近代的中西汇通的观点完全不一样，那和中西结合派的观念就更不一样，它是真正古代的中医学（《李可医论专辑》120、183页）。”

孙其新

2015年6月20日于岫岩

时年六十八岁